中医优才肿瘤临证思辨精华

王琦 题

中医优才肿瘤临证思辨精华

冯　利◎主编

杨晨光　储真真◎副主编

科学技术文献出版社
SCIENTIFIC AND TECHNICAL DOCUMENTATION PRESS
·北京·

图书在版编目（CIP）数据

中医优才肿瘤临证思辨精华 / 冯利主编. —北京：科学技术文献出版社，2021.11（2024.1重印）

ISBN 978-7-5189-7305-7

Ⅰ.①中… Ⅱ.①冯… Ⅲ.①肿瘤—中医临床—经验—中国—现代 Ⅳ.① R273

中国版本图书馆 CIP 数据核字（2020）第 218588 号

中医优才肿瘤临证思辨精华

策划编辑：王黛君 责任编辑：王黛君 宋嘉婧 责任校对：文 浩 责任出版：张志平

出 版 者	科学技术文献出版社
地 址	北京市复兴路15号 邮编 100038
编 务 部	（010）58882938，58882087（传真）
发 行 部	（010）58882868，58882870（传真）
邮 购 部	（010）58882873
官 方 网 址	www.stdp.com.cn
发 行 者	科学技术文献出版社发行 全国各地新华书店经销
印 刷 者	北京虎彩文化传播有限公司
版 次	2021 年 11 月第 1 版 2024 年 1 月第 3 次印刷
开 本	710×1000 1/16
字 数	387千
印 张	25
书 号	ISBN 978-7-5189-7305-7
定 价	135.00元

编 委 会

主　编： 冯　利

副主编： 杨晨光　储真真

编　委：（按姓氏拼音排序）

陈虹樑（美）　　储真真　冯　利　郭朝虎　何爱国　贺用和

洪月光　李　戈　李和根　李佩文　李苏宜　李伟兵　刘国轩

刘长发　麻仲学（美）　马文辉　齐元富　施建敏（美）

孙宏新　覃光辉　田　文（美）　王　晓　王俊峰　王三虎

王树堂　王长松　邬晓东　吴　煜　吴铁成　杨晨光　尹绍峰

由凤鸣　张　青　张怀宝　张效科　张永康　赵软金（美）

赵文硕　朱尧武

校　对：（按姓氏拼音排序）

常金圆　陈佳阳　侯兆林　李　杰　石　昕　朱雪莹

主编简介

冯利，国家癌症中心/中国医学科学院肿瘤医院中医科主任，主任医师，教授，北京协和医学院博士后及博士研究生导师，国家中医药管理局"十二五"中医肿瘤重点专科学科带头人，国家中医药管理局"十二五"中西医结合临床重点学科学术带头人，国家卫健委"优秀共产党员"，国家中医药管理局第三批"全国优秀中医临床人才"，北京市中西医结合肿瘤防治国际合作基地（中心）负责人，中国中医科学院"中青年名中医"，中国医药卫生发展基金会德艺双馨"人民好医生"，2015 年入选中国中医科学院建院 60 周年群英荟萃人物志，2016 年获得荣耀医者"中华医药贡献奖"，2018 年获得中国医学科学院肿瘤医院建院 60 周年领军人物榜样力量"优秀引智奖"，2019 年 10 月获得美国马萨诸塞州众议院颁发的中西医结合抗癌研究及中医药国际交流杰出贡献奖，2020 年获得首批国家健康科普专家，2020 年获北京市中医管理局"首都中医榜样人物"称号。

国家自然科学基金及北京市自然科学基金评审专家，承担国家自然科学基金等国家及省市级科研课题多项，已培养毕业博士后、博士、硕士研究生 40 余人，发表中文核心及 SCI 论文 100 余篇。

成果获奖 2008 年 10 月获中华中医药学会第三届"全国优秀中医健康信使"称号；2010 年获中华中医药学会"全国中医药科学普及金话筒奖"；"扶正解毒化瘀法防治癌性躯体痛的临床及基础研究"获得中华中医药学会 2017 年度科学技术奖二等奖；"平衡阻断"疗法——癌性躯体痛防治方案的建立与应用，获得中国中西医结合学会 2018 年度科学技术奖三等奖；"扶正解毒化瘀法防治癌性躯体痛"获得世界中医药学会联合会 2020 年度"中医药国际贡献奖 – 科技进步奖"二等奖。

成果转化 获得北京市药监局院内制剂批号 1 项：益肾祛痛颗粒（京药

制备字 Z20200072000）。

出版著作　《简明中西医结合肿瘤病学》，2010 年度中华中医药学会优秀学术著作一等奖；《"平衡阻断"抗癌症百问百答》，2019 年 10 月第 1 版。

获得专利　获得国家新药发明专利两项：治疗癌性躯体痛的口服药"益肾骨康方"（中华人民共和国国家知识产权局专利号 201310582907.9）；治疗癌性躯体痛的外敷中药"骨痛贴"（中华人民共和国国家知识产权局专利号 201410415620.1）。

学术兼职　世界中医药学会联合会肿瘤经方治疗研究专业委员会会长，中国中西医结合学会第八届理事会理事，中国临床肿瘤学会（CSCO）中西医结合专业委员会副主任委员，世界中医药学会联合会肿瘤外治专业委员会副会长，世界中医药学会联合会肿瘤精准医学专业委员会副会长，中国中医药信息研究会温病分会副主任委员，中国肿瘤微创治疗技术创新战略联盟中西医结合微创专业委员会首届主任委员。2015 年组织成立了世界中医药学会联合会肿瘤经方治疗研究专业委员会，任首任会长，该专委会目前有海内外委员 1000 余人，与美国国立癌症研究院（NCI）、美国哈佛大学医学院达纳法伯癌症研究院、美国耶鲁大学等多家国际知名大学、医院及研究院所合作，共同致力于推动肿瘤经方治疗研究推广及标准化和国际化，已取得多项阶段性、标志性成果。世界中医药学会联合会肿瘤经方治疗研究专业委员会 2020 年获得世界中医药联合会"抗击疫情荣誉集体"称号。

临床特色　经过对多年抗癌工作经验和成果的理法方药的凝练和概括，形成了独具特色的抗癌"平衡阻断"疗法，发挥中西医结合优势，运用经方、膏方"扶正培本"，有毒中药及虫类药"减瘤祛邪"，通过在大量临床实践中的应用和经验总结，其理法方药不断升华，临床疗效不断提高，来自全国各地及世界很多国家的大量患者慕名前来就诊，每年诊治癌症患者近万余人次，其中外地患者占到 80% 左右，取得了显著的临床疗效，深受广大患者的信赖和好评。

创新成果　带领团队以"癌性疼痛中医防治方案"获得由中国医学科学院主办、北京康卫医创科技有限公司承办的"第一届中国健康长寿创新大赛"获胜者中唯一的中医项目，共享 1200 万元科研经费支持，并获得前往美国参与全球比赛、角逐 500 万美元大奖的机会。"第一届中国健康长寿创新大赛"

历经三月三轮筛选，共有 180 个合格的项目进入初赛，2020 年 12 月 26 日，50 个项目晋级决赛，现场创新火花四射，智慧碰撞精彩，最终 30 个项目脱颖而出，成为获胜者，应对人口老龄化带来的挑战，为全人类的健康长寿贡献东方智慧。在中国医学科学院积极筹备国内比赛的同时，美国、日本等各个参赛国家也都在挖掘筛选本国的优秀创新项目，以展开国际性比拼。获胜项目，在一定程度上也代表着中国在健康长寿方向的创新实力。

推荐序

癌症，已经成为严重威胁人类健康的主要重大疾病。2019 年中国国家癌症中心发布的最新癌症数据显示，2015 年我国新发恶性肿瘤病例 392.9 万例、死亡病例 233.8 万例。因此，凡执政者和医者，都应深入思考：如何更有效地应对癌症对人类健康的挑战？

国家领导人在 2016 年全国卫生与健康大会上明确指出："要着力推动中医药振兴发展，坚持中西医并重，推动中医药和西医药相互补充、协调发展，努力实现中医药健康养生文化的创造性转化、创新性发展"；中共中央、国务院印发的《"健康中国 2030"规划纲要》中要求：突出发挥"中医药在治未病中的主导作用、在治疗重大疾病中的协同作用，以及在疾病康复过程中的核心作用"。因此，面对严峻的癌症防控形势，国家高度重视，科学全面地制定了相应的战略防控方案，而传承和应用传统中医药学防癌、抗癌成为独具中国智慧和力量的中国方案。

中医药学防治癌症早已有之，并且特色明显、疗效确切。远在殷墟甲骨文中就有"瘤"的记载，其后《诸病源候论》认为瘤是"气血留结"或邪气秽物在体内留而不去所致，宋代东轩居士在其所著《卫济宝书》中将癌作为痈疽五发之一。再追溯祖训，《黄帝内经》《难经》则载有筋瘤、恶疮、积聚，而后古籍中亦有与现代医学大致相当的癌症病名不断涌现，如乳石痈、乳岩、舌菌、失荣、翻花疮等。

中医药防治肿瘤的理法方药可谓详尽备至，内涵丰富。结合典籍及个人临床所获所感，对肿瘤的辨证论治，我认为中医有以下三点值得探索和总结：一是病因病机。时至今日，医学界对癌症的病因病机并没有完全厘清，但中医学通过"司外揣内""方证对应"等方式，对病因病机进行了精辟的阐述，概括起来，癌症的病因病机主要是基于以下六个方面：①遗传；②意郁；③气滞；

④血瘀；⑤痰凝；⑥毒聚。在明确了病因病机的前提下，通过望闻问切对患者进行辨证论治。二是辨证。需要重视以下 20 个主要元素：时令、男女、长幼、干湿、劳逸、鳏寡、生育、新旧、裕涩、旺晦、神形、盛衰、阴阳、表里、寒热、虚实、主从、标本、顺逆、生死。在肿瘤的辨证中，尤其需要重视后 10 项。在运用辨证方法之时，可用各种辨证纲领为主轴，如八纲辨证、脏腑辨证、气血津液辨证等，无论运用何种辨证纲领，都必须做到明经晰纬，这样便能做到纲举目张，同时需要"四诊八重"：望诊，重神形，重舌象；闻诊，重声音，重气味；问诊，重现状，重参数；切诊，重脉象，重反馈。针对癌症而言，其关键无非虚实两端。虚者，正虚也，主要为气虚，亦可气血两虚；实者，邪实也，主要为血瘀，亦可有痰浊，即痰瘀互结，故癌症之证候多为气血两虚、痰瘀互结、气滞血瘀、邪毒壅聚等。三是论治。需要根据辨证结论确定治则治法。尤其重视认知病机，做到"一类肿瘤一个基本方"，宗经方之旨而不泥于经方用药，充分应用益气活血、清热解毒、软坚散结等治法，随症加减，灵活化裁。组方时还应注意严格遵循君臣佐使原则，根据兼病、兼证灵活化裁，做到法度谨严，用药精准。

总之，在癌症发病的不同阶段适时、准确地发挥中医药作用，可使中晚期癌症患者减少痛苦、带瘤生存、延长寿命。更要看到，中医对癌症的精准施策，对术后患者的合并症处理更安全有效，可以为放化疗增效减毒，对分子靶向药物副作用的防治、晚期患者的症状管理、康复期预防肿瘤的转移和复发等，都有很好的作用。

遵照国家培养新一代名中医的人才战略，本人受国家中医药管理局委托，具体负责承担并完成了第一、第二、第三、第四批全国优秀中医（临床、基础）人才 1000 余名主任医师的中医药经典培养工作，每批历时三年，旨在使全国范围内选拔出的优秀中青年中医人才通过"读经典、做临床、跟名师"，尽快成长为医德高尚、理论深厚、医术精湛的新一代名中医，促进中医学术进步、推动中医药事业发展，使中医药更好地服务于人民群众的健康。

我欣慰获悉，我的学生，国家中医药管理局第三批全国优秀中医临床人才冯利教授，作为国家癌症中心/中国医学科学院中医科主任、北京协和医学院博士研究生导师，组织了"国优人才"班的同学及海内外相关学者，成立了世界中医药学会联合会肿瘤经方治疗研究专业委员会，以国家癌症中心为平台，为中医药治疗癌症传承精华、守正创新，为肿瘤防治贡献中国智慧和中国力量。值此《中医优才肿瘤临证思辨精华》出版之际，望诸位同仁，不忘初心，植根中医经典，发挥中医临床优势，在防治癌症的道路上，继承不泥古、创新不离宗，攻坚克难、砥砺前行，让中医药造福全人类。

是所期盼，爱为之序。

国医大师　孙光荣

孙光荣，国医大师，中央保健专家组成员，国家中医药管理局全国中医药（临床、基础）优秀人才中医药经典培训班主任，首届全国中医药贡献杰出奖获得者。

自　序

随着人口老龄化和人均寿命的不断延长，恶性肿瘤发病率不断增高，恶性肿瘤已成为危害人类健康的重大疾病。因此，世界卫生组织（WHO）把恶性肿瘤定义为"老年慢性疾病"。由于人口基数巨大，中国新增癌症病例数高居世界第一位。2019年中国国家癌症中心发布的最新癌症数据显示：2015年我国新发恶性肿瘤病例392.9万例，发病率为285.83/10万，死亡病例233.8万例，死亡率为170.05/10万，发病率及死亡率均高于世界平均水平，可见我国的恶性肿瘤防治形势依然十分严峻。在国家重视加大投入和医护人员共同努力下，我国肿瘤防治工作已收效良好，癌症早诊早治，以及包括中医学在内的多学科综合治疗模式的应用，显著提升了诊疗效果，恶性肿瘤5年生存率从10年前的30.9%提升到40.5%，食管癌等肿瘤的五年生存率已高于部分发达国家，但是与发达国家恶性肿瘤平均65%的5年生存率相比仍然有较大差距。因此，中共中央、国务院印发的《"健康中国2030"规划纲要》提出突出发挥"中医药在治未病中的主导作用、在治疗重大疾病中的协同作用，以及在疾病康复过程中的核心作用""到2030年，要实现全人群、全生命周期的慢性病健康管理，总体癌症5年生存率提高15%"。为实现这一战略目标，经国务院批准，国家卫生健康委等十个部门于2019年9月24日联合印发由国家癌症中心牵头制定的《健康中国行动——癌症防治实施方案（2019—2022年）》，围绕目标要求提出了八项主要行动，其中第六项为中西医结合行动：充分发挥中医药独特作用。在人类又一次面临健康重大难题的时候，与中华民族五千年生生不息相伴随的中医药学该如何面对和应对，成为历史赋予的又一次重大机遇和挑战。

自秦汉时期，中医学的四大经典《黄帝内经》《难经》《伤寒杂病论》《神农本草经》的问世，标志着中医学初步形成了完备的学科体系，中医学自形成以来就是一个包容、开放的学科，在历史的发展中面对新的疑难疾病不断出现，与当时代最先进的哲学思想和文明成果相融合,学科体系从阴阳辨证、五行辨证、六经辨证、八纲辨证、脏腑辨证、卫气营血辨证、三焦辨证,到明清时期西医学传入我国后的"衷中参西",再到近现代的中西并重、中西结合,中医学科不断完善、成熟和发展,为人类的健康保驾护航。中医药在全球重大公共卫生事件"新型冠状病毒肺炎(Corona Virus Disease 2019)"中的显著疗效,再一次证明了这一点。

从 20 世纪 50 年代开始,中医肿瘤学逐渐从各学科中分离出来,形成了一门独立的学科。在新时代,面对逐年增高的癌症发病率和不断增加的癌症患者数量这一世界难题时,中医专家们该如何防治?面对现代医学针对癌症治疗不断出现的新方法如手术、化疗、放疗、微创介入治疗、靶向治疗、免疫治疗等,中医学该如何把这些新的科技成果纳入、融合到中医学自己的学科体系,形成根植于中医经典理论的理、法、方、药体系完备的新的中医肿瘤学?目前在面对大量癌症出现的新问题时,中医肿瘤学科是否能与时俱进、中医专家是否能提高癌症临床治疗有效率?《易经·系辞》中说:"形而上者谓之道,形而下者谓之器。"那么,中医治疗癌症,"道"——理论指导是什么?"器"——治疗方法又是什么呢?

21 世纪医学模式的转变和中医药走向国际的大趋势,需要新一代中医药人才拥有更为完善的知识结构。根据国家培养造就新一代名中医人才的战略需求,2004 年国家中医药管理局启动了"全国优秀中医(临床、基础)人才研修项目",决定在全国选拔一批具有扎实专业基础、较高临床水平和有培养前途的中医(中西医结合)主任医师。经过初选、复选及全国统一考试,最终确定进入国优人才班学员,由国医大师、全国名中医、国家级名中医亲临集中授课、传道授业解惑,学员拜师、跟师临床学习,使之成长为热爱中医药事业,全心全意为人民服务且医德高尚、理论深厚、医术精湛及享有较高知名度的名中医。国优人才班学员通过三年"读经典、做临床、跟名师""勤求古训、博采新知"的学习,无不感觉中医视野豁然洞开,中医功力陡然提升,感慨此确为培养中医高水平人才的"中医黄埔班"。本人从事临床医疗工作已 30 余年,在攻读博士后期间,有幸师从我国著名的中医、中西医结合肿瘤专家、首届全国名中医、首都国医名师朴炳奎教授,深入领会朴老"扶正培本"学术思想,学习朴老临床注重"中医与西医相结合""辨病与辨证相结合"及"扶正与祛邪相结合"的治疗方法;

在考入国家中医药管理局"第三批全国优秀中医临床人才班"三年的学习期间，拜师国医大师孙光荣教授，学习孙老"中和医派"学术思想；拜师首都国医名师、"神医怪杰"张炳厚教授，张老临床以"脏腑辨证"为核心，临证用药特点"全""独""怪"，本人将张老独具匠心、经验丰富的虫类药和有毒中药的使用方法，用在我临床治疗肿瘤患者的癌性疼痛、癌性胸腹水上，临床疗效显著提高；拜师首都国医名师、著名温病学家刘景源教授，学习刘老温病学治学理念和临床应用经验，以温病经方治疗癌性发热效如桴鼓；跟师我国著名的伤寒论大家、国医名师郝万山教授，学习临床六经辨证的应用，将郝老师用治疗抑郁、焦虑的柴桂温胆定志汤，经过加减后用治癌性疲乏、抑郁、焦虑，以及化（放）疗后证候综合征等，起到了意想不到的好效果；跟师国家级名老中医药专家祝之友教授，细读深研《神农本草经》，探寻由于历史原因，药物品种内涵的不断变化，即"方未病而药多变"的特殊现象，达到临床外方用药"方与药合"。

全国优秀中医临床人才班学员不负国家期望，以"为天地立心，为生民立命，为往圣继绝学，为万世开太平"（宋代张载）为使命，担负起传承发展中医药的重任，努力学习，不断深化理论功底，提高临床业务水平。直面中医药防治恶性肿瘤的困难和问题，"国优人才"班的同学及海内外相关学者，成立了世界中医药学会联合会肿瘤经方治疗研究专业委员会，使中医肿瘤学中融入更多的中医经典内涵，更具中医传统特色，扩展经方的应用范围，制定肿瘤经方治疗的规范，并向全球推广应用。同时，通过该专业委员会，推动肿瘤经方治疗研究领域的国际交流与合作，挖掘、整理经典理论指导下的经方及世界各民族传统自然疗法，展示了仲景学术在海内外肿瘤治疗研究领域所取得的新进展，建立和完善肿瘤经方治疗学科体系，推动肿瘤经方治疗研究领域的可持续发展及新药开发，促进肿瘤经方治疗研究专业人才培养、交流与合作。至今已成功举办五届学术年会，得到了海内外中西医肿瘤专家的热烈响应，每届学术年会都有多位院士、国医大师、国内外知名专家莅临讲座，同时通过 G20 团队向全球进行网络直播，盛况空前，成为追踪和展示国内、国际中医经方防治肿瘤的最前沿学术阵地。

由于传统医学与现代医学在肿瘤学领域中均具有不同优势，使中西医结合诊疗成为更多肿瘤患者的选择，也是更有效的治疗方式。尽管肿瘤医学有了长足的进步，然而依然存在诸如发病年轻化趋势、发病机制不清、术后复发转移、肿瘤异质性、治疗药物耐药等难题，亟待中、西医更加深入地研究并逐步解决。中医学对恶性肿瘤的研究不仅局限于汲取传统理论精华和对过去有效经验的总结，近年来更在临床和基础研究中不断进行着新的探索，如随着肿瘤分子靶向治疗时代的来临，以及国际上对中医经方疗效的不断认可，国家癌症中心/中国医学科学院肿瘤医院在中药靶向药及中医经方标准化、国际化方面正在不断深入研究，有望产生突破性进展。随着中国历史上第一部中医药法《中华人民共和国中医药法》自2017年7月1日起施行，中医学、中西医结合医学作为中国医学的重要组成部分，将为严重威胁人民生命健康的癌症防控提供中国智慧和中国力量。

　　"平衡阻断抗癌症"系列丛书之《中医优才肿瘤临证思辨精华》一书，产生于专业委员会专家之间激烈的学术碰撞与交流的背景，是集体思辨的智慧和结晶。衷心感谢中国工程院院士、国医大师王琦教授为本书题字，第一、第二、第三、第四批全国优秀中医（临床、基础）人才班主任，国医大师孙光荣教授，爱为之序，王老、孙老两位大医精诚，德高为范，甘为人梯的精神永远是我辈弟子学习的楷模！感谢各位讲者的精彩授课！感谢在此书编著中给予极大帮助的师长、领导和同仁！衷心感谢我的团队成员的辛勤付出！

国家癌症中心/中国医学科学院肿瘤医院　冯利

目　录

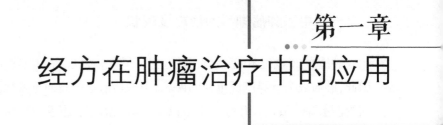

第一章
经方在肿瘤治疗中的应用

经方在肿瘤治疗中的应用

◆ 冯　利

一、中医肿瘤学科的形成及现状

肿瘤在20世纪80年代就已经超过了其他疾病成为人类致死的第一大原因，因此，肿瘤成为世界广泛重视的课题，中医药治疗肿瘤的重要性也逐渐得到显现。因为西医除了放疗、化疗、手术以外，姑息治疗、康复治疗相对来说是弱项。

中医肿瘤学是怎样发展起来的呢？所有的学科实际上都是逐渐从内外妇儿这些大学科里面分离出来，包括西医学的肿瘤学，大概从20世纪30年代开始，逐渐从内科、外科中分离出来，成为一个独立的学科，分离出来以后，它的理论基础及临床研究在突飞猛进。中医肿瘤学科大概从20世纪50年代开始，逐渐从中医内外妇儿学科里面分离出来，成为一门独立的学科。中医肿瘤学刚分离出来成为一门独立的学科，关于其规范及治疗，实际上并不是特别清楚。后来经过专家学者不断的基础研究和理论研究，从20世纪50年代到现在大概70多年的时间，逐步形成了一些非常有效的临床治法，这些治法已经被大家认可，例如，扶正培本、清热解毒、活血化瘀、软坚散结等，在抑制癌细胞的增长，提高生活质量，延长生存期等方面都有独特的功效。中医肿瘤学的发展，基本和西医肿瘤学同步进行，西医肿瘤学的治疗手段一开始主要是手术、放疗、化疗，手术的适应证不断地扩大，例如，原来肺癌只能做Ⅰ期、Ⅱ期，后来发展到Ⅲ期，Ⅲ期B，手术的范围不断地在扩大，放化疗的适应证也在不断地扩大，现在西医学又有免疫治疗、生物治疗、靶向治疗等。中医和西医实际上在一个同时并举的状态下发展。

二、肿瘤的中西医协同治疗

中医肿瘤学成为一门独立学科分离出来以后，就面临西医学快速发展的时代，所以中医治疗肿瘤一开始是处于和西医相互配合、协同的状态。

大多数患者早期发现肿瘤还是会选择手术治疗，中医怎样能和手术更好的结合呢？例如，在术前给患者一些调整脾胃、补益肝肾的药物，如四君子汤、四物汤、八珍汤等经典方子，能使患者提前调整到比较好的状态，有利于手术的顺利进行；术后会产生许多的并发症，例如，乳腺癌术后出现上肢水肿、回流障碍，消化道系统的肿瘤术后可能会出现倾倒综合征，这种情况可予以参苓白术散、半夏泻心汤促进患者尽早康复，改善食欲，预防术后复发和转移。

中医药配合化学治疗也能够起到减毒增效的作用，化疗时可嘱患者服用中药，如香砂六君子汤、香砂养胃丸、开胃进食汤、消食健脾丸等，这些都可以益气健脾和胃，减少恶心呕吐、骨髓抑制等化疗不良反应，增加化疗的疗效。

另外，中医配合放射治疗也有很好的效果，可以降低放疗的不良反应，增加放疗的疗效，针对放疗引起的热毒内盛、津液受损、气血不和、脾胃失调、肝肾亏损，中医通过清热解毒、益气养阴、凉补气血、健脾和胃、滋补肝肾增加放疗的敏感性，减轻放疗对人体的损伤。众所周知，放疗经常会引起一些不良反应，例如，肺部放疗产生放射性肺炎，消化系统的放疗会引起放射性肠炎，实际上中医以前没有关于放射性损伤的描述，这种放疗损伤情况出现以后，中医应如何配合呢？中医认为放疗属于"热毒"，大多数情况下通过凉血解毒来治疗。

目前化疗已经成为西医一种普遍的治疗方法，这也是中医必须要面临的一个课题。那么化疗会对人体产生什么样的伤害呢？大多数的化疗药会使人体产生阴寒的表现，所以中医对化疗的不良反应大多数采取温阳理气的治法。

进入 21 世纪以后，现代科学有一种全新的治疗方法——分子靶向治疗，分子靶向治疗也叫精准治疗，在临床上也取得了非常显著的疗效，只要靶点能够对接上，常常能起到立竿见影的效果，但分子靶向治疗在精准治疗的同时也常会出现血压升高、出血倾向、严重的皮肤反应等，使患者无法坚持治疗。面对这样一个全新的问题，中医通过镇肝熄风、凝血止血、活血通络、祛风等方法，也取得了很好的疗效，很多临床医生已在此方面做了许多尝试，也取得了非常好的效果。

还有相当一部分患者——不适合手术及放化疗、分子靶向治疗的中晚期老年肿瘤患者，中医通过整体观念的辨证治疗，根据患者的疾病及病情选择适合的治法，例如，中药口服、中药提取物静脉滴注、中药外用贴敷、理疗、针灸按摩，以一种或多种中药或中医治法配合治疗，合理应用扶正和祛邪治疗，此阶段中医药往往发挥着主导的作用。

三、中医肿瘤学面临的问题及发展策略

中医肿瘤学从中医学里分离出来，成为一门独立的学科，面临着中西并举且西医占主导地位，中医配合西医治疗的局面。中医处于从属地位，此种局面跟中医的博大精深并不相符。中医肿瘤从业人员都在思考中医肿瘤学如何独立面对患者，如何成为一个可以和西医并驾齐驱，甚至超越现代医学的一个学科，这是我们面临的一个重要课题。

我本人也一直在思考这个问题，我是这样认为的：中医肿瘤学若想成为主流学科，超越现代医学，应该从两个方面来发展。

第一，借助于传统医学的优势。传统医学历史悠久，经典繁多，中医肿瘤学是从中医内科、中医外科分离出来发展而成，若想成为一个完善的独立学科，必须根植于中医学的经典基础理论。目前我们见到的所有中医学科，其理论都是从中医四大经典分化而来，并不断地从四大经典理论中汲取营养，结合本学科的特点进行发展。中医肿瘤学也不例外，必须根植于中医经典理论，才能更好地发展，否则将成为无源之水、无本之木。所以，我们若想发展好中医肿瘤学，一定要认真的研究四大经典。

第二，要看到中医相比西医的不足之处，认识到中医学在抗肿瘤方面的短板。目前中医强大的的扶正调理能力已受到中西医专家的认可，但祛邪能力相对来说较弱。西医的放化疗基本可以达到 30% 的有效率，30% 的肿瘤经过放化疗后可以缩小，能让患者看到近期的效果。而中医肿瘤学无法在短期内达到如此明显的效果，这就是为什么现代医学能在此方面占主导地位，而中医只能配合手术及放化疗辅助治疗，以及更多是针对晚期肿瘤患者的治疗。

所以我认为，中医肿瘤学如果想成为一个独立的、完备的、强大的学科，

必须借助传统医学悠久的发展史，尤其是四大经典的理论，使中医理论更丰满、更具有指导性。同时在肿瘤治疗方面，我们要研究经方里面的药物组成，另外也要发展一些中医学独特的技法，把现代科技的技法融入中医肿瘤学科的发展里面，让我们自己的技法也可以达到 30%，甚至更高的祛邪效果，同时运用中医经典理论进行扶正治疗，两手抓，两手硬，这个学科才能更好地发展。

四、经方的概念及经方药量的折算方法

随着肿瘤患者数量的增加，中医经方在肿瘤治疗中的作用逐渐凸显出来。经方最早的概念出现在《汉书·艺文志》（北宋以后亡佚）中，著录有经方十一家、二百七十四卷，即最早的经方包括西汉以前存世的医籍中所提到的经典方剂，张仲景在《伤寒杂病论》中亦有很多借鉴。

中医经方有两个概念，一是狭义的经方，二是广义的经方。狭义的经方主要是指四大经典，尤其是《伤寒论》和《金匮要略》里的理论和方子；广义的经方包括大家所认可的清代以前的临床应用较广泛的经典处方和理论。

中医肿瘤实际上是从中医内科、中医外科中逐渐分离出来的，在中医理论里最丰厚的要属中医内科学，包括我们现在所用的经典理论主要是借鉴于中医内科这些著作，如《伤寒论》和《金匮要略》等。中医外科学到了明清时期也得到极大发展，此时期形成了中医外科的三大流派，包括明朝陈实功所著的《外科正宗》，亦称正宗派，清朝著名医家王洪绪所著《外科证治全生集》，亦称全生派，清代著名医家高锦庭所著《疡科心得集》，亦称心得派，外科三大流派的形成对后世中医肿瘤的治疗起到了极大的启迪作用。现在临床常用的，如小金丹、西黄丸等正是出自《外科证治全生集》，亦是现在北京同仁堂的看家药，西黄丸的组成以乳香、没药、牛黄、麝香等四味药为主，方中乳香、没药活血化瘀，牛黄清热解毒，麝香芳香开窍。外科的经典处方亦对临床起到很大作用。

下面说一下经方药量的折算方法问题，首先介绍一下《金匮要略》和《伤寒论》中的经方，后世很多医家认为经方中的药物剂量偏小，现代教科书也提到过古之一两，今之一钱，即把古代（汉代）的一两换算成现在的一钱，现在所用剂量换算制有 16 两制、10 两制，若按 16 两制 1 钱可以换算成 3 克，若按 10 两制 1 钱可以换算成 5 克，所以一般将汉代的 1 两换算成现在的 3 ～ 5 克，

换算以后，许多临床的专家提出药物用量比实际偏小，疗效也差强人意，那么，经方中的剂量和现在所用计量单位之间该如何换算呢？这也是我们研究经方的一个重要内容。

《伤寒论》和《金匮要略》中的经方所用计量单位是汉朝的度量衡制，经过考古发现，汉朝的度量衡和现在的度量衡是不完全一致的，汉朝及以前的度量衡比较一致。汉以后，尤其是唐以后的度量衡发展发生了较大的变化，唐以后的度量衡和现在较为一致。这样一来，度量衡的发展主要就分成了两个阶段，一个是汉之前，一个是唐以后的阶段。考古学家从出土的文物中发现一个秤，通过实测和现在的秤进行了比较，得出汉朝的 1 斤等于现代的 250 克，1 两等于 15.625 克，1 铢等于 0.65 克，即汉朝的度量衡比现在所用度量衡规制要小，重量单位主要是铢、两、斤、钧、石，对于中药来说，主要用到的单位是斤、铢和两。另外我们所用到的经方中的容量，常见的升、合，方剂煎煮方法中常提到需水几升，口服药物几合，汉代的 1 升相当于现在的 200 毫升，比现在的 1000 毫升要少，合是十进制，1 升为 10 合，1 合约为现代的 20 毫升，口服两合即口服 40 毫升。汉代的长度单位寸和尺比现在的也要小一些，现在的 1 尺为 33.33 厘米，汉代一尺为 23 厘米，如经方中所说厚朴 1 尺，即厚朴 23 厘米。有关汉朝的度量衡和现在的度量衡的比较，专家们也有不同的考证，有人认为汉朝的度量衡经过发展形成现在的度量衡制度，这已经得到大多数专家的认可；也有专家认为，汉朝时期药物所用的计量单位不同于日常生活所用的计量单位，即当时有两种计量单位，这种说法有待进一步证实。在汉代经方的容积计量中，因药品的质地不同，所以不同药品的 1 升重量亦有所不同，例如，粳米 1 升，即 200 毫升的粳米用现在的计量单位称重是 180 克；半夏半升即 100 毫升，现在称重是 50～60 克；五味子半升大概是 30 克。厚朴 1 尺（有固定的长宽值，以厚 3 分，宽 1 寸半为标准）称重为 15 克，这是基本的重量。还有一些药物如杏仁、桃仁等是以枚作为计量单位的，现在也有人通过称重说 100 枚杏仁等于现在的 40 克，100 枚桃仁等于现在的 30 克，1 枚枳实等于 18 克。我们最常用的附子，因其是一种有毒的药物，古代张仲景也是以枚来计算，现在也有人称重说，大附子 1 枚 30 克，小附子 1 枚 25 克，用此种换算方法，以麻黄汤为例，汤中麻黄 3 两即约 46.9 克，桂枝 2 两约 31.5 克，甘草 1 两约 15.6 克，杏仁 70 枚约 28 克。这种剂量和现在临床所用亦有差别，麻黄 46.9 克已超出现在临床常用剂量，经方和现在临床所用方剂剂量间的换算以 15.625 为系数是否合适？现代专家通过研究古人尤其是张仲景时期，中药一剂分 3 次服，药煎完先服一副，若病情好转停服，相当于只服了一剂药的 1/3，以麻黄汤为例，1/3 剂麻黄汤药物组成为麻黄约 15 克，桂枝约 10 克，甘草约 5 克，杏仁约 9 克，与现在所用 1 剂麻黄汤药物剂量相差无几。此外张仲景所用方子服法中有顿服，亦有分 4～5 次服，若为顿服，则 1 剂的量与现在相当，若为分 4～5 次服，则现在所用 1 剂的量为原方剂量的 1/4～1/5。有研究表明，中药只煎煮一次，可提炼 45% 左右的有效成分，若不把药液倒出，即便延长煎煮时间，也不能提炼更多的有效成分，这是因为药液已达到饱和状态，若一次煎煮后将药液倒出，再加入清水继续煎煮，可再次提炼 30%～35% 的有效成分。由此可以得出，现代的煎药方法比古代的一次煎煮法可得到更多的药物有效成分。过去张仲景时期的煎药方法所得出的药物有效成分较现在低，因此，当时的药物所用剂量也较现在的大。现在药材相对缺乏，不如过去药材丰富。

以上所说为古代经方和现在方子剂量的换算规律。另外，因为体质不同、地域不同，不能墨守成规，要根据患者的实际情况来进行药物的加减，张仲景时期也是一样，会根据患者的强壮赢瘦给出不同的药物剂量，例如，十枣汤，强人服 1 钱匕，赢瘦之人服半钱匕。由此可见，不同体质的人所服用的剂量不同，要因人而异，根据不同情况辨证用药。

五、肿瘤治疗中经方及有毒中药的临床应用体会

现代医学发展起来以后，中医肿瘤学在很长的一段时间内都是在研究如何跟现代治疗手段相互协同配合。如前文所述，中医肿瘤学若想成为一个完备的独立学科，首先要在理论上进行更多更深入的研究，使我们的理论更丰满，更有指导性。同时，要有更多的治疗方法，治疗方法除了包括传统的膏、丸、丹、散，还要把一些现代的方法融入本学科中，这样，这个学科才能在不断的包容吸纳中进行发展，才能为患者解决更多的问题。就是说，不依赖于别的学科，依然可以尽到本学科该尽到的责任，解决患者的问题。

首先介绍一下最常见的肺癌，肺癌的发病率和死亡率在所有肿瘤中是最高的，发病率可占到 25% 左右，临床所见 4 个肿瘤患者中即有 1 个是肺癌患者，

肺癌临床表现主要是咳嗽、有痰无痰、出现胸痛、胸水，那么针对肺癌的辨证，经方如何来应用？

如前文所说，清以前的医家所著经典方剂都可以作为经方来使用。临床上主要考虑以下几个方面：以咳嗽为主的症状，若为热性咳嗽，则以桑菊饮为底方；若伴有咽痛症状，一般以银翘散为底方；长期慢性咳嗽，无明显寒热症状，可以止嗽散为底方；若伴消化道症状，可配合三个泻心汤来进行治疗。另外，肺癌的患者，包括肺转移患者常会出现胸水，胸水从中医角度来讲，可将其作为支饮或悬饮，《金匮要略》中提到支饮"咳逆倚息，短气不得卧，其形如肿，谓之支饮"，所用方剂为小青龙汤、葶苈大枣泻肺汤；"饮后水流在胁下，咳唾饮痛，谓之悬饮"，所用方剂十枣汤。

中医用药有一个引经药，头痛时用川芎，上肢疾病用桑枝，下肢疾病用独活，所谓引经药即引药直达病所，将药物引至疾病所在部位的药物。我认为，在肿瘤的治疗中，除了应用引经药以外，还要应用引经方。例如，接诊一个肺癌的患者，治疗的时候，要选用一些肺部治疗的处方以此作为基础，作为引经方，如咳嗽，伴舌红苔薄黄，选用桑菊饮作为引经底方，在引经方的基础上再根据患者的寒热虚实辨证加减，这样可达到标本兼治的效果。桑菊饮作为引经方可载药直达病所，能够缓解咳嗽症状，同时可把一些软坚散结、活血化瘀等的抗肿瘤药引至病所起到更好的治疗作用。

举一个典型病例，2012年1月找我就诊的一位71岁的男性患者，明确诊断肺腺癌，双肺转移，无手术适应证，当时首选化疗，化疗后病情加重，出现胸水、喘憋严重，患者放弃化疗，来门诊选择中药保守治疗，如上述方法所述，根据患者情况进行辨证，以银翘散为底方，配合葶苈大枣泻肺汤、五皮饮等治疗，经过大概半年的治疗，胸水完全消失，肿瘤也明显缩小，患者的生活质量也明显提高。这样的病例临床常见，经方若应用准确，缓解症状的疗效是非常好的。中医目前的不足之处是消瘤的作用相对较弱，经方里面如何找到能有效快速缩小肿瘤的药物，起到更强大的治标的作用，提高患者的生活质量，这是我们要研究的一个课题。我认为我们要在辨证的准确性上下功夫。另外，我们要关注一些有毒的、药效竣烈的药物，实际上这些药物往往相当于中医的化疗药，可以起到意想不到的效果。例如，被现代医学证实过的三氧化二砷治疗早幼粒细胞性白血病，有效率可达到97%，此药是从雄黄、砒霜里提取出来，若我们能更好地运用雄黄、砒霜，是不是意味着中医也增加了一种类似西医化疗的治疗手段，那中医也有了快速治标的本领。

下面再介绍一下肿瘤手术及放化疗后出现的消化道反应。晚期肿瘤患者，或者手术及放化疗后的患者，经常会引起胃肠功能的紊乱，出现腹部胀满、食欲减退、恶心呕吐、便秘等。这些症状从中医角度来讲归属于中医"痞证"范畴，即满而不痛，为痞。痞证在中医经典里亦有很多经方及论述，针对这些患者，前人经验大多采用健脾利湿，芳香醒脾的方剂，如香砂六君子汤、香砂养胃丸、参苓白术散、补中益气汤等，临床也有很好的疗效。但是经过大量临床病例观察发现，我们认为这几个泻心汤（半夏泻心汤、生姜泻心汤、甘草泻心汤、大黄黄连泻心汤、附子泻心汤等）对疾病的治疗效果会更好一些。这几个泻心汤具有辛开苦降的功效，能够恢复脾升胃降的功能。

泻心汤中有一味主药，即半夏，它是一种有毒的药物，但是现代研究并未发现半夏的有毒成分具体是什么，例如，附子有毒，可以发现其有毒成分是乌头碱，而半夏的有毒成分至今仍未被发现。现代学者在高倍显微镜下发现半夏表面有一种极细小的结晶钙，不溶于水，尤其是生半夏，口服的时候会引起咽喉的刺激反应，出现恶心呕吐症状，因此，推测可能古人认为这是服药后的中毒反应。而实际上半夏引起的这种反应在经过炮制后便可解除。现在常用的半夏有清半夏、姜半夏和法半夏，清半夏是经过白矾炮制，姜半夏是白矾加了生姜，法半夏是甘草加石灰。有研究表明在半夏的炮制过程中，石灰起到了重要的作用。所以，解半夏毒的方法是通过白矾和石灰的炮制，而高温煎煮并不能融化半夏表面的结晶钙。现在临床需使用大剂量的半夏时，一般会选择法半夏，有研究表明法半夏在减少结晶钙引起的毒副反应方面效果更好些。半夏在《神农本草经》中被列为下品，《神农本草经》中将药物分为三等，上品、中品和下品，上品药物可久服，延年益寿；下品则多毒，不可久服。半夏的功效和剂量是呈正相关的，其止呕除湿的剂量为 10 ~ 15 克，15 ~ 30 克可以开胃，大于 30 克可以安神，因此，临床使用半夏泻心汤时，若为止呕，一般予 9 克，促进食欲予 20 克，安神可超过 30 克，且临床实践证明，临床使用 20 ~ 30 克半夏时，未见患者有特殊不良反应，安全性可。李时珍在《本草纲目》中提到半夏能够除不得眠，大剂量的半夏可起到安神的作用。南京中医药大学黄煌教授所著《经方沙龙》一书中，提到大剂量半夏可治疗失眠，不论有湿无湿，都可使用，书中所述，半夏使用最大剂量为 120 克，未见不良反应，黄煌教授的经验是，大剂量应用半夏时，必须等剂量的薏苡仁同用，以百合、酸枣仁等制其燥，以柴胡、射干为使，就是说大剂量使用半夏时，要同时使用上述药物缓解其燥烈之性，现代临床亦多依此法。

临床如何使用这几个泻心汤呢？有位叫沈亮宸的医家，总结了各泻心汤的区别。半夏泻心、甘草泻心皆下后伤气之过也，即半夏泻心汤、甘草泻心汤适用于疾病误下后伤气的患者；而生姜泻心汤因于食，即适用于失治误治、食滞的患者，大黄黄连泻心汤主要是因于热，适用于热陷于内的患者，附子泻心汤因于寒，除了里有热，外寒阳虚的患者用附子泻心汤，症见不同，药也各异。

治疗肿瘤时，怎么选择这几个泻心汤呢？我们临床比较常用的是半夏泻心汤、生姜泻心汤和甘草泻心汤。半夏泻心汤主要适用于呕、利、痞的患者，即同时表现出呕、下利、心下痞的症状，当然临床要随症加减，如果患者偏寒，干姜用量要大，若患者表现偏热，黄连、黄芩用量要大，若患者表现失眠，则半夏的用量要大，这是半夏泻心汤的应用体会；生姜泻心汤主要是用于除了痞证以外，又有一些水肿、食滞、干噫食臭、肠鸣泻利等症状的患者，加大生姜用量，可起到散水气、止泻、开胃、消食的效果；甘草泻心汤中，会大剂量使用甘草，中医认为大剂量甘草可起到解毒、补气的作用，现代研究认为甘草有类激素样的作用，所以临床上使用甘草泻心汤既可以缓解症状，又可以降低药物的过敏反应。三个泻心汤实际上代表了张仲景非常经典的治疗思路——寒热并用，也是《伤寒论》中的一个经典组方。在《伤寒论》中，寒热并用的经典方子有很多，在伤寒论六经中每一经都有寒热错杂的表现，对症使用寒热并用的方子，例如，太阳病里的大青龙汤，外束风寒，内里化热，即寒热并用方。除了刚才说的三个经典的泻心汤，还有厥阴篇的乌梅丸，寒热并用是张仲景的重要学术理论。

经方的体会与经验涉及不同的疾病，前文所讲主要是通过举两个例子，一是经方治疗肺癌，二是经方治疗恶性肿瘤治疗期间消化道反应，来讲述经方在临床使用的经验体会。

本文主要是想起到开拓大家思路的作用：一方面希望大家重视经典的研究，中医肿瘤这个学科要想发展好必须重视经典，我们要有传承，要根植于中医 2000 年来博大精深的经典积累，进一步完备其理论体系；另一方面希望大家重视处方及中药的研究，我的老师朴炳奎教授非常重视扶正培本，我另外一位老师张炳厚教授非常注重"方"的应用，他认为中医治病要靠"方"，辨证以后通过"方"产生的综合效应来治病。另外，他非常善于应用"有毒"的中药，他认为中医用毒为能，我非常认同他的观点，前文已经提到。所以我觉得经方的研究，第一在其理论体系，第二在其方的用法以及药物的用法，包括药物的剂量，不同的剂量产生不同的效果，同时还要把一些新的方法，例如，外治中药、针灸及现代科技的一些方法，都融入我们这个学科，既能够有道，亦能有技，就像《易经》中所说："形而上者谓之道，形而下者谓之器"，任何一个学科都是需要道技结合，我们既要让中医之道更充实，更能有指导意义，同时要丰富各种各样的治疗手段，使我们两手都抓，两手都要硬，方能更好地为患者解除痛苦，使我们的学科更好的发展。

六、互动问答

问题1：如何看待扶正中药在肿瘤治疗中的应用？

中医认为辨证论治，有是证，用是药，特别是肿瘤，现在大多数专家认为肿瘤疾病首先是正虚，然后邪犯。在正虚邪犯的基础上，治疗应该祛邪、扶正，对于一些采取姑息治疗的老年患者，更是以扶正为主，所以我不认为扶正能够让肿瘤细胞增长，扶正的目的是提高患者本身的免疫力，当然临床扶正的同时要兼顾祛邪，若一味扶正并不能取得满意的效果。对于肿瘤患者，扶正与祛邪并重，临床应用应结合患者实际情况选择偏重，方能达到最佳疗效。

问题2：中医如何认识寒热瘀毒？

我认为肿瘤患者发病的主要原因，从西医来讲，是免疫失衡，从中医来讲，是阴阳失衡，阴阳失衡后即可产生寒热瘀毒。

首先，从瘀来讲，很多人会问活血化瘀会不会造成肿瘤转移，我认为，如果患者有瘀证，对证应用活血化瘀药，不会产生转移。

肿瘤在全身任何一个部位都能生长，除了心脏，心脏内壁很少发现有肿瘤生长，因为心脏内壁血液流动迅速，肿瘤细胞在这个部位很难留滞生长。而全身除了角质化的部位，如指甲、毛发之外，任何部位都可出现肿瘤生长，越是血管密集迂曲的地方，越容易沉积肿瘤细胞。大家仔细观察会发现晚期肿瘤患者血液大多处于高凝状态，血小板通常高于正常，有时候评估患者预后，亦会将血液是否处于高凝状态作为评估因素，若为高凝状态，预后不良。所以中医活血化瘀法治疗肿瘤是受到普遍认可的一个治法，运用得当可解决很多问题，尤其在治疗肿瘤患者下肢水肿、末梢循环障碍等症状，使用活血化瘀法效果奇佳。

其次，说毒，中医讲，肿瘤的产生源于毒素在体内的沉积，因此，治以清热解毒。在临床时也面临一个问题，在肿瘤进展的过程中，什么时候使用解毒法合适？临床常见到在肿瘤患者放化疗期间仍在使用清热解毒药，如白花蛇舌草、半枝莲等，我认为此时用是不合适的，因为西医放化疗的治法类似中医的"解毒法"，在西医放化疗的同时，中医药应该考虑协同解毒增效，而不是再加用清热解毒药，这要考虑到患者的身体承受能力。若想达到抗肿瘤的效果，不是只有清热解毒法，如前面所讲，患者若表现出瘀证，治以活血化瘀同样可以起到抗肿瘤的效果。我门诊有时遇到一些患者，会问为何所开处方中没有白花蛇舌草等抗肿瘤药物，我亦会如此解释。肿瘤的表现不同，治法不同，不局限于解毒药一类。

再说寒热，也是我在思考的问题，希望和大家共同探讨。从中医来讲，肿瘤的本质是什么？有专家认为肿瘤是一种寒性的疾病，阳化气阴成形，之所以形成肿瘤，是因为阴气有余，阳不制阴，阴静而凝，故成形。所以现在有扶阳学派，通过大量运用附子、干姜等温阳药，认为可以消灭肿瘤。如果说，从中医的角度来说，肿瘤是由阴寒之邪凝聚而成，西医治疗肿瘤所用的化疗药从中医来讲亦属寒凉药，然而临床使用化疗药可以使肿瘤缩小，治疗肿瘤有效率达30%，若是阴寒之邪凝聚所致，本该使用温阳药，现在使用属性寒凉的化疗药却起到了治疗效果，此属前后矛盾，所以说肿瘤不只是阴寒之邪所致，还有更复杂的病因病机。

问题3：中医外科学在肿瘤治疗中的地位如何？

中医外科始于华佗的麻沸散、开颅手术、开胸手术，实际上从三国时期中医外科就已处于世界领先地位，但是由于当时封建思想及理念的影响，中医外科在近2000年没有得到很好的发展，而中医内科却发展良好。

中医外科的发展从华佗时代起主要是一些膏、丸、丹、散等中药外用方面的进展，至明清时期三大流派以王洪绪的《外科证治全生集》、陈实功的《外科正宗》、高锦庭的《疡科心得集》为代表，外科发展达到一个高峰，中医外科主要还是局限在外用药的使用方法上，有效性受到了一定的局限，所以中医若想发展，还需内外科并进。内外科并进发展，一方面我们要好好研究中药，尤其是一些有毒性的药物，或者是药性竣猛的药物，这是中医将来发展的一个方向；另一方面就是中医的针法、各种手法，中医特色，独树一帜，把中医理论和外用手法相结合，对于部分疾病治疗立竿见影，值得推广。

另外，希望中医可以结合现代医学技术，部分现代医学技术实际上没有学科归属和分类，如射频、微波、氩氦刀、热疗等微创技术。现代医学，一方面从药物来讲，它是发展精准医学，包括靶向药；另一方面从外科来讲也是在走无创和微创的方向。作为中医来说，我们也要抓住机遇，把现代科技融入学科体系里来，把无创、微创作为中医外科治疗的手段，能够精确并快速地打击甚至杀灭肿瘤，加上经方、中药、针灸、手法等方法，这样中医体系将更加强大，更有生命力。

问题 4：如何看待半夏用药剂量？

半夏这味药，我临床经常用到 20～30 克，这个剂量经临床验证是安全的，未发现很明显的不良反应，但是我看黄煌教授的书里提到用半夏 120 克来安神，我用半夏主要是在几个泻心汤里，如果出现失眠的情况，我还会考虑一些别的药物，如酸枣仁、百合等。药典里规定半夏用量最大 9 克，超过 9 克需要医生签字确认，这个可以和个人所在医院药房沟通。患者在治疗过程中出现消化不良、痞证等相关症状时，可以用半夏到 30 克。失眠在一定程度上和消化不良是相关的。中医常讲"胃不和则卧不安"，既是此理。所以治疗脾胃不和等症状使用半夏，再伴有失眠时，可加大半夏用量。若患者因失眠就诊，那就要通过辨证是阴虚或是阳虚，抑或是其他原因。

问题 5：如何认识活血化瘀法在肿瘤治疗中的应用？

对于使用活血化瘀药治疗肿瘤，很多人都有顾虑。用活血化瘀药是被中医肿瘤学科认可的。前面讲过扶正培本、清热解毒、软坚散结、活血化瘀等方法，都是近60年内被专家认可的治则。中医治病，有是证，用是药，例如，患者就诊，出现肌肤甲错，舌暗，脉涩等症状体征，中医辨证有瘀证，用活血化瘀药是没有问题的，西医"种子土壤学说"认为：种子之所以发芽，是因为有适合种子发芽的土壤，把种子放在水泥地上不会发芽，把它放在适合的土壤里就能发芽，就像把水稻放在旱地就不会生长，而放在水里就可以生长一样。所以说，土壤是非常重要的。我们经常说中药有扶正、调节等作用，中医发挥的作用，不管是扶正培本、清热解毒、软坚散结、活血化瘀，其实很大程度上都是在改良土壤，土壤经过改良，肿瘤生长的概率就小了。

问题6：中医该如何看待循证医学？

有关循证医学，也是中医不得不面对的一个问题，西医经常说中医没有循证医学的证据，而中医讲究个体化医疗，要辨证论治，那么，个体化医疗、辨证论治和循证医学之间是不是有很好的契合点？

首先，我认为中医不能拒绝循证医学，不能因为患者要个体化辨证论治，就拒绝大规模、大样本的循证医学，另外我们也不能因为循证医学丢了中医的根本，即整体观念及辨证论治，所以我认为中医的循证医学第一要在个体化观念的基础上，发现一些有规律性的东西，能够简便易行并被大家所接受，做一些循证医学的证据，让大家认可我们，否则我们中西医之间如何对话？所以我觉得中医的循证医学也要做，而且要做好，让不同的学科，尤其是西医认可，这样中医学科才能拿出有说服力的东西。中医不能因为个体化辨证论治的特点拒绝循证医学，西医也一样，西医讲究循证医学的同时也不否认个体化，不否认每个患者都有其特殊性，但是要从中找出一些有规律的东西，适用于大多数人。

有时候我也会跟同行一起讨论，开玩笑说："程咬金没有很高深的武功，他只需要三板斧就可以解决基本问题，如果中医也能找到一些循证医学的东西，找到一种方案治疗肿瘤，像化疗药一样达到30%的有效率，西医师甚至所有人自然会认可。"因此，有循证证据是非常重要的。所以近代中医的发展落后于西医，很大一部分原因是因为缺少短平快的培养平台，西医这个学科可以短时间内培养出大量人才，占领市场，这个学科的发展后继有人，而我们只讲究个体化，只讲究非常高深的研究，经过50年、60年成为国医大师的时候，才能够成为一个真正的中医，那中医后继人才的培养是有严重问题的。

问题 7：如何看待肿瘤的复发转移？

一些患者确诊为早期肿瘤，成功手术以后却在短时间内出现转移，而且出现此起彼伏的、按倒葫芦起来瓢的各种症状。我觉得不管是中医还是西医，我们对肿瘤这个学科都有认识不足的地方。第一，肿瘤手术的时候，说是早期，其实很大一部分患者手术的时候已经不是早期了，就是说手术只是切除了看得见的病灶，一些未被发现的微小病灶并没有被处理掉，这样，患者很快就出现复发转移。所以，现代科技的发展，如肿瘤标志物、PET/CT 等检查为肿瘤的诊断分期提供了便利，方便判断预后。随着科技的发展，更多的标志物被发现，能够更早地发现肿瘤，及时治疗。从中医来讲，也是一样，有时候通过中医四诊也很难发现肿瘤患者目前处于什么状态，我们认为他舌苔脉象都正常，饮食也正常，这个患者就一定处于健康的状态吗，土壤就一定是很好的土壤吗，也不一定。所以，中医也要发掘我们自己的方法，找到肿瘤发病及传变的规律，同时吸纳现代科技的手段，包括影像学、标志物检测等，准确判断患者目前所处的状态，随着科技的发展，我相信会越来越精准。

肿瘤患者个体化非常强，每个患者都有其特殊性，我们要找到患者个体的规律性，从而有针对性的用药，西医也是一样，每种肿瘤都有其特点，不同的传播途径，一把钥匙开一把锁，这是没有问题的。我们希望在肿瘤的个体化治疗的基础上，能找到共性的东西，被大家所接受，像前面所说程咬金的三板斧，解决基本问题。

参考文献

[1] 冯利 . 简明中西医结合肿瘤病学 [M]. 北京：科学技术文献出版社，2008.

[2] 冯利 . "平衡阻断"抗癌症百问百答 [M]. 北京：科学技术文献出版社，2019.

[3] 郝万山 . 汉代度量衡制和经方药量的换算 [J]. 中国中医药现代远程教育，2005，3（3）：48—51.

▶▶▶ **作者简介**

冯利，主任医师，教授。现任国家癌症中心／中国医学科学院肿瘤医院中医科主任，北京协和医学院博士后及博士研究生导师。国家中医药管理局"十二五"中医肿瘤重点专科带头人，国家中医药管理局"十二五"中西医结合临床重点学科学术带头人，国家中医药管理局第三批"全国优秀中医临床人才"，中国中医科学院"中青年名中医"，国家卫健委"优秀共产党员"，中国医药卫生发展基金会德艺双馨"人民好医生"，获得2016年荣耀医者"中华医药贡献奖"，2019年10月获得美国马萨诸塞州众议院颁发的中西医结合抗癌研究及中医药国际交流杰出贡献奖。

世界中医药学会联合会肿瘤经方治疗研究专业委员会会长，中国肿瘤微创治疗技术创新战略联盟中西医结合微创专业委员会首届主任委员，世界中医药学会联合会肿瘤外治专业委员会副会长，世界中医药学会联合会肿瘤精准医学专业委员会副会长，中国中医药信息研究会温病分会副主任委员，国家自然科学基金及北京市自然科学基金评审专家，承担国家及省市级科研课题多项，获得国家新药发明专利两项，已培养毕业博士后、博士、硕士研究生40余人，发表中文核心及SCI论文100余篇。提出了肿瘤治疗的"平衡阻断"疗法，已形成了诊断及治疗的特色优势。

中医药在肿瘤临床中的应用

◆ 李佩文

一、国内外中医药应用现状

1991 年通过对我国中医药产业分析来看，中医药从业人数是 45 万，西医药从业人数是 204 万；中医药机构 2687 所，西医药机构 5454 所；中医药固定资产 14%，西医药固定资产为 86%；2001 年国家中医药管理局经过 10 省市调查，中医药占医疗服务 1/3。中医、中西医结合门诊量占全部的 33.41%，全国中医医院出院人数 386.9 万，约占全部出院人数的一半。也就是说，22% 的中医药从业者，服务了约 33.41% 的门诊患者和 50% 的住院患者，说明广大患者对中医药的需求还是非常大的。

目前国际中药市场销售额 160 亿美元，中国只占 30% 左右，主要出口药材和保健品，不及日、韩、印度、泰国。目前存在的问题：缺少与国际接轨和质量标准，有效成分标识缺少监控指标，重金属、农药超标；缺少 GMP 数值管理，纳入中管局统计的 1059 家企业，中小型占 96%，GMP 不足 1%；科研投入少，世界 20 家医药大企业 1999 年销售额 7 万亿美元，10%～25% 用于新药研究，每一新药开发平均 1 亿～5 亿美元，7～12 年完成；而中国科研投入不足销售额的 1%～3%。中医药国际市场和需求非常大，我国需要加大科研投入。

二、中医药在肿瘤治疗中的应用

肿瘤综合治疗的含义越来越广泛，从综合治疗的意义来看就是根据患者全身状况及肿瘤特点，合理而有步骤地采用多种方法彼此配合，以求取得最佳疗效。

以前综合治疗的含义就是手术、放化疗治疗肿瘤。目前包括中医、西医、中西医结合；临床治疗、康复、心理、护理等。要求不排他及互补增效。中医药应用时机主要有以下几个方面：手术后扶正及对症治疗；放化疗中减毒（骨髓抑制、免疫抑制、胃肠反应、脱发、炎症等）、增效、逆转 MDR（多药耐药）；放化疗后散结化瘀以及扶正作用（这期间可以间断服药及应用中成药）。

三、中医药的双向调节及多靶点作用

双向调节作用是中医药的优势，如西药止血、活血是分开，中医药处理弥散性血管内凝血有活血止血药，例如，蒲黄、三七、云南白药等，既能活血又能止血；西医治疗过程中抗癌和营养分开，而中药有扶正祛邪兼顾的药，例如人参，人参多糖具有提高免疫力作用，人参皂苷 Rg3 具有抗癌的作用。冬凌草、鸦胆子、雷公藤、穿山甲等可以直接杀死癌细胞，这已经被体外实验证明。丹参、川芎、红花、当归可以改善微循环（使毛细管张力增加，通透力下降）。鸡血藤、益母草、桃仁、三棱可以改善血液高凝状态，具有抗凝、促纤溶作用，癌栓转移功能会下降。改善高凝状态具有中药的意义，肿瘤细胞释放一些因子（包括促纤维蛋白原因子，促血小板凝集因子）促使血液高凝状态，会促进癌细胞增殖，导致癌细胞转移。而中药，如当归、毛冬青、鸡血藤等活血化瘀药可以使血液高凝状态改善。

同时，中药也具有多靶点综合调理，这与异病同治的原则一致。例如，枸杞子中成分众多，枸杞多糖具有免疫调节、降胆固醇、保肝、抗瘤等作用；甜菜碱具有刺激生长、维护生殖的作用，可以治疗男性不育；双胍衍生物具有降血脂、治肥胖的作用。此外，枸杞子还含有胡萝卜素、维生素 E、硒、黄酮类等维生素，微量元素、氨基酸，具有抗氧化、抗衰老等综合作用。

四、中医药提高免疫力的作用

中药可以提高机体免疫机能，这已被基础研究证明。人参、黄芪、冬虫夏草、五味子、山药、甘草、真菌类等中药，六味地黄丸等方剂都有提高免疫功能的作用。中药提高免疫机能的条件是身体基础好，基础实验证明当瘤细胞数量在 106 以

内时，中药可以很好发挥补益气血，提高免疫功能的疗效，如果瘤细胞数量在108以上，中药提高免疫功能的作用就差了。在动物实验当中也证明了这一条件：用纯系小鼠＋迟缓型肿瘤中药免疫功能提高就比较少；纯系小鼠＋快速型肿瘤使用中药提高免疫力就有一定疗效；无胸腺小鼠使用中药扶正作用就很低了，因为胸腺缺如造成本身基础就很差。这就提示中医药在治疗肿瘤中的应用越早越好，不要等到全身衰竭再使用，这个时候身体条件就差了。

五、中医药减轻放化疗不良反应

1. 化疗相关不良反应

化疗中常见毒性的中药治疗：

长春新碱（VCR）、5 – 氟尿嘧啶（5-Fu）、环磷酰胺（CTX）等药物常会导致便秘，肠麻痹，可以利用中药益气润肠，如党参、肉苁蓉、柏子仁、胡桃肉。多柔比星（ADM）、柔红霉素（DRN）、环磷酰胺（CTX）常会导致心肌炎，可以用生脉饮及莲子、酸枣仁、龙眼肉等。丙卡巴肼（PCB）、噻替派（TSPA）、氮芥（HN2）常会导致闭经，可以利用中药补血调经，如当归、熟地、益母草。长春碱（VLB）、长春新碱（VCR）、依托泊苷（VP16）常会引起神经系统症状，可以利用中药通络祛风，如钩藤、蝉蜕、蜈蚣。博来霉素（BLM）、匹来霉素（PYM）、白消安（BUS）常会导致肺纤维化，可以利用中药滋阴润肺，如沙参、石斛、百合。顺铂（DDP）、氮芥（HN2）、阿糖胞苷（Ara-c）等常会引起恶心，食欲降低，可以利用中药健脾降逆，如苏子、半夏、竹茹。5 – 氟尿嘧啶（5-Fu）、光辉霉素（MTX）、环磷酰胺（CTX）等会引起腹胀腹泻，可以用中药益气健脾，如山药、薏苡仁、陈皮。顺铂（DDP）、光辉霉素（MTX）、伊立替康（CPT–11）等常引起肾功能损害，可以用中药补肾利水，如薏苡仁、猪苓、车前子。多柔比星（ADM）、环磷酰胺（CTX）、依托泊苷（VP16）常会引起脱发，可以用中药活血益肾，如何首乌、当归、枸杞子。氮芥（HN2）、丝裂霉素（MMC）、多柔比星（ADM）常会引起局部刺激，可以利用中药活血解毒，中药外用，使局部刺激得到缓解，如大黄、黄连、红花。

常用方剂的作用：

芍药甘草汤：治疗腹痛痛经，缓解平滑肌，骨骼肌痉挛。机制为芍药武止痛，甘草次酸解痉；左金丸：治肝热犯胃所引起的胃疼、溃疡、恶心。机制为小檗碱保护胃黏膜，吴茱萸可降低五羟色胺，防止溃疡。

2. 骨髓抑制

白细胞下降的治疗过程中应当以益气为主，常用中药有人参、党参、白术、山药、黄芪、枸杞子、女贞子等。例如，补中益气汤控制白细胞下降。西药生白细胞很快，但是不持久，而中药生白细胞持久而且稳固，因此，中药西药结合起来非常有利。肿瘤患者经常出现腹泻，养脏汤化裁适用于腹痛泄泻，脾肾虚寒，参苓白术散化裁适用于脾胃虚弱，湿浊泄泻。

养血生发方：有助于放化疗脱发再生，治以滋补肝肾，养血生发。用当归20克，黑芝麻30克，何首乌15克，黄精10克，桑葚子30克，枸杞子15克，菟丝子10克，女贞子10克，柏子仁10克，桑白皮10克，川芎10克，黄芩10克，水煎服。调理使新生毛发比之前还好。

3. 放射性肺损伤

放射性肺炎及肺纤维化的防治：放疗、化疗药（平阳霉素，博来霉素，环磷酰胺）的应用、体质因素等都会引起放射性肺炎及肺纤维化。治疗上西药用激素（地塞米松，强的松）及抗菌素，中药可以活血化瘀，滋阴润肺，选用当归10克，沙参10克，生黄芪15克，丹参10克，百合20克，紫菀10克，沙参20克，石斛20克，川贝母10克，枇杷叶10克，杏仁10克，木蝴蝶10克。可以选用蝉蜕活络化痰滋阴。

4. 放射性脑损伤

抑郁与痴呆的治疗：据统计25%的老年肿瘤患者会患有抑郁症，抑郁症发病因素很多，例如，社会心理因素的影响；老年人脑组织老化，皮层变薄，脑室扩大；中枢神经生化改变——去甲肾上腺素水平降低，乙酰胆碱能活力降低，苍白球等处受体结合5－羟色胺减少等；药源性因素的影响——皮质类固醇、利血平等降压药，抗帕金森药，甘露醇等的应用；肿瘤：胰腺癌，小细胞肺癌等，头部过量放疗。

治疗抑郁与痴呆，西药上一般会选用盐酸氟西汀（别名：百忧解）、多虑平、氯丙咪嗪等；中药治以养血安神，清热除烦，治疗虚热内扰证，选用酸枣仁汤；补益心智，安神镇怯，选用定志丸；益智解郁，选用分心木（核桃仁中心的隔）、百合、莲子、婆罗子等；疏肝解郁选用郁金、合欢皮等。

5. 皮肤损伤

术后、放疗后皮肤不愈合的治疗：选用生黄芪 10 克，当归 10 克，紫草 10 克，生大黄 20 克，红花 10 克，炉甘石 20 克，加植物油约 400 毫升，慢火煎约 10 分钟，过滤取油，局部外用。观察很多例，对于促进皮肤愈合都有好处。

6. 末梢神经综合征

目前，由于化疗导致的末梢神经综合征比较多，严重影响患者生活质量。西药目前没有太多办法（维生素 B_1，维生素 B_{12} 肌注），且效果有限。中药疏风通络，活血养血，选用独活寄生汤加减：独活 10 克，桑寄生 10 克，秦艽 10 克，当归 15 克，牛膝 10 克，木瓜 10 克，钩藤 10 克，白蒺藜 10 克，野菊花 10 克，蛇舌草 15 克。注意不要刺激局部，尤其冬天不应该用热水泡。白蒺藜的量不要太大，10 克就可以。

六、中医药治疗肿瘤相关并发症

1. 多汗

西药用盐酸异丙嗪片（非那根）及解热镇痛药，中药可以用黄芪、麻黄根、牡蛎各 30 克（浮小麦、五味子、诃子各 30 克）。冰片、五倍子、郁金以 1∶3∶3 的比例研磨敷脐止汗。

更年期出现多汗、烦躁、失眠等情况可以用中药清肝凉血，养心除燥，选用羚角钩藤汤加减——水牛角（先下）10 克，钩藤 10 克，桑叶 15 克，菊花 10 克，大生地 10 克，白芍 15 克，茯神 10 克，郁金 10 克，合欢皮 10 克，生黄芪 10 克，五味子 10 克，浮小麦 30 克。出现汗多，用五味子和浮小麦。

2. 癌性胸水

外敷中药基本方：葶苈子 20 克，大枣 20 克，桑白皮 20 克，二丑 10 克，猪苓 20 克，泽泻 20 克，薏苡仁 30 克，车前子 20 克。浓煎，冰片 5 克兑入（冰片不溶于水，建议酒精融化，快速混合），外敷胸膛，每日一换。作用：控制及减少胸水，缓解憋喘及胸痛，缓解胸膜粘连。此外，经验表明葶苈大枣泻肺汤、五皮饮也是治疗胸水较好的方剂。

中药消水 II 号外敷腹壁治疗腹水 120 例，总有效率 82.5%，平均腹围缩小 4.2±1.2 厘米，体重下降 3.3±1.5 千克，24 小时尿量增加 475 毫升。治疗后生存期 4.5 个月，常规治疗生存期为 2.8 个月。

基本方：茯苓 20 克，猪苓 20 克，泽泻 20 克，大腹皮 20 克，桂枝 10 克，车前子 20 克，桑白皮 20 克，冰片 5 克（酒精溶）。

3. 胸痛

治疗胸痛的外用药：胸痛彻背可以用全瓜蒌、野菊花、土茯苓、八月札各 10 克；干咳胸痛可以用紫菀、百合、百部、贝母各 10 克；伤口疤痕痛可以用姜黄、露蜂房、地肤子、玫瑰花各 30 克，蜜汁外敷。此外白鲜皮、土荆皮也比较常用。

4. 喉返神经麻痹

喉返神经麻痹中药方剂：大多数是手术中损伤喉返神经（例如，甲状腺癌，肺癌）。

喉返神经麻痹中药方剂

方药：僵蚕 15 克，木蝴蝶 10 克，蝉蜕 15 克，白茨藜 10 克，百合 15 克，全瓜蒌 10 克，浙贝母 15 克，北沙参 15 克，麦冬 15 克，紫菀 10 克，枇杷叶 10 克，前胡 10 克。

表 1-1 为中药治疗肿瘤所致喉返神经麻痹。

表 1-1　中药治疗肿瘤所致喉返神经麻痹

分组	例数	好转	痊愈	有效	有效率 /%
放化疗组	40	2	8	10	25
放化疗加中药组	32	4	9	13	40.6
中药组	62	5	20	25	40.3

5. 癌性疼痛

癌痛治疗，自制癌痛酊——元胡、乌药、徐长卿、米壳（或白屈菜）各等量加入 75% 酒精，高出中药 2 厘米，泡一周后过滤。乳香、没药、血竭、冰片按 3∶3∶3∶1 比例掺入滤液，浓度 10%，过滤后备用。酌情加入引经药：寒痛——桂枝；热痛——黄柏；肿痛——木瓜；胸水胸痛——葶苈子；风湿痛——独活。目前也有用这个药治疗风湿痹痛，效果也不错。

七、中成药在肿瘤中的应用

目前中药应用很广泛，我们科就有平肺口服液（桑白皮、茯苓、猪苓、枇杷叶）抑制肺癌，化痰止咳止血。现在抗肿瘤的中药发展很快，例如，康莱特主要是薏仁米提取物，艾迪注射液有扶正抗癌双重作用。我们科内部的主要有痛块消口服液（夏枯草、山慈菇、郁金、白芍等），有散结等作用。目前社会环境比较复杂，与肝经有关的肿瘤较多（如甲状腺癌、肝癌、乳腺癌等），注重疏肝理气的治疗，据此研制痛块消口服液。

目前抗肿瘤中成药的注意事项：1. 低水平重复，三类药为主；2. 以参、芪、枸杞为原料扶正药居多；3. 安全，无效药增多；4. 供过于求，市场促销及广告大战激烈。

八、中药不良反应及毒性中药的注意事项

中药不良反应上升：国家药品不良反应监察中心 10 年统计，不良反应及死亡占 5％。1998 年比利时人因服中药减肥，100 人被诊为"中草药肾病"，70 人晚期。德国、西班牙、英国、日本等也报道含有马兜铃酸的中药引起肾间质纤维化，泌尿道癌检出率 22/49 及 2/4，动物实验已证实其致癌及急性、亚急性肾毒性。鱼腥草注射液已被叫停。鹿茸、首乌、甘草及含糖皮质类固醇的中药有升高血糖的作用或可减弱降血糖药的功效。

毒性中药的注意事项：熟悉毒性表现；毒性可控；了解解毒方法、解毒药物，掌握制剂工艺；新药研究及做急、慢性毒性试验，甚至药代动力学；难进入国际市场。

1992 年中药致死 484 例浅析指出主要跟以下药物有关：雷公藤、乌头、斑蝥、苦丁香、信石、木通、山豆根、白果、苍耳子、山慈菇、米壳、黄药子、蟾蜍、天花粉、人参、防己、二丑、益母草、白芥子、桃仁。

含有马兜铃的中药：马兜铃、广防己（汉中防己）、关木通（目前用白木通）、天仙藤、青木香、寻骨风、青香藤、南木香、通城虎、假大薯、淮通、管南香、鼻血霜、朱砂莲、白金榄等。

参考文献

[1]李佩文，谭煌英，万冬桂，等.中药消水膏外敷治疗癌性腹水120例临床及实验研究[J].中医杂志，2000，41（6）：358-359.

▶▶ 作者简介

李佩文，主任医师，中日友好医院中西医结合肿瘤科首席专家，北京中医药大学兼职教授，博士生导师，博士后导师，全国名老中医师带徒老师，中央保健会诊专家，第十届及第十一届政协委员，享受国务院特殊津贴。

世界中医药联合会肿瘤专业委员会副会长，中国中医药研究促进会副会长，中国医师协会中西医结合肿瘤专家指导委员会副主任。致力于运用中医中药治疗中晚期肿瘤，在提高患者生存率，生存质量及缓解患者症状，放化疗减毒等方面成果卓著。主持及参加国家级，部级，院级课题十余项并多项获奖，主编20余部专著，发表论文百余篇，其中《中药与肿瘤》一书译成英德两种文字，流传于欧美各国。

肿瘤的中医治疗概论

◆ 李 戈

一、中医肿瘤的历史渊源

早在距今约 3500 年的殷商时代，古人对肿瘤就有所发现，殷墟甲骨文上已经有了瘤的病名记载，该字由"疒"及"留"共同组成，说明了当时对该病已经有了"留聚不去"的认识，这是中医最早记载肿瘤的文献。

中医学的典籍著作《黄帝内经》中所论述的"昔瘤""肠覃""石瘕""癥瘕""癖结""膈中""下膈"等病症，其描述与现代医学的某些肿瘤的症状类似。如"咽膈不通，饮食不下""石瘕生于胞中，状如怀子，月事不以时下"类似于现代医学的食管、贲门肿瘤所造成的梗阻症状。

《难经》继承和发展了《黄帝内经》的理论，与某些肿瘤的临床表现也进行了明确的阐述，还提出了对良恶性肿瘤的鉴别和预后判断。

东汉的张仲景对肿瘤和非肿瘤的临床表现和预后的区别有了进一步的发展，他认为"积者，脏病也，终不移；聚者，腑病也，发作有时，展转痛移，为可治"。在《金匮要略·妇人杂病篇》指出"妇人之病……令阴掣痛……或引腰脊……膝胫疼烦……久则羸瘦…三十六病，千变万端。"上述有关妇人下腹疼痛的描述，与现今临床上由恶性肿瘤在盆腔内产生广泛转移和浸润而引起的腰部和下肢酸痛的临床症状相似，特别是"久则羸瘦"，很符合由恶性肿瘤晚期所引起的恶病质的情况。

金元四大家之一的朱丹溪提出了痰与肿瘤发生的相关性，提出了："凡人身上中下有块者多痰也，痰之为物，随气升降，无处不到""凡人身中有结核者，不痛不仁，不作脓者，皆痰湿也"。在治疗上，有痰则治痰，但治痰必求其本也，指出"治痰法，实脾土，燥脾湿是其治本也"，并指出"善治痰者，不治痰而治气。气顺则一身之津液亦随气而顺矣"。朱丹溪提倡治痰与治病，但反对过用峻利药。朱丹溪以二陈汤为治疗痰邪的基本方，他认为"二陈汤……一身之痰都管治"，对后世医家在恶性肿瘤的治疗方面具有指导意义。

明代张景岳著《景岳全书》中提出："瘤……即大，最畏其破，非成脓者，必不可开，开则牵连诸经，漏竭血气，最难收拾，无一可活"。他在其著作中还提出："反胃者，食犹能入，入而反出……以阳虚不能化也，可温可补，其治犹易……益火之源，以助化功。噎膈者，隔塞不通，食不能下……治有两难"，明确地将噎膈与反胃在症状、病机和治则、治法上区别开来。

到了清代，张璐著《张氏医通》则依据噎膈的症状，按寒热虚实辨证，用药上除了辨证用药外，药物主要多用果汁、蔬菜汁、药汁等，并将药物制成膏剂。这种方法符合了噎膈以阴虚内热为多见，需要多用果汁、蔬菜汁、药汁等多汁的食物或药物滋润，以"补阴助阳"，并且在噎膈造成"食不得下"时，果汁、蔬菜汁、药汁等可以补充机体所需的能量，并可以达到治疗的目的。

二、新中国成立后中医肿瘤的历史过程

在20世纪的50—60年代，临床多以临床经验为主；到了20世纪70年代，主要研究的方向是放化疗的减毒增效；到20世纪80年代，研究的重点在于延长生存期；20世纪90年代，研究的重点是减少肿瘤的复发和转移；到了21世纪，研究的重点主要体现在综合方案和诊疗规范上的设置方面，比如，癌前病变主要采取的是扶正祛邪的治疗方法，其目的主要是预防肿瘤的发生，在肿瘤的早期特别是围手术期，要以扶正为主，减轻手术的不良反应。在手术后，中医采取扶正祛邪，目的是减少术后的复发和转移。对于中晚期或者放化疗敏感的肿瘤，在放化疗之间，中医依然采取扶正的治疗方法，其目的是为了减轻放化疗的不良反应。在放化疗后，中医采取扶正祛邪以维持治疗。对于晚期及不适用放化疗的肿瘤，中医采取扶正祛邪的方法，其目的是为了控制肿瘤的生长，减轻肿瘤患者的症状，延长肿瘤患者的生存时间。

中医肿瘤的科研历程：在国家"六五"的攻关课题，主要是进行扶正培本的研究；国家的"七五"攻关课题是研究中医药在放化疗中的作用；国家"八五"

的攻关课题是研究中医药在晚期肿瘤中的治疗作用；国家的"九五"攻关课题是研究中医药防止术后转移的作用；国家的"十五"攻关课题正在研究中医药综合治疗方案的随机对照研究；国家的"十一五"攻关课题是研究肺癌中医综合治疗方案的对列研究。

国家"六五""七五"攻关课题的研究结果是中药减轻放化疗的不良反应。对于化疗的不良反应，中医的治疗方法是：消化道的反应采取健脾和胃；血压下降采取补气养血。对于放疗的不良反应，中医采取的治疗方法是：对于放射线的局部损伤，中医采取清热解毒；对于放射线造成的身体损伤，中医采取的是益气养阴和两补气血。研究病例是 1064 例，研究的牵头单位是广安门医院的余桂清老先生和中日友好医院的张代钊先生。

国家的"八五"攻关课题是研究中医药治疗晚期肺癌的作用，晚期非小细胞肺癌采取单纯的中医治疗，其治疗目的是减轻患者的症状，提高生存质量和延长生存时间，采取的治疗方法是扶正祛邪，同时采取辨证与辨病相结合的模式。同时对于晚期非小细胞肺癌的患者采取了中西医结合的治疗模式，在放化疗期间采取扶正为主的治疗方法，在放化疗治疗之后采取的是扶正祛邪的方法，研究病例是 948 例。在"八五"攻关课题中，牵头的老师其中一位是广安门医院的朴炳奎教授，另一位是上海龙华医院的刘嘉湘教授。

国家"九五"攻关课题，研究的是中药减少肺癌复发转移，一个是晚期肺癌的中药干预，其目的是减少转移；另一个是肺癌术后的中药干预，观察对于症状的改善和术后 1 年和 2 年的复发转移率，研究病例是 846 例。

国家"十五"攻关课题是延长肺癌中位生存期的多中心研究，研究目的是通过循证医学研究证实中医药在提高非小细胞肺癌治疗中的作用，采取的研究方法是多中心随机双盲和安慰剂对照，研究结果是提高生活质量，延长中位生存期，研究病例是 881 例。

国家 "十一五"攻关课题是非小细胞肺癌中医综合治疗方案的研究，其研究目的是以中医治则为统领，充分体现中医的个性化治疗，以中医证候要素为辨证方法，辨病与辨证相结合，明确中医治疗在肺癌各病期的治疗，形成有效的、易于操作的治疗方案，研究方法是采取多中心、前瞻、队列研究，研究病例是1693 例。在对肺癌 5432 例的临床研究后的结论为：1. 中医药治疗可以与放化疗的治疗手段进行有机结合，发挥减毒增效的作用；2. 对于晚期、老年不适合放化疗的患者，中医药存在疗效优势，同时不良反应轻；3. 中医药整体调节与局部治疗相结合，扶正与驱邪相结合，辨病与辨证相结合，能够实现带瘤生存、稳定病灶、改善症状、提高生存质量，同时延长患者的生存期；4. 以中医治疗原则统领中医药可以实现，在规范治疗的框架下，充分体现个体化辨证的中医药特色。

三、常见肿瘤的中医辨证分型

肺癌采取辨证分型是：1. 肺脾气虚证；2. 肺阴虚证；3. 气滞血瘀证；4. 痰热阻肺证；5. 气阴两虚证。

胃癌分为：1. 脾气虚证；2. 胃阴虚证；3. 血虚证；4. 脾肾阳虚证；5. 热毒证；6. 痰湿证；7. 血瘀证；8. 肝胃不和证。

肝癌分为：1. 肝郁脾虚证；2. 肝胆湿热证；3. 肝热血瘀证；4. 脾虚湿困证；5. 肝肾阴虚证。

结肠癌分为：1. 脾肾阳虚证；2. 肝肾阴虚证；3. 气血两亏证；4. 痰湿内停证；5. 瘀毒内结证。

乳腺癌的分型为：1. 气滞痰凝证；2. 冲任失调证；3. 毒热蕴结证；4. 气血两虚证；5. 气阴两虚证；6. 瘀毒互结证。

胰腺癌的分型为：1. 湿热蕴结证；2. 热毒壅盛证；3. 湿阻中焦证；4. 阴虚内热证；5. 气血亏虚证。

食管癌的分型为：1. 痰气阻膈证；2. 瘀血阻膈证；3. 阴虚热结证；4. 气虚阳微证。

四、中药的活血化瘀药对肿瘤的作用

很多的西医同行对于中药的活血化瘀药是否会促进肿瘤的转移，是否造成肿瘤出血，或者是加重肿瘤出血方面并不太清楚，我提供一个数据。

在《中药学》当中，有一个章节叫"化瘀止血药"，其成分有三七、茜草、蒲黄、花蕊石、降香，这一类药物的共同点是既能止血，又能化瘀，即有"止血而不留瘀"的特点，适用于瘀血内阻，血不循经之出血病证。部分药物还能

消肿、止痛，还可以用于治疗跌打损伤、经闭、瘀滞心腹疼痛的病证。其中三七主要是活血止痛，是伤科的要药；茜草是通经的要药；蒲黄是化瘀止痛的要药，同时有利尿通淋的作用；花蕊石具有收湿敛疮的作用；降香有理气止痛、降气止呕的作用。

化瘀止血药旨在说明，中药的活血化瘀类药物当中，还有几种这样的药物。它不仅仅是能化瘀，同时还有一个非常好的止血的作用。所以对于有一些出血的患者，如果我们认证准确，是因为血瘀导致的出血，完全可以用这些药物进行临床治疗。

五、中医对肿瘤治疗的疗效评价特点及优势

中西医在治疗肿瘤方面也有不同的认识。中医药的治疗理念是对人进行整体调节，而西药是针对病进行局部治疗。从治疗作用上来看，中医药缓解临床症状，提高患者生存质量，延长生存期，而不良反应比较少。不足之处在于短期内瘤体控制的效果并不是很明显。西药的治疗特点：近期控制瘤体的效果比较明显，也有部分药物具有延长生存期的功能。它的不足之处是不良反应比较大，影响患者的生存质量。从治疗特点上来看，中医药是在中医辨证指导下进行动态反复干预，调节机体内环境，它的不足之处是治疗靶点不是非常明确。西药是重在从肿瘤的各个生长环节进行阻断，靶点比较明确。但是却不能达到与机体复杂的网络相应进行动态反应。

几十年来我们欣喜地看到，现代医学疗效评价标准的转变，也为制订中医药疗效评价标准提供了新的契机，这里面主要有三个转变：第一，由单一的指标向综合性多指标进行转变，表现在从注重瘤体的大小转向更加注重生活质量等软指标，即更加关注到人的因素；第二，由近期指标向远期和近期指标相结合转变，表现在瘤体变化这个近期指标的基础上，增加了有关替代的指标；第三，由客观指标向客观结合主观指标转变，表现在对于瘤体的变化、总生存期、无瘤生存期、中位生存期等同临床获益生活质量相结合。

中医对肿瘤的认识特点是注重从机体生命活动的整体水平出发，全面考虑精神、心理、生活、环境等因素对患者的影响。认为正气虚是肿瘤发生的主要原因，在邪正相争过程中，正虚是矛盾的主要方面。临床上，肿瘤往往表现为局部实，

而全身虚，治疗应该以扶正祛邪作为治疗原则。扶正法在临床应用具体为补益气血阴阳，调补脏腑，针对局部支持则常用化瘀消肿、化痰软坚、清热解毒等治疗方法。中医治疗肿瘤的疗效特点在临床实践和实验研究已经证实，以扶正法为主的中医治疗恶性肿瘤具有以下特点：1.提高生存质量；2.改善症状；3.稳定病灶；4.延长生存期；5.远期的稳定率比较高；6.疗效持久；7.不良反应少。

中医是以整体观作为指导，全身调整作为主要特征的医学。由于中西医治疗肿瘤有各自的特点，简单的套用现代医学治疗肿瘤的疗效评价标准难以反应中医自身的特点和实际疗效。在现行肿瘤疗效评价标准均存在评价不全面，过于注重生物学指标，忽视精神、心理和社会经济影响的弊端。西医忽视的内容恰恰就是中医治疗肿瘤的特点所在。张氏提出中医肿瘤的疗效评价标准，其内容应既能符合中医临床特点，又能符合现代医学肿瘤疗效评价要求的内容，要包含生命质量的评价，注重主观症状改善的记录，尽量将中医辨证分型纳入到肿瘤的疗效评价体系，要包括重要的实验室检查项目。杨氏提出评价范围要包括瘤体变化、肿瘤相关的主症变化、卡氏评分、体重为内容的近期综合疗效判定指标和以肿瘤患者中位生存期为内容的远期疗效评定标准。张氏、杨氏提出恶性肿瘤的疗效评价公式：理想疗效＝满意的生活质量＋较长的生存时间＋最高的肿瘤缓解率。强调前者是主要的，不能牺牲患者的生活质量和生存时间来换取肿瘤的缓解率。

中医和中西医结合治疗肿瘤的疗效评价涉及很多因素，上文提到生存质量、生存时间和肿瘤缓解率这三大要素，而这三个因素在疗效评价过程中权重系数是一个十分复杂的问题。肿瘤发生发展整个过程中，患者的体质、病灶在不断变化。早期或初治的患者，体质较好，肿瘤对药物较为敏感，中医治疗以攻为主或中西医结合治疗，则肿瘤的缓解率的权重系数应偏大。患者到了晚期或经历多次放疗、化疗，体质较差，免疫功能下降，生存质量低下，机体已经经受不住化疗的打击，临床上应以中医扶正或应用生物调节剂治疗，以提高患者的生存质量为主，则生存质量的权重系数应偏大。生命质量是随着社会的发展、医学模式的转变、肿瘤的特点逐渐提出的，是近年肿瘤领域最活跃的课题，代表了疗效评价的新方向。世界峰会宣言明确指出：改善患者生存质量是抗癌的首要目标，积极和持续发展、设定和评估生存质量的手段和工具。国外在研究新的抗癌药物时，也将生存质量作为药物疗效的主要指标之一。所以我们最后提到，在治疗中要重视主要症状的变化，症状以前并不作为疗效评价的指标，可能是因为症状不能被客观评价，林氏提出症状和生存质量并列进行评价，症状是中医临床反应疾病的主要标志，症状的变化与疗效密切相关。症状变化方面的内容可以包含在生命质量评价中，因为症状本身是生存质量的一种标志，或者说是一种非常重要的标志。

上文中提到中药有减少肿瘤复发转移的作用，这个研究牵头单位是广安门中医院的朴炳奎教授，是在 1995 年立项的题目，同年上海龙华医院的刘嘉湘教授，还有 2002 年林洪生教授一直也在做这方面的研究，采取的方法都是多中心双盲。从研究的结论来看，1 年的转移率下降了 14.8%。另一项研究 9 个月的转移率下降了 15% ～ 21.6%。这三项研究复发转移率下降了 5.5% ～ 10.7%。不过这一研究数据是否与国外的数据进行比较和同时研究，我不是特别清楚。

目前西医对于中晚期非小细胞肺癌的一线治疗，我是这样理解的：中晚期非小细胞肺癌的患者，如果符合美国国立综合癌症网络（National Comprehensive Cancer Network，NCCN）及 2012 年版的卫生部的治疗指南当中提到：如果患者身体条件允许，符合肿瘤化疗的适应证，这些患者是可以进行非小细胞肺癌的一线化疗。目前采取的方案主要是有 NP、TP、GP 三个方案，也就是长春瑞滨、吉西他滨和紫杉醇，或者多西紫杉醇联合铂类，如顺铂进行联合化疗。这些年因为培美曲塞的出现，在国内的很多地区包括大连地区的化疗团队当中，可能采取培美曲塞和顺铂的联合用药更多一些。

在生存质量的问题上，我们知道现代医学的治疗中，无论是化疗还是晚期肺癌的靶向治疗，依然避免不了绝大多数患者病情的发展，比如，瘤体在扩大，在这个过程中患者的生存质量是在逐渐下降。在我们临床的中医治疗方面，的确是有这种情况，就是患者的症状在改善，瘤体在增大。我想对于晚期的肿瘤患者，我们应该更关注患者的生活质量，而不是瘤体大小的变化。医学发展到今天，无论是中医还是西医瘤体的增大都是无法解决的。

在靶向治疗这方面，如肺癌的靶向治疗常用的药物是易瑞沙、特罗凯。靶向治疗原来的要求是放化疗无效同时癌基因检测比较敏感的患者可以进行靶向治疗。现实的情况是，很多患者在病理完全不明确的情况下就直接进入靶向治疗的阶段，我想获益率可能非常低。近年也有术后直接开始靶向治疗的患者，我个人不是很主张。因为我们对于晚期患者进行靶向治疗的时候，可以观察到患者疗效评价的指标,我们给患者进行一个月的治疗,有效的患者继续靶向治疗,无效的患者就停下来。但是术后的患者,如果进行靶向治疗,需要多长时间观察疗效,还尚缺乏统一意见。目前有针对术后应用易瑞沙或特罗凯靶向治疗可以延长生存期的结论,但是从我掌握的数据来看生存期的延长并不是十分理想,同药物的价格进行比较,并不可取,当然这是我个人的意见。在我们病区患者应用靶向药物的不是特别多,我们在对患者应用靶向治疗这方面主要应用中药减轻药物对机体的影响,如皮疹和胃肠道反应的问题,是否中药联合靶向药物提高了靶向治疗的疗效,目前我们还没有做这方面的研究。

▶▶▶ **作者简介**

李戈,男,主任医师,教授,硕士生导师,现为大连市中医医院肿瘤科主任。世界中联中西医结合肿瘤专业委员会委员、中国中医药学会肿瘤专业委员会委员、中国中西医结合学会肿瘤专业委员会委员、中国中医药学会老年肿瘤专业委员会委员、辽宁省中医药学会肿瘤专业委员会副主任委员、大连市中医药学会肿瘤专业委员会主任委员、大连市性学会生殖系统肿瘤专业委员会主任委员、大连市中西医结合学会肿瘤专业委员会副主任委员、辽宁省医疗保险用药目录评审专家、大连市高级职称评审专家、大连市科技项目评审专家、大连医科大学及大连大学医学院兼职教授。

在两种世纪难症中体验中医

◆ 孙宏新

对于肿瘤及艾滋病，这两种疾病，可能随便拿出一小篇，都是一个大的课题。不过可以聊以自慰的是，在中医肿瘤治疗领域，从事艾滋病防治的医生，全国可能不超过 10 位；所以，在肿瘤防治领域我是最了解艾滋病的，而在艾滋病治疗领域，我又是比较了解中医肿瘤的。

说起来也是因缘所致，大家都知道，河南是中国的人口大省，艾滋病的发病率高，同时肿瘤的发病率也是很高的。20 世纪 90 年代初，河南省有着失控的血液传播史。记得 1992 年大学毕业的时候，我的室友当时最大的期望就是找人分配到当地的中心血站，因为那时候，那里是收入最高的！而到了 1997 年，我上研究生的时候，一次病理科老师在课堂上提到，他申报的课题是有关艾滋病的，结果遭到了省里负责科研评审的相关专家们的一致驳斥，申报的课题直接被打回：认为艾滋病并不是一个显性的课题；这样的研究只能是空中楼阁。后来的情况大家都知道了。

时事的沧桑变换，特别是湖北的桂希恩教授和河南的高耀洁老师等的努力，艾滋病终于引起了国家层面的重视，开始了救助治疗。所以到了 2004 年的时候，河南省中医系统就组织了一些省级的知名专家，深入乡村，进行临床调研和诊治，初步了解了一些病变和诊疗特征，于是到 10 月全省就正式启动了中医救治项目，当时纳入病例是 1792 例，10 多年走下来，救治了 7000 多病例，省县乡三级的诊疗体系已经初步形成。

个人是 2006 年因为临床技术和科研总结的需要，被抽调到中医艾滋病救治办公室帮忙 1 年，随后又作为一个省级的中医救治专家（当地的省级救治专家是由三所附属医院及中医研究院抽调来的 50 名各专业专家组成），每个月要定期下乡巡诊，深入到乡村对艾滋病患者进行辨证施药。经过这10多年的救治，初步形成了有中医特色的艾滋病救治体系，也形成了河南省的艾滋病中医辨证要点，并由国家正式发布，方案中经方因为其简便廉效的优势，发挥了重要的作用。同时临床科研工作取得了很大进步，拿到了国家科技进步二等奖，另外个人参与的，也拿到了中国中西医结合学会的二等奖。

其间，2011年顾长卫导演拍摄了一部名为《最爱》的影片，由章子怡、郭富城、王宝强、濮存昕等知名演员参与，艺术性的真实反映了当时艾滋病患者的生活困境，通过搜索发现这部影片的英文名字翻译为"爱之奇迹"，更使对艾滋病患者的关爱达到了全面关注。

一、艾滋病的救治现状

谈及两种疾病的救治，一方面前途光明；另一方面确实一路砥砺前行。我们在救治过程中，确实相当辛苦，每个月定时下乡的过程中，可能会遭遇风沙暴雨，特别到了冬季，严重雾霾的情况下，下乡巡诊更是险象环生。

说到艾滋病的救助，每年12月1日是国际固定的世界艾滋病日。2016年的宣传主题是"携手抗艾，重在预防"，其中提到，我国的艾滋病防治已经取得显著的成效，基本阻断了经输血传播和静脉吸毒，以及母婴传播，病死率也明显降低。但值得关注的是，青年学生是受威胁的重点人群，同时也是预防艾滋病的生力军。希望全社会能够行动起来，让艾滋病远离大学生、远离青年，最终远离人类。

截止至2016年10月31日，河南累计确诊的艾滋病感染者达到了7万多例，存活的感染者和患者有50 794例，其中男性占了81%。在新增加的病例中，异性传播成了主要途径，超过了80%；同时值得关注的是截止到2016年10月底，河南的累计报告，学生的艾滋病病例数大大增加，已经达到了800多例，死亡100例，存活有700余例，传播途径以同性传播为主，这个在新闻媒体上也可以看到，在广东等地的学生当中，也发现了很多艾滋病病例。

二、艾滋病传播途径及症状

艾滋病的经典传播途径是性接触、血源性传播及母婴传播。河南的情况更多是血液传播,所以比较集中,多数是农民,相对依从性也更好。至于发病机制,是病毒侵犯破坏辅助 T 淋巴细胞,导致人体细胞免疫功能的严重缺陷,最终患者因为发生各种机会感染,以及肿瘤,从而威胁生命。它的临床特点和肿瘤相似:发病缓慢;多系统的侵犯;病死率高。至于艾滋病的诊断,一方面要结合病史,同时体征方面有低热、腹泻、消瘦、淋巴结肿大等;另一方面的是 HIV 检测阳性,同时 CD4 细胞小于 200,CD4/CD8 小于 1,就可以确诊为艾滋病。

艾滋病的临床分期包括急性感染期,这个过程非常短暂,只有 2 ~ 4 周,类似感冒的症状,像发热、淋巴结炎、咽喉痛、皮疹等,经过 1 ~ 2 周以后,艾滋病抗体由阴转阳,这期间检测 CD4 细胞是持续下降的。我们诊治的大多数患者都是无症状感染期,就是体内艾滋病抗体是阳性的,但是病毒载量比较低,然后 CD4 细胞也会逐渐下降,临床上没有或很少有症状,这个阶段大概持续 10 年,到了艾滋病期,艾滋病抗体持续阳性,同时病毒载量特别高,CD4 细胞很低,出现机会感染的概率更高。同时提到了高危人群的概念,高危人群是男性同性恋患者、注射吸毒的患者,以及性乱人群。高危人群出现症状以后,出现两项或者两项以上就要排除是否感染了艾滋病。这中间,很多症状是和肿瘤患者的症状类似的,如第一条,近期体重下降 10% 以上;第二条,慢性咳嗽或者腹泻 1 个月以上;第三条,间歇或持续发热 1 个月以上;第四条,全身淋巴结肿大,包括反复出现的带状疱疹、慢性疱疹病毒感染,或者出现口咽部念珠菌感染等。这些和肿瘤患者症状有很大的交叉性。

临床上,在门诊也会看到因为反复发热、消瘦,先后怀疑结核、糖尿病等疾病的患者,最终诊断为艾滋病。

三、中医对艾滋病的认识

中医对艾滋病的认识,现在还不是太统一,据我们河南的经验,艾滋病是感染艾滋病疫毒所导致的以五脏气血阴阳受损,同时因易受外邪的侵袭,产生痰湿水饮、气滞血瘀、化风化火为主要病理特点的虚劳病。治疗上以补气阴为主,重点补脾,所以健脾益气为根本大法,同时要根据患者本虚标实的情况辨证施治。

河南中医救治组专家创造性地提出了脏腑气血阴阳俱虚的概念,认为本病的病理机制包括两个方面,一方面是外感疫毒之邪,引起气血津液营血的功能失常,包括三焦所在的脏腑产生病理变化的一个具体反应;另一方面邪毒内侵以后,内伤疾病就是气血阴阳虚损,或者后期的虚实夹杂的转变,一般认为,脏腑虚损和气血津液的失常可以很好地阐述艾滋病的中医病机。

四、肿瘤的救治现状

至于肿瘤方面,每年 2 月 4 日,为世界癌症日,2016 年的主题是"我能战胜癌症",期间发表了河南省的肿瘤年报,反映的是 2012 年的情况,2012 年全国新发病例是 358 万,河南新发病例达到 3.98 万,相当于每天会有 109 位新发肿瘤患者,2012 年全国恶性肿瘤死亡病例为 218 万,相当于每分钟有 4 人死于恶性肿瘤,河南省恶性肿瘤死亡病例是 2.55 万,相当于每天有 70 个人死于癌症。这中间的发病率,是近似的,第一位是肺癌,然后是胃癌、食管癌、乳腺癌、肝癌;死亡率还是肺癌居首,然后是胃癌、食管癌、肝癌、乳腺癌。

从不同阶段对肿瘤的认识来讲,现代医学认为是基因方面的改变,基因的活化、扩增、突变引起了肿瘤的发生;中医方面,很早就提到了正虚、气血瘀滞导致肿瘤的发生,这 2 年从现代医学的方面,遗传和免疫以及病毒、细菌感染,占到了突出地位。

2013 年 5 月,英国《柳叶刀》杂志的肿瘤专刊提到了炎症和肿瘤的关系,指出每年因感染所致癌症病例大概有 200 万,这中间,发展中国家占的比例更高一些,归因于幽门螺杆菌、乙肝、丙肝、HPV 病毒感染;大约 30% 感染相关病毒的癌症患者小于 50 岁;而在临床上也发现,艾滋病患者合并肝癌、胃癌、淋巴瘤等肿瘤的发病率相对于普通人要高很多。

五、肿瘤学的研究现状

在肿瘤的治疗领域,国家倡导中西医结合,已经有 50 来年,但是临床疗效和中西医结合的实质还存在着较大的问题,原来一个记者凌志军写的《重生手记》，对当时的治疗现状提出了很大的非议。2011 年美国国立综合癌症网络（National Comprehensive Cancer Network，NCCN）中国版肺癌的临床指南里面，中医也是参与其中，我的导师、广安门医院的朴炳奎教授提到了中医配合的问题，然而随着后续的发展，中医的内容完全消失了，2015 年的《中国原发性肺癌指南规范》，虽然宣传是提到了靶向治疗、精准放疗、影像引导下的射频消融治疗、中医治疗都属于精准医学的范畴，但是拿出规范逐字逐条来读，完全没有中医的内容，包括 2016 年版的都没有看到中医方面的相关记述。所以，目前中西医结合治疗肿瘤的道路，仍然是任重道远。

说到中国对肿瘤治疗的贡献，肺癌有吴一龙教授领导的胸部肿瘤协作组，乳腺癌方面有江泽飞教授、邵志敏教授等的研究，黑色素瘤方面有郭军教授；中医方面能拿出手的有前期屠呦呦教授的青蒿素的研究，陈竺的砒霜（三氧化二砷）研究，其他方面可能并没有一个突出的贡献，还需要我们进一步的提高。

常被引用的国外论文，就是肿瘤的十大特征。相应地，目前肿瘤的药物研究，也是针对肿瘤的特征所进行的。而这 2 年的肿瘤精准治疗、肿瘤免疫治疗，已经是非常火的热点。无论是从肿瘤，还是从艾滋病，免疫缺陷或免疫失衡都是很重要的治疗和研究方向。

中西医结合治疗肿瘤方面的专家，如段凤舞、张代钊、余桂清、储大同，但是很可惜，除张代钊教授依然健在，其他三位，都是因为肿瘤，已经去世了。就像储大同教授，研究了一辈子肿瘤，最终因为胰腺癌夺去了生命。

21 世纪以后，肿瘤的治疗趋向，首先是提到了循证医学，倡导治疗的规范化，遵循治疗规范和指引来整体提高医生的诊疗水平；还有治疗的个体化，即根据每个患者的具体情况，受体、基因表达、生物行为等确立治疗方药，使治疗更为有效。所以现在及将来的研究包括了两个方面：一方面是伞状的研究；另一方面是篮状的研究。首先伞状研究就是针对相同的瘤种、不同的驱动基因，来使用不同的靶向药物进行研究。如肺癌可以细分为 EGFR 突变癌及 LAK 基因融合癌等，治疗药物和预后均不相同；而篮状研究是针对不同的瘤种，相同的启动基因，同一靶向药物的研究，例如，针对 Her2 基因表达阳性的乳腺癌、胃癌等，赫赛汀等靶向药物都可以起到一定的疗效。

肿瘤学的评价体系，由原来重视瘤体变化，到现在重视生活质量的评分、临床受益的疗效、疾病相关症状的改善、疾病进展时间等；在艾滋病的治疗方面，有很多都是参照的肿瘤的评价体系，现在也关注生存时间，症状改善情况，再者就是感冒、腹泻、发热这些机会感染的控制情况，作为主要的评价指标。

谈到治疗，不管是癌症还是艾滋病，社会上都存在着很多所谓的秘方，但真的是有秘方吗？我认为是不存在的，更多可能是哗众取宠，甚至是罔顾医德、谋财害命。

六、艾滋病和肿瘤的治疗异同

从两者的治疗来说，临床特征上，有一定的相通之处，首先都属于一个慢性过程，发展过程都比较慢。世界卫生组织也提到，肿瘤其实是一个慢性病。另外，两者的病理及临床过程、转归都非常像，都是各种原因导致免疫系统缺陷损伤后产生的多脏器的损害。同时药物不良反应也非常相似，肿瘤的放化疗及靶向药存在着肝肾功能损害、骨髓抑制；而艾滋病患者由于病毒治疗持续可能要伴随终生，艾滋病患者的肝肾损伤、心肌损害、骨髓抑制等各方面的不良反应，比肿瘤患者表现得更为突出。治疗原则、药物可以通用，例如，我们把纠正化疗导致骨髓抑制的精元康胶囊，用于艾滋病抗病毒治疗引起的骨髓抑制，效果令人满意。

当然两者之间也存在着许多相异的地方。首先是病原学不同，艾滋病的病原学非常明确，是病毒的感染；而肿瘤目前归结为基因病变，由各种内外因素导致机体基因变异导致的肿瘤发生。另外发患者群不同，艾滋病的发患者群相对集中，以前是相对失控的血液传播，现在以吸毒和性乱人群为主；肿瘤患者人员特征不明显，虽然多见于中老年人，但是青幼年在某些肿瘤中发病几率更高。患者的依从性不同，肿瘤患者可能大多数需要在医院治疗，治疗上更容易配合；艾滋病患者大多数时间和常人一样，生活在常人之中，管理和配合治疗相对困难。艾滋病目前来看，是可防可治的，通过社会干预、科普宣传，可以较好预防；而肿瘤的整个研究还有很长的路要走，预防涉及到环境、社会、经济等多重因素。

同时政府政策的倾斜度是不一样的，艾滋病的研究，现在无论是治疗层面，还是生活、社会救助方面，国家做的更多一些；不管是中药还是抗病毒药物，都是国家免费提供。对于生活的救助，肿瘤患者也难做到艾滋病患者那样。最后，社会接受度不同，肿瘤从原来的恐惧，到现在基本社会大众接受，而艾滋病患者社会接受度要差很多，不管是工作、求学、就业等各个方面，都还存在歧视的问题。

关于艾滋病的救治，我们省内的情况，是以抗病毒治疗为主，结合对症支持治疗，这其中包括西药的对症及中药的辨证施治。与肿瘤领域相仿的是救助之初，就制定了很好的方案，首先是三统一：统一领导，统一治疗方案，统一观察指标；其次是三结合：临床救治与科研结合，常规应用制剂和辨证应用的中草药结合，中医药治疗和抗病毒治疗相结合。两者可以从管控、就治等诸多方面，相互学习借鉴。

说到肿瘤治疗的原则，我引用 20 世纪 90 年代吴一龙教授主编《肺癌多学科综合治疗理论与实践》提到的几大原则：第一是局部和全身并重的原则，第二是分期治疗原则，第三是个体化治疗原则，第四是生存率与生存质量并重的原则，第五是成本与效果并重的原则，第六是中西医并重的原则，第七是不断求证的原则。

中医药在两类疾病的地位，像我在不同场合提到岳美中教授的描述，他认为治疗重症大病，要用仲景的经方；治疗脾胃病，要用李东垣的方子比较好；治疗温热、小病、轻病，叶派的时方可取。对于艾滋病和肿瘤的治疗来说，我们不仅要用到仲景的经方，同时日常的调理，包括不良反应的防治，李东垣的方子及叶派的时方也是需要采纳的。

两种病的病情都是变化复杂的。在同一个病的不同阶段，需要用不同的治疗方法，这中间都可以使用《伤寒杂病论》中的辨证论治体系来指导治疗，同病异治、异病同治。针对各种证候，伤寒论的辨证体系可以应用到整个治疗过程当中。

艾滋病的治疗方面，相对困惑要少一些，而中医药治疗肿瘤的策略方面，有更多的干扰因素。比如，大家可以看到的，学会非常多，多头并进，像中华中医药学会、中西医结合学会、抗癌学会、老年协会的肿瘤分会，以及世界中医药联合会肿瘤、经方、外治、姑息、康复等专委会，可能都会提出不同的规范和指引，让临床实施起来，略显无所适从。同时受制于体制的医保、药物费用等各个方面的影响，诊治起来有更多的限制。作为一个初涉临床的医生来说，成才是不容易的，理论和实践的缺陷也是干扰因素之一。另外，需要辨证论治还是运用秘方也是常有争议的问题。

七、展望

未来治疗方面,肿瘤的个体化、精准治疗是势不可挡的。同病异治、异病同治,比如,是单纯的肺癌还是 EGFR 突变的,还是 HER2 的癌症,包括乳腺、胃部肿瘤,这里边都会有涉及。同时随着治疗条件的演化,现在也强调建设区域诊疗中心,使强者更强,而弱者更弱,故步自封肯定会被淘汰,所以下一步中医肿瘤如何发展,如何适应新时代的竞争,是值得讨论的。另外治疗模式该如何选择,西医我认为总体还是缺乏整体的思辨,现在还原论、整体论包括整合学说是需要提到的一个重要研究方向。

总体来讲,不管中医诊治肿瘤还是艾滋病,因人、因时、因病施治是基本原则。具体实施起来中西医并重,采取西医诊断、中医治疗;还是西医治疗、中医辅助,以及西医治疗、中药维持,等等。不同的疾病、疾病的不同阶段,采取不同的诊疗手段可能会取得更好的效果。

以上是个人的一些看法,仅供大家参考。

最后提到个人的两个想法:第一个思考,在临床中发现肿瘤的抗血管生成治疗,使用到相关的中药,如一些活血化瘀的药物,在心梗时,同样适用来促进血管生成,但是在中药使用上没有差别,两者是否存在关联或差异,是如何发挥作用的? 当时只是困惑,但是有心人把这个作了实验验证,大家可以关注一下,2012 年中国中医研究院西苑医院刘建刚教授在动物研究的课题中提到肿瘤合并出现心梗以后,是如何发生机制上的变化。

第二个思考,前一段二甲双胍作为一个神药被公众推崇,作为首例抗衰老药进行临床试验。而临床研究发现,二甲双胍对肺癌、乳腺癌、胃癌等多种肿瘤有潜在的治疗和预防作用。这是什么样的机制? 所以我联想到了黄连素,这两种药物有非常类似的地方,黄连素有明确的研究就是抗衰老、抗肿瘤、降低血糖、强心及纠正心律失常,也是作为中医界的"神药"来报道的,这方面相互研究的共性是什么,大家可以思考。

古为今用,洋为中用,但是要取其精华,去其糟粕。中西合璧需要取长补短,要针对每一位患者制定出科学的治疗方案,从根本上调整机体的适应状态,实现疾病的控制和好转,这不仅在肿瘤治疗领域,在艾滋病的治疗上,中西医很好结合,也会发挥更好的作用。

▶▶▶ **作者简介**

孙宏新，男，医学博士，河南中医药大学附属医院肿瘤内科主任医师，硕士生导师，世界中医药联合会肿瘤经方专业委员会副会长、肿瘤专委会常务理事、肿瘤外治专委会常务理事；中国临床肿瘤学会（CSCO）理事、中华中医药学会肿瘤专委会常委等。主持、参与省部级科研攻关项目 10 余项，获科研奖励多项。

研究方向：运用经方、中西医结合治疗常见肿瘤，重点研究肿瘤的复发转移。

经方诊治肿瘤的体悟

◆ 孙宏新

一、何为经方？

传统上，经方的初始含义，是古人对经验药方的称呼。据《汉书·艺文志》记载，经方11家，274卷，涵盖了多名医家的经验。唐宋前的名家方，也被称为经方。仲景之方，集中了汉代以前的经方精华，因其力专效宏，明清以后，渐将仲景方特指经方。

二、为何研究经方？

对于中医肿瘤医生来说存在诸多困惑，首先，涉及中医的传统继承和新知识的学习，是立足于传统还是学习新的经验；其次，是专注于临床还是要夯实基础；最后，是师古为主还是要尝试不断创新。所以，在临床上存在诸多困惑。

我通过不断研修、跟师学习及临床实践，逐渐认识到：经方在肿瘤等恶疾大症中可以取得很好的疗效，所以，在肿瘤的诊治中，应该重视经方的使用。同时，时方调治肿瘤的各种伴发症状、处治放化疗引起的不良反应，疗效肯定，也不容轻视。如岳美中所述："专学伤寒，容易涉及粗疏；专学温病，容易流于清淡。粗疏常致于偾事，轻淡每流于敷衍。必须学古方而能入细，学时方而能务实。治重病大症，要用仲景的经方；治脾胃病，用李东垣的方较好；治温热及小病轻病，叶派时方细密可取。"

三、如何使用经方？

（一）循方证

1. 仲景辨证理论与肿瘤的治疗

肿瘤病情复杂多变，在不同的疾病、同一疾病的不同阶段，需要施用不同的治疗方法，均可以应用《伤寒杂病论》辨证论治理论来指导治疗。同病异治、异病同治，针对诸多变证，《伤寒杂病论》的辨证论治体系可以运用到整个肿瘤治疗过程。

2. 辨病理论与肿瘤的治疗

《伤寒论》辨别六经病证，如太阳病及其变证（痞证、火迫证等）、阳明病（经证、腑证）、少阳病等病证均可见于肿瘤疾患中。

《金匮要略》列内科杂病及妇人病篇，其中血痹、虚劳、上气、腹满、痰饮、小便不利、淋病、水气病、黄疸、惊悸、吐衄、下血、瘀血、呕吐、哕、反胃、下利、妇人癥瘕、阴疮等均为现代肿瘤病中常见的病证。

3. 症状学理论与肿瘤治疗

《伤寒论》中与肿瘤病证相关的症状及治疗方剂对临床治疗有着重要的指导意义。

（1）胸胁满痛：多见于肺肿瘤、胸膈肿瘤、乳房肿瘤等。少阳枢机不利（小柴胡汤）、少阳兼水饮（柴胡桂枝干姜汤）、少阳兼烦惊谵语（柴胡加龙骨牡蛎汤）、胸阳不振（桂枝去芍药汤或桂枝去芍药加附子）、水停胸胁（十枣汤）、结胸（大陷胸汤或三物白散）、瘀血互结（小柴胡汤加桃仁、红花）。

（2）心悸与心下悸：多见于肿瘤放化疗后心脏损害。心阳虚（桂枝甘草汤）、心阴阳两虚（炙甘草汤）、脾虚（小建中汤）、水气凌心或脾肾阳虚（真武汤）、阳虚水停（茯苓甘草汤）。

（3）咽痛：多见于肺、咽部肿瘤和放化疗损伤。实热（甘草汤、桔梗汤）、阴虚（猪肤汤）、痰火互结（苦酒汤）、寒热错杂（甘草泻心汤）。

（4）喘咳：多见于肺部肿瘤。邪热壅肺（麻杏石甘汤）、外寒里饮（小青龙汤）、里实热壅（大承气汤）。

（5）口渴：可见于各种肿瘤。热盛津伤（白虎加人参汤）、阴津不足而水饮内停（猪苓汤）、气化失司致津不上承（五苓散）。

（6）不能食：可见于各种肿瘤。脾胃虚寒（理中汤加味）、热扰胸膈及胃（栀子豉汤）、上热下寒（乌梅丸）、阳明腑实（大承气汤）、痰热壅阻（瓜蒂散）、肝热犯胃（小柴胡汤）。

（7）呕吐：多见于消化道肿瘤、放化疗后胃肠道反应。热扰胃、胸膈（栀子豉汤）、胆热犯胃（小柴胡汤）、兼见下利（黄芩加半夏生姜汤）、水饮上逆（五苓散）、肝寒犯胃（吴茱萸汤）、脾胃阳虚（甘草干姜汤）、肾阳虚衰（白通加猪胆汁汤）、寒热错杂（半夏泻心汤、干姜黄芩黄连人参汤）、气阴两伤而余热未清（竹叶石膏汤）、心下有水气（小青龙汤）。

（8）哕：多见于食道癌、贲门癌、肿瘤放化疗后胃肠道反应等。虚证（理中汤合旋复代赭石汤）、实证（调胃承气汤或猪苓汤）。

（9）腹胀满：多见于消化道肿瘤、腹腔肿瘤、肿瘤放化疗后胃肠道反应等。脾阳不健致转运失职（厚朴半夏甘草人参汤）、中土不足致寒湿内盛（理中汤）、里热炽盛致邪热内陷（白虎汤）、邪热内扰致气滞不行（栀子厚朴汤）、燥屎内结致腑气不通（承气汤类）、湿热蕴蒸（茵陈蒿汤）等。

4. 方证相应理论与肿瘤治疗

近年来，个人以方证相应理论为指导应用于肿瘤治疗取得了较好的临床效果。结合个人临床运用经方的体会，并参考清·徐灵胎《伤寒论类方》、日本吉益东洞的《类聚方》及南京黄煌教授《中医十大类方》分类方法，加以略举如次。

（1）桂枝类方：桂枝汤药物都是食物中药，属于调和营卫剂，是体内阴阳平衡的结果。桂枝汤本身无明显抗肿瘤作用；桂枝加龙骨牡蛎汤主治桂枝汤证而见外泄、外漏脱失证者，对于肿瘤患者易受风寒而感冒、多汗者，可以使用本方；桂枝茯苓丸目前广泛用于子宫肌瘤、乳腺小叶增生症及其他妇科肿瘤；黄芪桂枝五物汤治疗化疗引起的外周神经毒性；炙甘草汤临床常以此方治疗以肿瘤为代表的恶病质疾病；五苓散多用于肿瘤伴腹泻、浮肿或腹水者，特别在化疗后多见；小建中汤肿瘤晚期等疾病见于有体质消耗、体力衰竭者，以虚劳论治。

（2）柴胡类方：研究发现小柴胡汤有预防肝癌发病的作用，同时适用于肿瘤伴发热、恶心、呕吐等症状。1989年日本医界发现小柴胡汤可以引起肝功能损害。究其根本原因为长时间连续服用；只是依病服药，未能辨证施治。

小柴胡合甘麦大枣汤可以治疗乳腺癌术后激素治疗所致内分泌失调；大柴胡汤用在肝胆、胰腺肿瘤热象明显时；四逆散可广泛使用到肿瘤性疼痛等；柴胡桂枝汤是小柴胡汤与桂枝汤两方小制其剂的合方，是治疗虚弱体质迁延性疾病的常用方；柴胡桂枝干姜汤肝癌出现腹泻腹胀等均可施用；柴胡加龙骨牡蛎汤属于中医的精神神经镇静剂，可以用于肿瘤合并精神症状者，尤其适用于青中年女性肿瘤患者兼有焦虑表现者。

（3）干、生姜类方：理中汤是治疗消化系统虚寒性病证的代表方，用于消化系统肿瘤的腹泻等证。呕吐者加半夏，黄疸者加茵陈，返酸口苦合左金丸，见四逆神萎加附子，名为附子理中汤；兼烦躁、心下痞痛，舌红苔黄腻者加黄连，名为连理汤；兼汗出恶风者加桂枝，名为桂枝人参汤；伴冷食积滞胃脘胀气者，加青皮、陈皮，名为治中汤；加半夏茯苓名理中化痰丸，治疗本方证兼痰湿内聚，呕吐清水者；加枳实、茯苓名枳实理中丸，治理中汤证伴腹胀痞满者。本方所主虽为虚寒，但夹湿、夹痰、夹热、化火、兼气滞也屡见不鲜，用方自当化裁。

（4）半夏类方：半夏泻心汤辛开苦降，和胃消痞代表方，广泛应用于放化疗后出现消化道反应的患者。加减：无寒热往来，胸胁苦满，去柴胡；加黄连，所治偏于心下（用黄连半夏的小陷胸汤所主即是心下）；若痞甚者可加枳实；心下振水音明显者加茯苓。黄连汤较本方少黄芩而增桂枝，其证寒性更甚；甘草泻心汤证兼有口腔溃疡，且下利甚于本方证；生姜泻心汤证兼有噫气食臭。总之，半夏泻心汤所主在胃肠，其证治特点是寒热错杂，可以看作胃肠炎症的消炎剂与胃肠机能紊乱的调节剂。

（5）甘草类方：芍药甘草汤是治疗"脚挛急"的主方，即今之腓肠肌痉挛。本方能够有效地解除肌肉的痉挛，缓解相应的症状，是解痉止痛的基本方。临床报道加减可用于肿瘤疼痛、咯血、支气管哮喘等收效满意；甘草泻心汤在《金匮要略》中被作为治疗狐惑病的专方。黄煌教授看法：甘草泻心汤是黏膜修复剂，可以用于肿瘤放化疗后出现各类溃疡的治疗。

（6）大黄类方：桃核承气汤广泛运用于瘀热互结证；大黄牡丹皮汤方用于脓肿性、脓疡性疾病；大黄䗪虫丸主治虚劳内有干血，亦治妇女经闭，腹中有块或胁下癥瘕刺痛；调味承气汤常用于治疗多种消化道肿瘤出现阳明腑实兼胃气不和证者。

（7）其他治疗方药：如葶苈大枣泻肺汤、十枣汤常用于治疗恶性胸腔积液；

小青龙汤治疗乳腺癌放疗后致放射性肺炎；黄芪建中汤常用于治疗胃癌等消化道肿瘤（脾胃虚弱型）；茵陈蒿汤用于治疗肝胆湿热型肝癌等恶性肿瘤；麻子仁丸用于治疗肿瘤患者大便干燥等症；麦门冬汤常用于以羸瘦、肌肉萎缩为特征的疾病，特别是肿瘤；吴茱萸汤适用于上消化道癌症中晚期，脾胃之阳受损，而致泛吐清涎之证；鳖甲煎丸广泛用于肝癌等腹腔肿瘤；黄土汤对癌症出血患者能迅速止血，缓解贫血，提高身体素质，可对抗癌治疗起到辅助作用。凡属阳虚或气阳两虚者皆有较好的效果。

胃癌常用半夏泻心汤；肠癌喜用六君子汤、三物黄芩汤；肺癌服用王氏海白冬合汤、生脉散；肝癌配合乌梅丸、一贯煎；肾癌、膀胱癌配合六味地黄丸、金匮肾气丸；胰腺癌配合乌梅丸（黄金昶等教授经验）；乳腺癌配合逍遥散；子宫卵巢癌配合桂枝茯苓丸；骨肉瘤配合阳和汤、六味地黄丸，等等。

（二）精配伍

诸多医家对于配伍也有分歧，见仁见智。大致分为两类：原方原量和适量加减。个人意见：研习经方，需要遵循原方、方药比例，不宜更多增损。列举一二，以作借鉴。

1. 芍药甘草汤合活络效灵丹验案

笔者治疗家母因长年膝关节劳损，出现的膝关节疼痛，用芍药甘草汤合活络效灵丹治疗，用量几乎没有加减，服用 2 剂后，疼痛症状缓解，后继续服药，十多年没有再发。于是家母将该方引为枕中之秘，周边熟人有关节痛者拿给他们传抄，服之多效。传抄日久、磨损，不得不粘贴到一张硬纸片上保存。而到 2012 年，母亲重新出现症状时，根据舌脉等对原方进行加减，治疗效果反而不佳，恢复原方服用，仍然取得了很好的效果。近年合三生饮制成酊剂涂搽，用于关节疼痛及浅表肿瘤疼痛，收效颇佳。

2003 年 5 月 13 日处方：

当归 9 克，丹参 18 克，乳、没各 6 克，白芍 30 克

木瓜 12 克，桂枝 9 克，伸筋草 15 克，忍冬藤 12 克

鸡血藤 12 克，黄芪 20 克，怀牛膝 15 克，甘草 10 克

每日 1 剂，水煎，分早晚 2 次服。

2012 年 4 月 4 日处方：

当归 10 克，丹参 18 克，乳、没各 10 克，灵仙 30 克

透骨草 15 克，伸筋草 15 克，木瓜 12 克，石斛 12 克

怀牛膝 15 克，赤白芍各 12 克，甘草 6 克，白芷 12 克

徐长卿 15 克，刘寄奴 12 克，薏苡仁 30 克，内金 12 克

每日 1 剂，水煎，分早晚 2 次服。

2. 化疗后口腔溃疡

甘草泻心汤的加减治疗放化疗后口腔溃疡也是出现相同的情况，也以遵循原方药配比，效果更佳。如治疗一位乳腺癌化疗导致严重口腔溃疡的患者，服药 2 日，病情明显缓解，局部腐苔减少、疼痛显著减轻，守方服药 5 剂，痊愈。

2014 年 5 月 21 日处方：

甘草 30 克、炙甘草 30 克、黄连 6 克、黄芩 12 克

二花 30 克、生白芍 12 克、干姜 9 克、桔梗 12 克

大黄 9 克、五倍子 6 克

每日 1 剂，水煎，分早晚 2 次服。

另：火神派传人——成都"卢火神"全年诊治 2745 人，20 013 人次，处方 20 076 张，涉及病种 83 个，用药 42 种。其中姜类（生、干、炮、煨、筠、黑姜）20 016 张，占 99.7%，剂量 30～200 克；桂枝（官桂、肉桂）19 852 张，占 98.8%，剂量 15～75 克；制附片（天雄、黄、熟、黑顺片等）19 423 张，占 96.8%，用量 60～250 克。（摘自《扶阳讲记》）这种不讲究辨证论治，一味扶阳、温补的观点，笔者不敢苟同。

（三）适剂量

经方使用的剂量是使用的关键，更有专家指出"中医不传之秘，在于剂量"。具体到每个患者，需要因人、因证而异，结合医家用药经验，不一定固守剂量大小。

早年北京中医药大学王琦教授在《经方应用》里谈到"旋覆代赭汤"时强调："仲景原方中赭石为剂量最小的一味药，是生姜的五分之一，是旋覆花、甘草的三分之一，是参的二分之一"，并记载了一则医话："刘渡舟老师带实习时，有一同学给患者开了一张'旋覆代赭汤'，可是服后并不见效，仍是心下痞闷，打呃不止。复诊时刘渡舟老师把前方的生姜 3 片改为 15 克，代赭石 30 克减至 6 克，余无加减，增生姜剂量是欲散饮气之痞，减赭石剂量是令其镇逆于中焦，

而不至偏走下焦，符合制方精神，所以服后顿效。"可见刘渡舟老师是深谙仲景用赭石之奥秘的。

广安门医院老主任余桂清教授治疗早期乳腺癌案，其中药味仅为 12 味，剂量大多在 9 ～ 15 克，同时隔日服药，配合成药加味西黄胶囊，也能起到抑制肿瘤的效果。

1998 年 10 月 23 日处方：

太子参 9 克、炒白术 9 克、茯苓 9 克、瓜蒌 15 克

清半夏 9 克、茵陈 15 克、败酱草 15 克、蛇舌草 15 克

夏枯草 15 克、草河车 15 克、枸杞 15 克、生黄芪 15 克

隔日 1 剂，水煎，分早晚 2 次服。

同是广安门医院的仝小林教授《重剂起沉疴》载："黄连可用至 60 克，生麻黄 30 克，乌附剂量更大"。李可先生的破格救心汤，附子中剂量也极大，用于回阳救逆，可以挽救生命。个人也曾使用熟地 90 ～ 150 克治疗失眠；猪苓 120 ～ 240 克治疗脑转移水肿效果颇佳。而同事王玲玲教授，小其剂，以穿山甲 2 克（分冲），配服疏肝解郁、健脾药物，治疗肝癌术后单纯 AFP 增高案多例，也取得了很好的疗效。

笔者治疗患者刘某，男，62 岁，甲状腺癌根治术后 3 年，颈部、右腋下等多处转移，右颈部肿块约 6 cm×6 cm 大小，融合成块。多家医院诊治乏效，来诊后采取大剂量疏肝解郁、化痰散结中药，配合阿魏、雄黄、冰片等外敷，取得了较好效果。2013 年 8 月治疗，截至 2016 年 12 月底，肿瘤较前缩小，在农村劳作如常。

2013 年 8 月 6 日处方：

柴胡 12 克、青皮 15 克、生牡蛎 45 克、土贝母 30 克

山慈菇 15 克、当归 15 克、生半夏 15 克（先煎）、生南星 20 克（先煎）

陈皮 12 克、炒僵蚕 20 克、白芥子 15 克、浙贝母 24 克

昆布 30 克、海藻 30 克、鸡骨草 15 克、生薏苡仁 24 克

鹿角片 15 克、炙麻黄 9 克

每日 1 剂，水煎，分早晚 2 次服。

四、个人经验举偶

1. 古今录验续命汤

药物组成：麻黄 3 两（去节），防风 2 两，石膏（碎，绵裹）1 两，黄芩 1 两，干地黄 1 两，芎劳 1 两，当归 1 两，甘草（炙）1 两，杏仁 40 枚（去皮尖双仁），桂心 2 两。

处方来源：《金匮·中风历节病脉证并治》；《外台》卷十四引《古今录验》。

方剂主治：风痱，"治中风痱，身体不能自收持，口不能言，冒昧不知痛处或拘急不得转侧"，大痹，一身不随，或半身一手一臂，口不能言，习习不知人，不觉痛痒；并疗上气咳逆，面目大肿，但得伏，不得卧。

国内多位专家使用经验颇丰，如四川余国俊老师用于一氧化碳中毒、格林-巴利综合征等；广东黄士沛教授治疗中风、格林-巴利综合征；河南李发枝老师用于艾滋病脊髓空洞症；山西李可治疗自己的中风后遗症，等等。

个人治疗一例老年女性，贲门癌合并周围神经损害，出现腰背、四肢麻木疼痛，取得很好的疗效；另一例中年女性患者，小肠腺癌颈部淋巴结破溃合并格林-巴利综合征，出现肢体瘫痪，言语不利，运用原方治疗获得满意的效果。2016 年 11 月治疗一位青年男性，肺腺癌骨、脑多发转移患者均获得满意疗效。

2. 柴胡加龙骨牡蛎汤案

柴胡加龙骨牡蛎汤出自《伤寒论》第 107 条："伤寒八九日，下之，胸满烦惊，小便不利，谵语，一身尽重，不可转侧者，柴胡加龙骨牡蛎汤主之。"其方药组成为柴胡、黄芩、人参、半夏、生姜、大枣、桂枝、茯苓、大黄、龙骨、牡蛎、铅丹；且龙骨、牡蛎有生用、煅用之分，镇惊安神、平肝潜阳宜生用，收敛固涩宜煅用，需先煎；其中铅丹有毒，当今很少医家使用，可以代赭石、磁石等替代。其方证实为小柴胡去甘草汤证，加桂枝、茯苓、大黄、龙骨、牡蛎。

该方可以和解少阳、通阳泻热、重镇安神，原文主治伤寒误下，损伤正气，导致邪热内陷，弥漫全身，形成表里俱病、虚实互见的变证。属于中医的精神神经镇静剂，可以用于肿瘤合并精神症状者。

现代医学认为，本汤证的形成多与自主神经功能及消化、内分泌系统的功能紊乱有关。临床多将本方运用于癫痫、精神分裂症、神经官能症、癔症、抑郁症、焦虑症、躁狂症、高血压病、动脉硬化症、冠心病、脑震荡后遗症、脑出血后遗症、血管神经性头痛、失眠、膈肌痉挛、慢性疲劳综合征、更年期综合征等。个人据其方证特点，临床将其扩大应用于诸多肿瘤疾患，扩大了治疗范围，可以有效减轻患者症状，延长生存时间，值得临床推广使用。

3. 真武汤案

2002年笔者随诊导师周宜强教授治疗肿瘤验案颇多，其中印象深刻的是运用真武汤治疗淋巴瘤以肾阳虚为主的患者，据其肤色、舌苔脉象，辨证属于瘰疬：脾肾阳虚证，以真武汤加减配合静滴参附注射液取得很好的效果，患者至今健康生存。

4. 单验方治疗老年肿瘤

在肿瘤治疗中不仅要运用经方，各种单验方也不能忽视，特别是对于老年患者来说，尝试其他一些单纯的治疗可能更为适宜。如李某，81岁，患者2008年因痰中带血检查发现右下肺癌，肿块直径约4厘米，伴纵隔淋巴结转移，患者不知情，家属不接受放化疗，短期服用印度产吉非替尼，转氨酶飙升至1000 u/L以上停服。

服汤剂1个月后，因为患者不知情，不愿服汤剂，故改用仙鹤草水煎代茶饮，配合服少量西洋参、冬虫夏草；偶血痰增多，加用花生衣、藕节、白茅根；咳嗽明显，加服罂粟壳1枚，病情稳定至2012年10月故去，后期有胸闷等症状，但均可耐受，一直居家生活，未曾住院治疗。

其他如仙鹤草（脱力草）90～120克水煎服，可用于肿瘤引致的乏力、出血、咳嗽等症；白屈菜（罂粟科）：抗癌止痛效佳；大剂量生白术可健脾通便；苍术90～120克止泻力宏；理气止痛选九香虫，治癌效药重壁虎，补虚定喘煮蛤蚧等。

临床上可重点关注雄黄、阿魏、乌头、生半夏、控涎丹等。曾治疗一例右腋下结节患者：予雄黄、阿魏、冰片，外敷3日消减，一周痊愈。

5. 不效案举偶

不效案之一

老年女性肺癌患者，泛吐涎沫多日，每日约500毫升，偶纳呆，别无所苦。舌稍淡，少量齿痕，脉象无异。

选服苓桂术甘、附子理中汤、吴茱萸汤、甘草干姜汤、猪苓汤，均未取得较好的疗效。后请诸多专家会诊，认为属肺痿，先后服千金苇茎汤、射干麻黄汤等均无效，患者不久后去世。

不效案之二

中年男性胆管癌肝浸润术后、放射性粒子植入治疗患者，反复寒战、发热3个月，偶纳呆，平时如常人。舌稍淡，苔薄白，脉象无异。

迭服小柴胡汤加生石膏连翘、大柴胡汤、青蒿鳖甲汤、补中益气汤等均无效。后复查CT提示肝脏脓肿，行CT引导下穿刺术和抗炎药物灌洗后，体温得到控制，但1个月后，患者重新出现发热。

不效案之三

中年女性肺癌患者，左下肺腺癌术后2年，化疗后、靶向药物吉非替尼治疗后耐药，半年来干咳、乏力、舌红、苔白、脉弦细。咳嗽严重影响日常生活，2个月前就诊，先后使用降气汤、苓桂术甘汤、定喘汤、百合固金汤等均无效。患者再次就诊时，咳嗽完全消失，复查胸部CT，病灶明显缓解。后询问患者，口服第三代靶向治疗药物，对肿瘤起到很好的控制。后失访。

结合上述三例不效患者，可以看到，经方并不能尽愈百病，也引发我们进一步的思考：效与不效的关键在哪里？是审证不确、用药有误？还是对疾病的本质认识不够深刻，有待深化？还是中医理论存在一定的局限性，需要进一步发展？

孙燕院士曾提到："过去很多有名的中医其中也包括他的几位老师，都曾提出肿瘤可能是中医治疗中的一个"例外"，单靠辨证论治会有一定局限性。"需要加强辨证与辨病结合，宏观辨证与微观辨证的结合，同时，传统中医如何尽快适应新的分子医学、精准医学时代，还有待进一步深入的研究。

五、结语

学习和运用经方，可以提高辨证论治的水平，可以提高肿瘤治疗效果。同时经方大多数为小方，组成精简，费用低廉。推广使用经方，可以减轻患者的负担，有利于医疗制度改革的顺利进行。因此，在现阶段，提倡学习推广仲景经方，颇具现实意义。

▶▶ **作者简介**

　　孙宏新，男，医学博士，河南中医药大学附属医院肿瘤内科主任医师，硕士生导师，世界中医药联合会肿瘤经方专业委员会副会长、肿瘤专委会常务理事、肿瘤外治专委会常务理事；中国临床肿瘤学会（CSCO）理事、中华中医药学会肿瘤专委会常委等。主持、参与省部级科研攻关项目 10 余项，获科研奖励多项。

　　研究方向：运用经方、中西医结合治疗常见肿瘤，重点研究肿瘤的复发转移。

整体观念与肿瘤的防治

◆ 王长松

一、中医的整体观念

1. 铁杆中医，思考中医的基本问题

在多个场合，我都标榜自己是一个铁杆中医，那么，作为一个铁杆中医，就应该思考中医的基本问题，包括阳气、阴阳五行、整体观念、辨证论治等。其中，整体观念到底体现在哪些方面，是我十几年来一直在思考的问题。

提起整体观念，学过中医的人都知道，这是中医学的基本特点。整体是指统一性、完整性及相互联系性。整体观念就是强调在观察分析和研究处理问题时，须注重事物本身所存在的统一性、完整性和联系性。在中医学中，整体观念就是强调在诊治疾病、维护健康的活动中，要注意人的疾病和生命活动的统一性、完整性和联系性。

整体观念是中医一个非常重要的特色。但是近年来，随着医学的发展，现代医学也越来越重视从整体考虑问题、解决问题。在这样的情况下，我们许多中医同仁便会有这样的疑问："整体观念还是中医的特色和优势吗？谈整体观念这样一个老生常谈的话题，是否有新意？"我的回答是肯定的。下面我从一个真实的案例谈起。

2. 一个真实的案例

患者是我的岳父，1998 年发现腹部肿块，B 超等检查显示膀胱肿瘤，最后确诊为膀胱癌，2 年后就去世了。我岳父在 30 岁时曾经患过一次急性肾小球肾炎，经治疗后痊愈；但从此之后，身体就一直不是很好；35 岁时，发生过大面积胃溃疡，经中药治疗后得到临床痊愈；但从 1995 年开始，经常出现小便黄赤，相关检查显示有潜血；1998 年检查发现腹部肿块。岳父去世之前，他对于自己的病一直有一个疑问——他的膀胱癌与 30 岁那年的急性肾小球肾炎有没有关系？当然，从现代医学角度考虑，急性肾小球肾炎和膀胱癌是两种性质截然不同的疾病，没有任何证据证明，急性肾小球肾炎会导致或发展成为膀胱癌。

岳父当年的急性肾炎与后来的膀胱癌，真的没有关系吗？这个问题一直困扰我。后来，又一位患者的情况，引起了我的注意。

3. 另一个真实的案例

这是一名 45 岁的女性患者，30 岁时检查出乳腺癌，因此，切除了一侧的乳房；36 岁时，又检查出了子宫内膜癌，进行了手术和化疗；但是事情还没有结束，在 2012 年 4 月，她 45 岁，又查出胃癌，并且是晚期。此外，在她过去的体检当中，还查出过肠息肉、子宫肌瘤等多处良性肿瘤。她感到十分委屈，十分困惑：为什么她的肿瘤一个接着一个？这些肿瘤之间到底有没有关系？有怎样的关系？

其实，临床上这类患者是很常见的，他们的肿瘤一个接一个地出现，切除一个，又长出一个。那么，这些肿瘤之间有没有关系？有怎样的关系？我们应该如何从整体考虑、调理和治疗这些肿瘤，从根本上来呵护这些患者的健康呢？这是值得我们医生思考的问题。

二、整体观念纵向看

就在我对上文提及的问题困惑无解的时候，想到一句话："历史是一条奔流不息的长河。今天由昨天发展而来，明天是今天的延续。"如果用同样的模式描述人生，便有了前文所述问题的初步答案："人生是一条流动的河。你的今天，是由一个个昨天积累起来的，而从今以后的每一个今天，决定了你的明天。"也就是说，作为医生，我们应该从整体出发，把一个人的一生作为一个整体来进行考察和分析。在诊治疾病时，就要考虑一个人独特的过去、现在和将来，而不是仅仅着眼于患者的现状。

临床上曾遇到许多肿瘤患者，特别是那些年轻的肿瘤患者，在诊断出肿瘤后才惊呼，为什么以前没有任何征兆？为什么突然就患了肿瘤呢？但实际上，如果让他们仔细回顾，以前真的没有征兆吗？我们不能只把肿瘤指标当作肿瘤的征兆，人体在发生肿瘤之前，还有一系列前兆，只不过是我们没有从整体上考虑，把它当作肿瘤的前兆罢了。

从这样一个整体的观点，再来分析我前面提到的两个案例。

首先，我岳父的案例。我们都知道"千里之堤，溃于蚁穴"。邪之所凑，其气必虚。一个人的身体，从哪里开始虚，从哪里开始垮，从哪里开始发生重大疾病，一定是有选择性的。哪里曾经受过损伤，哪里就是你最薄弱的环节。就我岳父而言，他当年的急性肾小球肾炎，实际上已经造成了他的泌尿系统的损伤，这里就是他发病的薄弱环节。当然，他的一生中的一些特别的经历，包括过度的压力、生活境况不佳等，都会对他后来的身体状况产生深远的影响。也为后来膀胱癌的发生埋下了伏笔。

第二个患者，她的一系列肿瘤，表面上看，是毫不相干的，甚至不在一个系统，不在一个时段发生，实际上就是由于同样的体质、同样的不良生活方式，所陆续产生的不良后果。肿瘤的原因非常复杂，包括遗传素质、心理性格、生活方式等，肿瘤是这些因素共同作用的结果。这样我们就可以把患者不同部位的肿瘤看作共同土壤上长出的不同果实，它们发病的病理基础是一样的。

这里我想提及另一个例子，就是著名的影星安吉丽娜·朱莉。朱莉是好莱坞电影明星、社会活动家、联合国高级难民署特使。2013 年，安吉丽娜·朱莉通过基因测序得知自己是某一个突变基因的携带者，根据检测结果，她患乳腺癌和卵巢癌的概率都非常高。其中乳腺癌的概率是 80%，卵巢癌的概率是50%。为了防止发生乳腺癌，朱莉选择了双侧乳腺切除术，切除了双侧乳房。2015 年 3 月 24 日，朱莉又宣布，切除了卵巢和输卵管。问及为什么要这样做，朱莉说，是她的医生告诉她，她患乳腺癌和卵巢癌的概率都很高，于是她决定先发制敌，希望把发病的可能性减到最小。

见了病变的器官就切除，仍然是现代医学的主流做法。但是如此极端，为了防止将来发生病变，就把器官预先切除的，是十分少见的。有时，我就在想，按照这种逻辑，如果她可能发生肿瘤的部位在头部，那该怎么办呢？

其实不管是中医还是西医，我们都知道，肿瘤是多种因素综合作用的结果。预先切除可能病变的器官，并不能遏制肿瘤在其他地方发生。因为，你的基因没有改变，你的生活方式没有改变，即使把最容易患肿瘤的乳腺和卵巢切除了，基因作用的后果会不会在其他部位呈现出来？从中医角度来讲，乳腺和胃的关系极为密切，乳腺切除了，胃会不会出问题？朱莉事件体现了典型的不从整体来考虑问题的倾向。

整体观念不仅可以从横的方向来思考，考察人与自然的关系、人的社会关系，以及人体内部脏腑器官阴阳气血之间的关系等，而且还可以从纵的方面来思考，也就是把人的一生当成一个整体来考察，把肿瘤发生发展的整个过程当作一个整体来考察。

三、从健康到肿瘤的七个阶段

在前文探讨的基础上，我来给大家分享著名科普作家哈威·戴蒙德的一个观点。

哈威·戴蒙德在他所著的《健康生活新视角》中提出，从健康到肿瘤有七个阶段。他认为，从一个正常的健康人，发展到最后的肿瘤，一定经过了一个漫长的过程。他把这样的过程从整体上分成七个阶段。

第一阶段：乏力阶段。这时候，我们不像以前那样充满活力，经常感觉疲乏、劳累和懈怠，白天精力不足，容易打盹，而晚上需要很长时间的睡眠，甚至都不容易恢复体力。有的人还表现为食欲不振，不想吃东西，或者消化不良——这实际上就是消化系统动力不足的表现。

第二阶段：发热阶段。处在这个阶段，经常会莫名其妙地发热，有时候类似于感冒，有时候又没有明显的外感症状。这种发热实际上是人体保护自身的一种反应。通过发热，促进体内毒素的排出。如果经常发热，就可能是处于疾病的第二个发展阶段。

第三阶段：过敏阶段。过敏是体内毒素累积到一定程度，人体启动保护机能，加快体内代谢活动，来排出毒素的状态。这时有一系列典型的表现，除了大家熟知的过敏反应外，如皮肤痒、鼻子痒、眼睛痒、打喷嚏、流清涕、荨麻疹等，还可以表现为功能过度敏感的症状，如尿频尿急、胃肠蠕动加快、恶心、呕吐、容易生气烦躁、焦虑等。容易生气和焦虑是情绪和心理过度敏感的表现。其他还有头痛、入睡困难、睡眠不深、体重增加、面色难看、体味不爽、月经失调等。

处于第一至第三阶段，如果去医院检查身体，往往没有明显的指标异常或器质性病变，通常被诊断为亚健康状态。亚健康状态是中医能够大显身手的阶段。

中医通过对亚健康的调理，完全有可能使患者恢复健康。因此，是中医发挥治未病优势的最佳阶段。此时不进行合理调理，不改变影响身体状况恶化的不良习惯，就会发展到第四阶段。

第四阶段：炎症阶段。这时候，人体某些部位会发生典型的炎症，出现非常明显的疼痛症状，此时是人体排毒和自我恢复活动最激烈的阶段，也就是中医所说的邪正相争最激烈的阶段。这时候，体内的毒素通常都会聚集到某一个器官或人体某一部位进行集中消除。由于聚集的毒物不断刺激这个部位或器官，这里便出现了炎症。需要注意，这是一个非常关键的阶段。这时所采取的措施，往往决定了疾病的预后，是恢复健康、充满活力，还是任由病情进一步恶化。此时，我们不能单单考虑，所谓的炎症是细菌、病毒还是其他微生物导致的，还应从整体考虑，怎样来扶助正气，促进代谢废物和病邪的排出，而不仅仅是控制病原，消除症状。炎症进一步发展，就到了第五阶段。

第五阶段：溃疡。这时，会发现自己经常出现溃疡，溃疡既可以出现在体内，也可以出现在体表，如反复的口腔溃疡、胃溃疡、十二指肠溃疡，以及上肢或腿上出现的久不愈合的溃烂。溃疡往往提示，人体已经经历了长期的折磨，许多细胞和组织被毁，人们经常会感到非常剧烈的疼痛。大家都知道，许多溃疡发展的结局，与肿瘤是有关系的。溃疡阶段得不到及时的调理和合适的治疗，就会进一步发展到第六个阶段——结疤、硬化。

第六阶段：结疤，硬化。这是因为局部的组织变硬，或者填补由于溃疡等原因而受损的组织。此时，危害人体健康的毒素被包裹在一块组织硬化后形成的囊中，这是人体隔离有毒物质使之不能自由扩散到各处的方法，从而对全身起到保护作用。

第七阶段：癌。第六阶段是人体能够控制肿瘤的最后一个阶段，如果此时仍不改掉导致疾病的恶习，那么细胞就开始"错乱"，无休止地吸收毒素，最终导致基因编码发生改变，它们会因此变得野蛮和紊乱。如果细胞以这种方式发生错乱，那就是癌症。癌症是疾病发展的最终阶段，如果造成这种情况的起因仍然得不到解决，结果将是致命的。

当然，目前还没有科学的证据对七个阶段的学说进行验证，因此，也只能称为假说。尽管是假说，但是它对于预防肿瘤和治疗肿瘤，都有有益的启示。

四、七个阶段假说对预防肿瘤的启示

1. 预防肿瘤，从生活小事做起

预防肿瘤，要从生活小事做起。以肺癌为例。我曾经有段时间对肺癌特别关注，也查阅了不少关于肺癌病因研究的著作，结果发现，没有一本著作提及生气，也就是心理情绪与肺癌发生的关系。但是从中医的角度来讲，肺癌的发生与心理情绪的关系，远远比环境污染、抽烟等密切得多。《黄帝内经》的病机十九条就谈到："诸气膹郁，皆属于肺"。这里的"气""膹郁"，就是肺癌重要的发病因素。长期郁闷不解生气、压抑，有可能诱发肺癌。临床上，我们注意到，许多年轻的肺癌患者，其周遭的人际关系是不好的，特别是与父母，或者上司关系不好的比较多。有学者说，肺癌都是气出来的。让自己心胸开阔，保持一种愉悦的状态，处理好周遭的人际关系，对于预防肺癌，有很好的作用。

2. 对身体出现的小毛病，心存感激

从七个阶段假说我们可以看出，在肿瘤发生之前，上天给了我们太多的机会。从乏力开始到最后的肿瘤这七个阶段，时间是非常长的，几年甚至是几十年。从健康的角度考虑问题，我们一定不要忽视身体给我们发出的疾病信号。有时候身体出现的小毛病，其实就是身体在给我们发信号，提示我们停下脚步，关注自己的健康，进行必要的调整。因此，我们对于这些小毛病，应该心存感激。这些症状，远远比所谓的肿瘤指标重要和超前。

3. 调理身体，必须从整体和长远着眼

我们调理身体，也必须从整体和长远角度考虑，而不单单着眼于现在。不能根据一时的症状，头痛医头，脚痛医脚。更应该关注未来，长远着眼。如清热解毒药、活血化瘀药，以及其他有毒的中药，虽然可能消除当前的症状，但是也不能滥用，因为它们损伤正气，影响将来的身体状况。

4. 肿瘤的治疗是一个系统工程

（1）做一个高屋建瓴的工程师

肿瘤及所有慢性疾病的治疗，都是一个系统工程。我们每位医生，都曾经想做一位名医，护佑一方的平安。对于每一个患者，我们要把他的一生当作一个整体来看待。他的所有症状、特殊经历，都要考虑。这样，我们才能成为一个高屋建瓴的工程师。

如果，把人的一生当作一个整体，那么，人的生老病死，中医都可以有所作为。对于人的衰老，我们可以通过中药的调理，延缓衰老的进程；发生疾病的时候，可以通过中医中药，协调阴阳，缓解症状；当一个人走到生命的终点，死亡无可避免时，我们能够通过心理安慰，让他平稳地渡过余生。临床上，我有许多老年的肿瘤患者，虽然最后还是离开了，但他们走得非常平静，家属依然心存感激。

（2）时时顾护正气，特别是阳气

此外，对于肿瘤的治疗，要注意时刻固护正气，特别是要顾护人体的阳气。在临床实践中，我们发现，很多肿瘤患者最后不是死于肿瘤，而是死于心肺功能衰竭，或者是全身的衰竭。其实，从中医的角度分析，这就是患者的阳气不断受损的结果。除了自身的疾病因素，在肿瘤发展过程中阳气的损耗之外，我们所采取的放化疗措施，是否损伤了阳气，或者加重了阳气受损的程度呢？虽然，从西医角度，肿瘤患者死于心肺功能衰竭，不是治疗失误；但从中医角度思考这个问题，患者死于心肺功能的衰竭，就是医疗措施失败的指征。对于中医而言，应该从整体出发，绝对不能"生命不息，化疗不止"。

有些有毒的方药，包括化疗药，应用于那些脾胃虚弱的肿瘤患者时，我们要秉承"宁可再剂，不可重剂"的原则，宁可小剂量慢慢调理，也不能大剂量损伤正气。因为患者阳气的盛衰，对将来的预后至关重要。因此，我建议建立肿瘤患者的阳气评估方法体系。在这个评估体系里，除了要考虑肿瘤的部位、分型、分期之外，也把患者的面色、活力、体力、寒热、四肢温度、二便情况、舌脉特征等，纳入到这个评估体系当中。这样的体系是非常符合中医特点的，相信对于改善肿瘤患者预后，预防心肺功能衰竭，是很有必要的。

（3）及时解决影响患者生活品质的关键问题

从整体出发，来制定肿瘤患者的治疗方案，还应该着眼于解决影响患者生活品质的关键问题。很多患者来中医这里看病，并不是为了控制肿瘤，而是为了改善影响其生活的症状。比如，放化疗之后，患者恶心呕吐十分严重，腹泻比较明显，食欲不振，我们首先要恢复患者的脾胃功能；大便秘结，要使其大便通畅；出现睡眠障碍，首先改善其睡眠状况；情绪焦虑抑郁，需要改善其情绪状态——解决了患者的吃喝拉撒睡等问题，就能够从根本上改善患者的生活质量，有助于后续肿瘤的治疗。

（4）值得借鉴的治癌思路

我在肿瘤治疗方面，积累的经验不多，有几位中医名家治疗肿瘤的思路很有特色，可以学习参考。

第一位就是名闻中医界的李可老先生。我把李可老中医的治癌特色叫作霹雳手段，他善用重剂、大方治疗癌症，对于严重的恶性肿瘤，可以迅速遏制病势。建议大家关注一下李可老中医治疗肿瘤的一些经验。

第二就是火神派。火神派在治疗肿瘤方面有一些独到的经验，其中刘力红教授提出过"道归次第"的理念，就是在治疗疾病的时候，一定有一个正常的顺序。如果不按这个顺序治疗，就会本末倒置，不能起到应有的效果。火神派有一个说法，就是不管是肿瘤还是其他慢性疑难病症，首先要用桂枝法开局，消除外围障碍，排除表证的干扰，打通经络，经过一段时间的调整后，再用四逆法来进行治疗和收功。这一点，非常符合我今天所强调的，把人当作一个整体来考虑治病的方法。

第三就是倪海夏先生。他有一个科普的讲座，谈中医怎样从感冒一直治到癌症，主要观点就是，怎样通过治疗，一步步地让病邪从里出表。病邪出来了，不管大病小病也都能得到很好的治疗效果。他的这个思路值得我们借鉴。

第四位是天津的吴雄志教授，目前我正在发动我的学生和同行，一起来学习吴雄志教授的研究。他在肿瘤领域的研究值得大家关注。

第五位是已故山西名医门纯德先生。门老治疗疑难杂病，有一个突出的学术经验，就是运用联合方组治病。针对疑难病症，可以通过先后有序的一套处方来进行治疗。例如，对于寒凝血瘀型的血管闭塞型脉管炎，门老第一方用乌头桂枝汤，来温经通阳。通过乌头桂枝汤，一马当先，迅速止痛，缓解患者的症状；然后，第二方用当归四逆汤，来温通经络，兴奋末梢的阳气；紧接下来是第三方，活络效灵汤，在前面治疗的基础上，进一步活血化瘀；第四个是人参养荣汤，来补气养血。四方轮流服用，形成了一个完整的治疗方案。

（5）肿瘤恢复的五个阶段

关于肿瘤的恢复过程，我曾经有过这样的思考，把这个过程分成五个阶段。第一阶段，让肿瘤进展的速度减缓下来；第二阶段，让肿瘤不再进展；第三阶段，启动身体修复的机制；第四阶段，让身体恢复到疾病前的健康状态；第五阶段，巩固战果，修复缺损，防治肿瘤复发。

总之，作为中医，就应该从整体观念出发，全面呵护肿瘤患者的健康。

▶▶▶ **作者简介**

王长松，男，医学博士，主任医师，硕士研究生导师。东南大学附属中大医院中医内科主任，第三批全国优秀中医临床人才。世界中医药学会联合会肿瘤经方治疗委员会常务理事，中华中医药学会老年医学分会委员，江苏省中医药学会理事，老年医学专业委员会副主任委员，南京中医药学会肿瘤专业委员会主任委员。曾先后师从于西北名医杜雨茂教授、国医大师周仲瑛教授、当代"火神"吴荣祖教授、国医大师孙光荣教授，具有深厚的中医理论和临床功底，善于运用传统中医方法辨治虚寒证及虚寒体质，对于失眠、肿瘤、胃病和亚健康状态的调治尤有独到之处。

经方，让我欢喜让我忧

◆ 王长松

一、我为什么偏爱经方？

1. 大学里最崇拜的伤寒老师

我们经常听到一些孩子抱怨，说他不喜欢数学，后来发现他不喜欢数学，是因为他不喜欢当初教他的数学老师。相反，我偏爱经方，最初就源于我对我们伤寒老师的崇拜。1987年，我在河南中医学院读本科，当时教我们伤寒的有4名老师，其中有2名都是非常有趣的老师。有趣在哪里？一方面，这两个老师都会在课堂上结合条文来讲述一些他们治病的故事，把枯燥的经典条文讲得像评书一样有趣；另一方面，这两位老师下课以后，总会有患者专程赶过来找他们看病。看过之后，在下一次课中间，就会给我们分享。所以我觉得，这个老师太有趣了，伤寒太有用了！后来，这两位老师都经商了，在商业领域干得同样出色。至今我还记得，其中一位老师说，学习《伤寒论》要领会张仲景的思想。那么，张仲景的思想是什么呢？就是扶阳气、保胃气、存津液。老师不经意间的引领，使我对伤寒非常感兴趣，因此，在学习伤寒的过程中，我就特别努力，反复诵读、背诵伤寒的条文。

2. 一试即效，使我感受到经方的魅力

我从大学三年级开始，就着手寻找运用中医中药的实践机会，利用放假回家的时间，在自己的亲戚朋友、左邻右舍中寻找患者，主动去给他们看病。在这个过程中，遇到了对我一生从事中医影响非常大的一位患者。这位患者，是一个70多岁的老年人，并且是个盲人。当时他患的是食道癌，吃不下饭，逐渐消瘦。这个人和我家的关系非常密切。他是盲人，却有一手绝活，就是推拿。

据他讲，我家从我爷爷、父亲到我伯父，然后到我还有我的侄子，一家四代他都给我们做过推拿。他有病了以后，卧床不起，我伯父就让我去看一看。由于自己没有什么经验，所以去的时候还是非常紧张的。他家是一个非常阴暗的小屋，里面的气味非常难闻。我到屋子里面，看到他躺在床上，一摸他的手是滚烫的，他的肚子是又热又硬。他说自己腹痛特别厉害，吃不下饭，一吃就吐。当时我也是刚刚学过《伤寒论》，看到这种情况，在给他诊脉的过程中，一条《伤寒论》的条文突然就蹦了出来，"本太阳病，医反下之，因而腹满时痛者，属太阴也，桂枝芍药汤主之。大实痛者，桂枝加大黄汤主之"。当时的第一感觉，就是他现在的病症，就是表证加上大实痛的症状。因此，就给他开了桂枝加大黄汤。因为当时没有经验，非常小心，所以只开了三剂药。第二天，我不放心，一大早就到他家里去，想看一看怎么样。结果发现，这个时候他已经坐在床头了。见我来了，就招招手让我坐下来。他说："昨天那个药吃了以后，肚子到半夜的时候就开始咕噜咕噜地响，解了很多大便，解过大便以后，感觉非常轻松。然后体温也慢慢下来了。今天早上，还喝了一小碗面汤。"他感到非常高兴。

这个老人经过调养，身体越来越好。后来他居然能够拄着拐杖，站到我们的村口。当时村里人都非常惊奇，这个人不是快死了吗，现在怎么又站起来了？老人逢人便说："是长松给我开的药，把我的病治好的。"虽然，这个老人半年以后还是去世了，但是他的宣传，起到了很大的作用。我再回家，附近的乡亲都会找我看病。后来，读研究生的时候，每次返乡，找我看病的人，方圆十几里的都有，可以说是门庭若市。这样一个病例，使我第一次感受到了经方的魅力，这种一试就有效的经方，对我的震撼是非常大的。

3. 我与经方的缘分，离不开这些师友

我总感觉，自己是一个有福气的人。我上大学四年级的时候，后半年开始进入到临床的实习阶段。这个时候，遇到了对我影响很大的一位老师——刘玉宁主任。刘主任现在是北京中医药大学东直门医院肾内科的学科负责人。当时他在河南中医学院第一附属医院肾脏病研究中心工作，研究生毕业工作不久，就已经是很有名的医生了，所以同学们对他非常佩服。我到肾内科实习时，认识了刘主任，当时就想，我也要像他那样，去攻读研究生。后来刘主任给我写推荐信，到陕西中医学院找他的师弟和老师。然后，我就成了陕西中医学院杜雨茂教授的学生，刘老师也就变成了我的师兄。

到了陕西中医学院以后，我感到自己更加幸运，因为我的导师就是当时陕西中医学院的老院长杜雨茂教授。杜老师在伤寒方面造诣很深，他有一本专著《〈伤寒论〉辨证表解》，到现在对我的影响都非常大。杜老师有一个习惯，每次只要有人邀请他去看病，就会带上我们一起去。杜老师会在往返的车上给我们讲他治病的一些故事，其中有许多都是应用经方的案例，这对我的影响非常大。

读研期间，还遇到了另外一个对我影响很大的人，就是我们同宿舍的丰广魁学长。他当时已经是山西阳高县中医院的副院长了，在临床上有丰富的经验。我们读研究生的时候，非常喜欢在一起探讨中医、医案。我们发现，丰院长的辨证思路十分独特，与我们书本上学到的很不相同，运用之后，发现效果也特别好。后来知道，丰院长曾跟师于山西大同的门纯德先生。我就想尽办法，找到了门老的一部专著《名方广用》，里面有许多门老应用经方的独到经验。门老的经验和学术思想对我的影响十分深远。

1997年，我到南京中医药大学攻读博士学位，得以在国医大师周仲瑛教授门下继续研读中医。周老临床选方用药的思路非常开阔，经方、时方、经验方、家传方，大路药、地方药、冷僻药，都能根据病情需要，随手拈来。周老的病理因素学说对我影响非常大，临床上，只要根据特点抓住病理因素的辨析，诊治思路会十分明确，选方用药也比较快捷。

我在读博士期间，还曾与另外两位学长朝夕相处，畅谈中医。一位是福建中医药大学的张喜奎教授，目前是福建省级重点学科中医临床基础学科带头人；另一位是首都医科大学的耿建国主任。他们都是我的师兄，在校时我们经常谈论经方的经验和体会，谈到高兴时，常会情不自禁地拍案叫绝。这使我真正体会到了孔子的那句话——有朋自远方来，不亦乐乎！

多年以后我到北京出差，就住在师兄耿建国博士家。师兄给我推荐了一本书，就是刘力红的《思考中医》。通过《思考中医》知道了刘力红博士，然后追随着刘力红博士的步伐，知道了当代的火神派名家，卢崇汉教授、吴荣祖教授等。从2008年开始，参加了一届又一届的扶阳论坛。后来，在完成全国第三批优秀中医临床人才计划时，拜当代"火神"吴荣祖教授为师，通过跟师吴老，进一步体会到了经方的魅力。

以上所述，就是我应用经方逐渐成长的过程，大家可以看到，机缘在这里有非常重要的作用。首先就是在学习之初，有一位善用经方的老师引领；然后，自己在临床实践中应用经方又获得了很好的效果；再后来，在学习经方的路上，不断有领路人给予指导、探讨——这些都是我喜欢用经方，用经方能够得心应手的重要原因。

二、应用经方的三条思路

在临床上，我用经方的选方依据是什么？在什么样的情况下，根据什么条件来选择经方？

概括起来，第一是据症选方，就是根据症状来选择经方；第二是辨证选方，这里的"证"是辨证论治的证；第三是审机选方，就是通过审查病机来选择使用经方。

1.据症选方：就是根据疾病所表现出来的临床症状和体征直接选方药。选方的依据主要包括临床主症、证候群、临床特殊症状等。我们知道，《伤寒论》是在对东汉以前长期临床实践总结的基础上著成的，虽然很难懂，但是也是非常生动的经典，里面许多临床症状的描述都是非常鲜明生动的，而且许多都能在临床上得到印证，有的甚至从病因、病位、病机到具体的临床症状都切合原文的内容，只要临床所见的疾病表现与《伤寒论》描述的症状相同、基本相同或类似，我们就可以根据所描述的症状来选择方药。

具体来讲，有三种方式，第一，就是根据主症选择方药，叫作辨主症选方：主症就是指在疾病的过程中表现突出、能够反映疾病的基本病机或足以与其他证候进行鉴别的舌脉症状。由于疾病的临床表现非常复杂，同种疾病同种类型的症状体征也会千差万别，繁简不一；同时，由于《伤寒论》对疾病的描述往往执简驭繁，文辞简奥，因此，要想在临床上找到症状表现与伤寒论中描述完全相同的病症是不可能，也是没有必要的。然而，各种疾病都有其特征性的临床表现，具有能直接反映疾病病机中心环节和主要矛盾的临床主症。根据主症选方用药可以本拔标解，获得疗效。《伤寒论》中所描述症状舌脉，许多都是能反映疾病本质或者具有鉴别诊断意义的主要证候。比如说心下痞，我们知道选择泻心汤类；口苦咽干，我们知道选择小柴胡汤类等。

第二，就是辨证候群选方。证候群是指具有一定内在联系、常常同时出现或同时消失的一组症状。《伤寒论》里面记录了许多有特征性的证候群，我们可以作为选方的主要依据，比如，"发热、汗出、恶风、脉缓"是反映太阳中风表虚证的证候群，临床上只要有这一组症状表现，就可以考虑选用桂枝汤。出现"口苦、咽干、目眩、往来寒热、胸胁苦满、不欲饮食、心烦喜呕""脉弦细"是反映少阳病的证候群，是典型的小柴胡汤证。

第三，就是辨特殊症状选方。特殊症状往往与特定的病证联系在一起；《伤寒论》里面记录了许多特殊的症状，这些症状是我们选择伤寒方的重要依据，辨析特殊症状对于处方用药有非常重要的指导意义。如"叉手自冒心"，患者老想把手叉起来放在自己的心口下，或者觉得心脏那个地方凉凉的，要用一个暖捂子捂在那边才觉得舒服，或者是放在自己胃脘的地方，这种情况往往反映心胃阳气的不足，就是我们选择桂枝甘草汤的重要指征。再如，患者"反复颠倒，心烦懊恼"，提示郁热扰心，是我们选择栀子豉汤的重要依据。有的患者说："背部有手掌大那么一块，冰凉冰凉的。""背冷如掌大"提示痰饮阻滞，这个症状的出现是我们选用苓桂术甘汤的重要指征。以上所谈，就是选用经方的第一个依据，叫作据症选方。

2. 辨证选方：第二种方法是辨证选方。这一点大家都非常熟悉。根据疾病的临床表现，辨析病因、病机、病性、病位，明确疾病的阴阳寒热表里虚实，然后再据证选方，酌情加减用药。就是我们把患者的症状、体征、舌脉等材料收集起来，进行定性定位，确定是什么样的证，然后再根据这个证来酌情选择经方。我们知道，辨证的方法分为六经辨证、脏腑辨证和方证辨证三类，前两类方法是辨证论治的常规。大家可能会有这样的感觉，有时候用脏腑辨证辨出来的证，与用六经辨证辨出来的证，结果不一样，这时应当以六经辨证的结果为准。六经辨证和脏腑辨证是两个不同的辨证体系，有人可能一辈子就只会脏腑辨证，不会六经辨证，这是一个缺憾，也是学习《伤寒论》不得入门的主要障碍。选用经方用六经辨证是非常重要的。

黄煌教授强调的方证辨证是一种特殊的辨证方法。方证辨证主要源于《伤寒论》中有若干有证有方的条文，形成了证与方联、方随证立的必然结局。方与证的对应关系，是最实质性的自然关系，是返璞归真学习《伤寒论》的捷径。当临床上出现了一些症状与某个方能够对应在一起的时候，就可以选用这个方进行治疗。孙思邈在《千金翼方》中指出："……遂披伤寒大论，鸠集要妙，以为其方，行之以来，未有不验。"又总结出"方证同条，比类相附""须有验用，仓卒易知"，这是掌握《伤寒论》精神实质的方法。方与证结合在一起，互不分离，形成了对应的关系。方证辨证的方法加快了我们辨证的速度，是打开通向《伤寒论》大门的钥匙。

用方证辨析的方法学习《伤寒论》，选用伤寒方，虽然简便快捷、易于掌握，但如果不联系相关的传统中医理论，容易导致只重实效、不重理论，甚至陷入"废医存药"的误区。这一点必须引起足够的重视。

3.审机选方：这是选方思路的最高层次。就是根据分析病机来选择经方。审机选方，是建立在我们对《伤寒论》理论烂熟于心、终达彻悟的基础上。它是指医生在选用方药的时候，要用其渊博的知识水平、深厚的理论功底、丰富的临床经验、灵活的辨析能力、独特的思维方式，跳出常规辨证的条条框框，运用思维、理论、经验及调查研究获得的材料，建立起自己的辨证观，用自己的才智和悟性明辨病机，审机论治。这是比较高层次的对于经方的一个应用。

另外，还有一些常规的逻辑方法也参与选方用药的思维过程，如鉴别法、反推法、试探法、析疑法等。

总结一下，我在临床上选用经方有时候是根据症状或证候群选方，有时候是根据辨证的结果进行选方。当然，很希望自己能够达到第三个层次，就是在明辨病机的前提下来选择经方。

三、应用经方的三个层次

选择了经方以后，我们该怎么用？对它的方药如何加减？剂量怎么选择？对于这些问题，我概括为三种应用方式，分别是照用、活用和神用，也是经方应用的三个层次。

1.照用：所谓照用就是严格遵守经典，遵照《伤寒杂病论》用药的方法，药物不加减，药量不增减，比例不变化，即使有所加减，也是严格的遵守张仲景原文的记载，非常慎重。这种方法应用在临床上，对于病机雷同者，我们要用原方原量，或者是症与条文的记述相符合者，我们就照用不误。这个方法看似简单，实际上要求我们有极为深厚的理论功底，虽然看起来比较古板，但是有利于深入地体会经方的用药法度。曹颖甫先生的《经方试验录》就记录了大量经方照用的验案。

2. 活用：第二个方法叫作活用，活用就是灵活加减。临床上病证单纯的比较少，复杂的比较多，各种各样的病证都会遇到。我们要想运用经方，使病症和方药之间达到切中病机，就需要灵活加减，随机应变，通过方剂的组合、药物的加减，来调整整个组方的功效，使处方发挥最佳效果。在《伤寒杂病论》中，方药的加减变化有四种形式，即方剂药物的加减、方剂药量的加减、方剂剂型的变化和方剂的组合，就是合方。这些也是《伤寒论》方药活用的具体形式。

对经方的活用体现了医生的理论功底。历代医家在活用伤寒方的同时，形成了许多功效非常显著的时方，如增液承气汤、三甲复脉汤等。需要注意的是，我们活用伤寒方不是随心所欲地任意加减，而是要遵循一定的法度。我常常强调，初学者要在辨证上多下功夫，用经方尽量用原方，以加强对各方功效、适应证和配伍法度的理解；等自己有了一定的经验体会，再进行有目的的加减。当然，要想活用伤寒方，除了学好《伤寒杂病论》之外，还必须去研究《神农本草经》，熟悉药物的功效。

3. 神用：第三种方法叫作神用，就是据意组方法。是指在用《伤寒论》经方的时候，不用或者是仅仅用原方中部分的组成药物，而后根据患者的临床表现和原方配伍的方式，来选用其他药物重新组方。这要求中医的功底非常深厚，实质是在深入理解张仲景组方原理的基础上，创制出全新的方剂。我把这种神用，叫作精神实质的组方法。这种方法又分为两种方式，一是与原方证治法相同或类似基础上的组方，即同病同证的组方，治法不变；二是将原方配伍的基本原则和思维方式，引用到其他病症的处方用药上来，创制出全新的方剂。这是经方应用的最高境界。当然，我在这方面经验不多。清代名医叶天士树立了这一用法的典范，他在对许多病症进行辨证后都能从立法的角度阐明方药的变化规律，他的立法处方往往立意非常新奇，运用严密，变化灵活，治证非常广泛，使他成为温病学派的创始人，影响了一代一代的中医人。

这就是我所总结的临床运用经方的三种方法，分别是照用、活用和神用，当然，神用也是我努力追求的一个比较高的层次。

四、经方实践中的收获与困惑

我在经方实践中的收获与困惑，可以分为三个方面：第一，就是我在临床上初试牛刀，一用见效的经方，大大地提升了学习中医运用经方的兴趣；第二，是扩展思路每用必效也是我在临床上特别喜欢用，通过加加减减，治疗许多病的经方；第三，是从未见效，百思难解，也就是让我忧愁和困惑的经方。虽然这些经方可能是大家非常熟悉的，但是我就是不会用！

1. 初试牛刀，即显神奇的经方

桂枝加大黄汤：有一些经方，在我刚刚开始进入临床的时候，虽然还没有完全掌握，但是一用就见效了，如桂枝加大黄汤。现在看来，当初选择这个经方，其实是有一点误打误撞的成分，但实际上正好切合了当时患者的病机，大便解不下来，肠道处于一种拘急紧张的状态，同时又伴有表证发热，所以选择桂枝加大黄汤，起到了表里双解的作用。

小陷胸汤：记得我在读研究生时，假期回去坐诊。坐诊的时候，我的一个堂妹来找我，说她的公公，65岁，得了肺癌，并且是肺癌晚期。由于卧床不起，不能到诊所找我看病，作为子女总想尽尽孝心，看看我能不能给他配一个方子。当时她描述的情况是这样的：胸闷咳嗽6年，半年来加重。到医院去检查，诊断是肺癌晚期。患者极端疲乏，坐都坐不起来。叙述的症状是咳嗽、胸闷、打呼、有黄痰，只要坐起来，就会拼命地咳嗽。虽然当时看不到舌头搭不到脉，但是从这个症状来分析，黄痰、咳嗽、胸闷、乏力、气短，应该是属于邪实正虚，痰热蕴积胸中所致，就开了一个非常简单的方子——小陷胸汤，当时用的是全瓜蒌30克、法半夏15克和黄芩12克。3剂药之后，堂妹来找我了，说那个方子确实有用。咳嗽、胸闷都有所减轻，饮食也有所改善。一周以后，那个老先生居然能够下床了！堂妹就用架子车把他拉到我的诊所，这个时候我就能够看到他的舌头，可以搭脉了。继续治疗除了用小陷胸汤以外，还用了生脉饮辅助正气，前前后后，总共是吃了20剂左右，病情基本上得到了控制。据说，后来还能够下地去干一些农活。这个患者是半年之后去世的，据堂妹回忆，一直到去世之前，他都没有痛苦。

附病案：樊某，男，65岁。因胸闷咳嗽6年、加重半年到县人民医院检查，经X线胸透诊为肺癌，已属晚期。今周来极端乏力身困，咳嗽胸闷加重，咯吐黄痰，乃至卧床不起。其儿媳邀余处方，聊表孝心。分析此病，邪实正虚，邪实为主，乃由于痰热蕴积胸中所致。当先以小陷胸汤清热消痰。处方：法半夏15克，黄芩12克，全栝蒌30克。3剂，水煎分三次服。二诊代诉：服上方后咳嗽胸闷均有所减轻，饮食亦较前改善。效不更方，继服原方巩固疗效。此后，根据病情，酌加养肺扶正之品，半月后诸症大大减轻，竟能行卧自如。

小陷胸汤原方由黄连、半夏、栝蒌实三味药物组成，主治痰热互结的小结胸病。其表现为正心下部位积结，按之则痛，脉浮滑。本病例患者之临床表现与文中所述亦不相同，但据脏腑辨证，证属痰热，蕴积胸中。病机类似，病位略异。心下属胃，故原方用黄连清泻胃热；胸中属肺，故本症用黄芩清泻肺热。灵活加减后，方药能恰合病机，故而取得了较好的近期疗效。

小柴胡汤：第三个一用就有效的方子是小柴胡汤。现在我在临床上也非常喜欢小柴胡汤，特别是有的患者感冒，发热、寒热不太明显的，就建议患者用生姜、红糖煮水，冲服小柴胡汤；如果发热，冲2包；不发热，冲1包，一天两次。有许多感冒就得到了解决。有一个说法，叫作"怪病小柴胡"，提示小柴胡可以治疗怪病。曾经有一个朋友晚上给我打电话，说她8岁的儿子白天捏住鼻子吹气玩，晚上的时候左侧耳膜开始疼，非常疼。问我有没有小法。我就告诉他，先冲一包小柴胡试试。第二天，她高兴地告诉我："不用去医院了，孩子已经好了"。

桃花汤：第四个方子就是桃花汤。假期坐诊期间遇到了一个患者，当时就住在县人民医院。诊断不是特别清楚，典型的症状就是每天都要解一次暗红色的大便，并且量特别多。除此之外，我发现他少气无力，手特别凉。当时判断是脾肾阳虚，用桃花汤。桃花汤服用一天后，便血就明显好转。就在半个月前，我又用到了桃花汤。这是一个直肠癌患者，已经做过手术，突然出现下腹痛，大便里面夹有白色的黏胨，非常怕冷。服用桃花汤后，一天就取得了非常明显的效果。桃花汤这个方子，可能有人不熟悉。方里的药物包括干姜、粳米，还有一个赤石脂。这个赤石脂要一半打成粉用，这样能够黏在肠道里面，起到温涩止利的效果。

温经汤：还有一个一用就有效的方子是温经汤。有位老同学，因为压力、紧张，导致闭经，两三个月月经不来。诊脉脉弦，所以刚开始用的是逍遥散加桃仁和红花，但是效果不明显。第三次面诊的时候，我详细地问了她的一些情况，结果发现这位同学除了压力大、容易生气、容易发火之外，还有一个非常重要的致病因素，就是她工作的那个地方，空调的温度很低，环境很凉，又发现她手臂皮肤的颜色淤紫。这个时候，我恍然大悟，应该选用温经汤啊！使用7天以后，她非常高兴地告诉我："月经顺利来潮，感觉一身轻松"。后来，我用温经汤治疗了许多属于宫寒的疾病，包括多囊卵巢综合征、痛经等，都取得了比较满意的疗效。

附病案：王某，女，32岁，因闭经半年于2005年6月邀余诊治。患者因情志不舒、工作关系紧张、不适应空调房间等原因，导致月经逾期不至，至今已半年有余，自感郁闷难耐，甚至头晕。舌淡、脉弦，考虑肝郁脾虚，给逍遥散加红花，7剂。服上方7剂后来电告知，无明显效果，继服7剂。仍无寸功，再次要求面诊。此时问及患者，知其平时偏怕冷，手臂瘀滞苍白，肤凉不温。方悟，治当温经通络，以温经汤加减：牡丹皮10克、干姜6克、阿胶10克、麦冬12克、吴茱萸3克、炙甘草4克、桂枝12克、当归10克、乌药10克、姜半夏12克、川芎10克、桃仁10克，7剂。10天后欣喜电话告知，服药7剂，月经已至，瘀滞症除，自感通体舒畅，身体恢复如病前。

总结一下，我用经方初试牛刀即见效果的，分别是桂枝加大黄汤、小陷胸汤、小柴胡汤、桃花汤和温经汤。

2. 拓展思路，每用必效的经方

接下来谈谈拓展思路每用必效的经方。我发现，拓展思路以后，有些经方用起来可以说是得心应手，通过灵活加减，能够治疗许许多多的病症。也是我最爱用的一类经方。

桂枝甘草汤：第一个就是桂枝甘草汤。《伤寒论》对桂枝甘草汤的记载只有一条条文："发汗过多，其人叉手自冒心，心下悸欲得按者，桂枝甘草汤主之"。这个方子组成非常简单，桂枝四两、甘草二两，就这两味药。这里所表述的两个症状，一个是"叉手自冒心"，一个是"心下悸欲得按"，就是选择桂枝甘草汤的直接证据。"叉手自冒心"可以理解成把双手交叉起来，放在自己心上搏动的位置；也可以理解为把双手叉起来放在心口窝，也就是胃脘部那个地方。因为张仲景是河南人，河南人现在还把这个胃脘部叫作心口。临床上曾遇到一些失眠的患者，晚上睡不着的时候，喜欢拿一个枕头放在自己的胃脘部，这样才觉得舒服；有的喜欢把手搓热以后放在心口才觉得舒服；甚至有的要把小孙子抱起来放在肚子上，才觉得舒服……这些都是"叉手自冒心"的典型表现，提示心阳或者脾胃阳虚，都可以选择桂枝甘草汤。我运用桂枝甘草汤治疗了大量的失眠患者。此外，对于心动过缓表现为心阳亏虚证候的，应用起来也非常好。

在治疗高血压的时候，可以在桂枝甘草汤的基础上加上龙骨和牡蛎，实际上就是桂枝甘草龙骨牡蛎汤，治疗高血压效果非常好。读博士期间，有位同学说她父亲 50 多岁，患有高血压十几年，舒张压经常在 100 mmHg 以上，不好控制，问能不能开一个处方。继续询问，得知她父亲心动过缓，平时比较怕冷，容易出汗，脾气挺好，没有五心烦热、容易发火等症状。根据这些，辨为心阳不足，选择桂甘龙牡汤治疗。桂枝 15 克、炙甘草 30 克、生龙骨 30 克、生牡蛎 30 克、红花 6 克，6 剂，一天两次服用。1 年以后，这位同学告诉我，6 剂药吃了以后，她父亲手脚转暖，血压非常稳定。现在回头来看，当时开这个方子，其实也有不恰当的地方，因为患者毕竟是血压高，炙甘草用 30 克，量太大了。以后再遇到高血压患者，选择桂枝甘草汤用大量甘草，我会加上茯苓 45 克。当然，桂枝甘草汤还可以治疗低血压，这个时候，甘草量大一点正好。

苓桂术甘汤：让我感到得心应手另一个方子是苓桂术甘汤，这个方子我在临床上应用非常多。苓桂术甘汤可用于高血压、低血压、心动过缓和失眠的治疗，另外在治疗胃病上也有非常好的效果。选择苓桂术甘汤有一个典型的症状，就是"背冷如掌大"，患者常说感觉到背部冰凉冰凉的，有的更典型，冰冷的范围就像手掌那么大一块。不管什么病，只要见到这个症状，都可以选择苓桂术甘汤治疗。记得有一次，我回家乡坐诊，有一个患者找我说，他有一个民间单方，治疗胃病的效果特别好。他把这个药方单拿给我看，我看过以后非常惊奇——这个方就是几年前我给别人开的，那个字就是我的，开的就是苓桂术甘汤！那个患者讲，这个方子在他们村子里面传了好多人，说治疗那种老胃病，胃觉得怕冷的、吐凉水的、手脚凉的，效果都很好。从这个例子可以看出，有些民间流传的单方验方，说不定就是咱们某位医生当年开出去的，因为效果好，所以就在百姓中间传抄。

另外，苓桂术甘汤加减治疗咳嗽效果也非常好。这个经验来自南京中医药大学儿科泰斗江育仁教授。我有一位师兄是江老的关门弟子，他说江老治疗小孩的咳嗽，特别是久咳，很有经验。其中用到最多的，就是苓桂术甘汤。临床上我们发现，对于时间比较长的咳嗽，如果伴有虚寒症状，就可以应用苓桂术甘汤，再加上桑叶、杏仁、前胡和桔梗，一般都能取得满意效果。

四逆汤：第三个方子是四逆汤。我曾用四逆汤加减，治好了我岳母的长期眩晕。我岳母素来身体比较虚，经常一到冬天稍微一劳累，眩晕就会发作。曾经有一段时间，一发作就要住医院。后来我按照扶阳学派的思路，用四逆汤加茯苓和乌贼骨，使她的眩晕彻底缓解。现在这个方子已经成为我岳母的一个保健良方，每次只要是发现自己受凉了，不管是胃不舒服还是眩晕，马上就拿出这个方子服用，吃一天就会见效。后来我把这个方子运用到其他眩晕患者身上，也取得了满意疗效。这里有一个案例，有一位50多岁的女士眩晕发作，当时面色苍白、天旋地转、恶心呕吐、怕风怕冷、眼睛都不敢睁、舌苔薄白、舌质淡白、脉弦细。当时我给她开的处方是：炮附片45克（先煎60分钟）、生姜45克、炙甘草10克、乌贼骨45克、茯苓30克、炒白术30克、法半夏30克。记得当时她已经订了3天后到中国台湾的机票，问我能不能去。我说没关系的，这个吃完以后，就能够正常到中国台湾去。我给她开了5剂，吃到第3天头就不晕了，其他2剂药在路途中吃掉。从中国台湾回来后，告诉我那药效果非常好。

四逆汤在治疗肿瘤晚期，表现为虚寒的患者，也很有效果。此外，对于低血压、失眠、慢性肾功能衰竭、慢性肾炎、慢性腹泻，表现为全身性虚寒的，都可以选择四逆汤加减，可以说没有效果的时候非常少。

当归芍药散：第四个方子是当归芍药散。这是我治疗女性疾病的一个宝方。不管是痤疮还是便秘，不管是月经不调、宫寒，还是黄褐斑，我都会用这个当归芍药散进行加减治疗。这个处方虽然只有6味药，配伍却非常奇特。有3个血药，当归、川芎和芍药；3个水药，茯苓、泽泻和白术。女性的许多疾病，就是气血水液的不调，所以用这个方子加减，有非常好的效果。用其治疗便秘，体虚气虚的，就用生白术80～100克；血虚明显的，用当归30～45克，这样略微调整剂量就会有效。有的女同胞，月经不调加上便秘，来找我看，用当归芍药散以后，高兴地告诉我说："这个方子吃下去以后，我就发现大便非常通畅"。有关这个方子的应用经验，建议大家关注一下南京中医药大学的黄煌教授，他把这个方子称作东方女性的美容处方。

竹叶石膏汤：第五个方子是竹叶石膏汤。这个竹叶石膏汤刚开始我也不太会用，后来遇到了一个肿瘤晚期的患者，体质比较虚，但又大量出热汗，汗出得像蒸笼一样，心烦不安、恶心欲吐。起初我用扶助正气的方法，效果不太好。后来，就想到《伤寒论》上有关竹叶石膏汤的论述："伤寒解后，虚羸少气，气逆欲吐，竹叶石膏汤主之"。试着选用竹叶石膏汤，3剂以后症状就明显好转。热汗好了，心情也好了，睡眠也好了，整体的体质都得到了改善。后来我又用竹叶石膏汤加减治疗糖尿病、更年期综合征，表现为汗出异常的患者，都取得了不错效果。还有一个病例比较奇特，有一个研究生，每天中午2点钟以后开始脸色发红，又红又烫，因此非常苦恼。他说这个症状挺烦人的，谈女朋友都不敢中午出去约会，人家看他脸红，是不是太害羞了。我分析这个患者也是阳明病，用竹叶石膏汤7剂，就把这个痛苦解除了。

乌梅丸：我第一次用乌梅丸，是治疗精索炎和附睾炎。我记得有位名家说过："睾丸附睾属于厥阴，而乌梅丸就是厥阴病的代表方"。后来，我发现用乌梅丸治疗食管反流也有非常好的效果。有许多食管反流的患者，典型症状就是夜间睡眠，突然有一股气往上冲，冲上来以后胃脘难受，嘴巴酸，要赶快起来吐掉酸水才觉得舒服。这样一种典型症状，恰恰就符合乌梅丸的主症："消渴、气上撞心、心中疼热……"用乌梅丸加减治疗，正好对证。

麻黄细辛附子汤：麻黄细辛附子汤用途非常广，可以治疗慢性咽炎、过敏性鼻炎、头痛、偏头痛、慢性哮喘等，可以说，一切阳虚寒痹之证，都可以选择麻黄细辛附子汤加减。

小半夏汤：小半夏汤是一个小方，只有半夏生姜两味药，却效果非凡。当年我夫人怀孕3个月的时候，呕吐特别厉害。岳母一看，坏了，因为她当年生孩子时，就是剧烈呕吐，一直到孩子生下来以后症状才缓解。岳母特别害怕女儿和她一样。当时，我在陕西中医学院读硕士，首先请我的导师给她开了个方子，通过电话告诉家人。但是吃了一星期以后，没有太大效果。我就想，老师没有看到患者，舌象脉象没办法诊察，怎么可能有效呢？必须亲自回去一趟，所以就请假回去了。看到我夫人躺在床上，一口饭都吃不下去，一吃就吐，十分痛苦。我观察她的舌头，舌头是红的，舌苔是黄的，脉是又滑又数。这时突然就想到小半夏汤。不知道当时为什么会想到这个方，可能是在读本科时，有老师介绍过这个方子。于是就开了这样一个方子：姜半夏15克、生姜6片、茯苓15克、紫苏叶10克、黄连3克，3剂。我亲自煎药，煎好以后，让夫人一小口一小口，慢慢咽下去。结果，当天下午呕吐的频率就明显减少，脸上也露出了笑容。3剂药吃完，呕吐就彻底止住了。她后来对我这个中医非常信服。此后，我还用同样的方子治疗了好几例严重的妊娠呕吐，都取得了满意效果。再后来，我用它治疗肿瘤放化疗之后的恶心呕吐，效果也不错。还有一例，是一位朋友的母亲，车祸之后肝脾受到损伤，出现吞咽困难、恶心呕吐，用这个方子，同样也取得了效果。

在《金匮要略·呕吐哕下利病脉证治》中说道："诸呕吐，谷不得下者；或心下有支饮，呕不渴者，小半夏汤主之"。后人把它称为治呕之祖方。临床上，我用此方常加上苏叶和黄连，这是取自薛生白的《湿热病篇》，就是连苏饮的意思，黄连、苏叶，都用很少的量，合起来就成了我的一个经验方。

3. 从未见效，百思难解的经方

酸枣仁汤：前文提到的都是我在临床上用的比较好的方子。但也有一些方子，我到现在都不知道怎么去用。我的主攻方向是胃病和失眠，一说到失眠，大家马上就会想到一个治疗失眠最经典最常用的方子，那就是酸枣仁汤。但说实话，我在临床上用酸枣仁汤，几乎没有取得过任何效果。这一点让我百思不得其解，因为我曾经查阅过许多文献，发现好多人都说酸枣仁汤治疗失眠，治疗了多少例子，有多少的效果。当然我还要在自己身上找原因，是不是我没有掌握酸枣仁汤临床应用的关键技术？后来有朋友提示我，酸枣仁汤必须用张仲景的量，其中酸枣仁低于 75 克，是很难管用的。还有朋友说，酸枣仁汤的煎煮方法要特别注意，应该是先煎酸枣仁，再把其他药加进去一起煎。还有人说，你用那个酸枣仁汤，本身药物就不对，那里边不应该用酸枣仁，而应该用酸枣。不管怎么样，对酸枣仁汤这样一个名方，我有诸多疑问，也非常希望得到答案。

黄连阿胶汤：这个也是治疗失眠的名方。我第一次把它用在我嫂子身上，她失眠、口干舌燥、手脚心发热，我觉得应该是典型的黄连阿胶汤证。结果，开出方子嫂子吃了 1 剂，就坚决不吃了。这方子太难吃，黄芩黄连煎一煎加上阿胶就够难吃，然后再打一个鸡蛋进去，简直不是人吃的东西！一直到后来，我听倪海厦先生的讲座，才知道这个黄连阿胶汤只用鸡蛋黄，不能用鸡蛋白，并且鸡蛋黄不能打烂，要等到药煎了以后，放温了再把鸡蛋黄打进去。不过，截至目前，我仍然没有用黄连阿胶汤治疗失眠的任何经验，这也是我心里的一个困惑，一个痛。

柴胡加龙骨牡蛎汤：这是许多中医名家擅长使用的一个方子，据说治疗各种失眠和神经精神系统的病症有很好的效果，但说实话，我用它治疗的患者，几乎没有一个见效的。

真武汤：最后一个让我困惑的方子是真武汤。读硕士时我主攻肾病，临床上遇到的肾病患者也不少。但不管我是从病机着手，还是从主症着手去选择真武汤，从来都没有见效过，因此十分困惑。

▶▶▶ **作者简介**

　　王长松，男，医学博士，主任医师，硕士研究生导师。东南大学附属中大医院中医内科主任，第三批全国优秀中医临床人才。世界中医药学会联合会肿瘤经方治疗研究委员会常务理事，中华中医药学会老年医学分会委员，江苏省中医药学会理事，老年医学专业委员会副主任委员，南京中医药学会肿瘤专业委员会主任委员。曾先后师从于西北名医杜雨茂教授、国医大师周仲瑛教授、当代"火神"吴荣祖教授、国医大师孙光荣教授，具有深厚的中医理论和临床功底，善于运用传统中医方法辨治虚寒证及虚寒体质，对于失眠、肿瘤、胃病和亚健康状态的调治尤有独到之处。

论《伤寒论》大柴胡汤的临床应用

◆ 邬晓东

《伤寒论》的大柴胡汤的临床应用，其中突出在中医的辨证施治及整体观的指导，需精究原文，以还原仲景诊病问疾之原貌，才能掌握仲景使用大柴胡汤的思想精髓。所以下面第一部分讲大柴胡汤方、证、人特征。

一、大柴胡汤方、证、人特征

大柴胡汤是张仲景《伤寒杂病论》中的经典名方之一，由柴胡、黄芩、大黄、枳实、半夏、芍药、大枣、生姜组成。《伤寒杂病论》中论及大柴胡汤的条文主要有四条，《伤寒论》第103条这样记载："太阳病，过经十余日，反二三下之，后四五日，柴胡证仍在者，先与小柴胡；呕不止，心下急，郁郁微烦者，为未解也，与大柴胡汤，下之则愈。"第165条云："伤寒发热，汗出不解，心中痞硬，呕吐而下利者，大柴胡汤主之。"第136条云："伤寒十余日，热结在里，复往来寒热者，与大柴胡汤。"《金匮要略·腹满寒疝宿食病脉证治》云："按之心下满痛者，此为实也，当下之，宜大柴胡汤。"

其中第103条的注解并不是很统一，我对它做如下解释：太阳病已经十来天了，"十余日"暗示已经传入少阳而为柴胡证了。"反二三下之"，但是医生不知道用柴胡汤，反而一再吃泻药，到四五天的时候，实际上经过十余日的时间柴胡汤证就出现了，先用小柴胡，出现呕不止、心下急，病机应当是由于少阳胆热伤津，津伤化燥，因燥成实，邪热与胆腑精汁相结，而形成胆腑实热结滞所致，胆腑实热迫胃，胃气上逆，则见呕不止。胆腑实热结滞，使中焦气滞血结，故见心下拘急疼痛，难以忍耐。而胆热与胆腑的精汁相结，其热内收、内敛、内郁，因此，由少阳病原来的心烦变成"郁郁微烦"，这些皆为少阳气机郁遏之象。很多注家对这个条文解释为少阳不和兼阳明里实。我们从心下这个部位来看就是非阳明病的病位，呕吐也非阳明腑实证的证候，加之从阳明病心下痞硬者不可攻下，攻之则利遂不止则死的禁忌证来看，本条证候当属少阳胆腑的实热证，一般不能诊断为阳明腑实证，故用大柴胡汤治疗，旨在和解少阳枢机，清泄胆腑实热。当代临床所见的急性胆囊炎、胆道结石症的急性发作、急性胰腺炎，以及一些胆道蛔虫证等临床表现，与本条证候是很相似的。对于165条及136条《金匮要略》条文的解释出入不大。

从经典原文我们可以看到，大柴胡汤证的发热、呕吐、胸胁苦满等主证，跟小柴胡汤证相比更为严重，并有"热结在里"证，有"郁郁微烦"的证候。"热结在里"是指里实热证，即是既有便秘、腹胀、腹痛或热结旁流等的里实证，又有身热、口干、舌面干燥、烦躁、舌红苔黄等热证。郁郁微烦是精神心理症状，如抑郁、焦虑、易怒、烦躁乃至狂躁、精神错乱等。

依据经典描述的指征及后世的应用经验，总结出使用大柴胡汤的中医指征有以下四条。第一条："按之心下满痛，或者心下急，或者心下痞硬"；第二条："呕不止，或者呕吐而下利，或者便秘，或者腹胀、嗳气"；第三条："发热汗出不解，或黄疸，或头痛"；第四条："郁郁微烦"。大柴胡汤有两个有特征性的症状，一个是心下，是大柴胡汤证的主治部位，心下急，指剑突下三角部位拘紧感或窒闷感，心下痞硬，指按压见腹肌紧张，心下按之满痛，是大柴胡汤证的重要的客观指征。医生在按压上腹部位及右肋下时，常常有比较明显的抵抗感和压痛，胆胰疾病多见此腹证。严重者，可见腹痛拒按；病情轻者，可见嗳气、腹胀等。还有一个是呕吐，也是本方证的又一重要指征。大柴胡汤证或然证较多，大多表现为发热、便秘或腹泻、黄疸、呕吐、头痛等。这可能与所病变的系统不同有关，如呼吸道感染、胆道感染可见发热；消化不良可见便秘或腹泻；胰胆疾病可见黄疸或呕吐；高血压可见头痛等。

下面介绍大柴胡汤的方人特征。张仲景是通过望形、切脉、问诊来获得的。从望形来看大柴胡汤的特征，仲景所研究的人书中也有所提到，比如，尊荣人、失精家、湿家、强人等都具有明显的外观特征。比如，尊荣人骨弱肌肤盛，即是缺少运动，肌肉松软，稍动即易汗出伤风的体质类型；失精家则多为男子，面色白，肌肤柔薄，瘦弱，脉大而无力等；湿家多面黄而形肿，鼻塞身痛等。由此可以推出大柴胡汤证的人特征应是身体较壮实，上身饱满、肌肉坚、脸肩宽，以中老年人为多见。第二个方面，通过切脉来判断大柴胡汤的脉型。切脉就是摸脉，脉浮、脉沉、脉浮紧、脉滑实等，并不表示某种疾病，而是反映了患者全身所处的状态。大柴胡汤证多见弦滑、滑实略数等特征，舌苔一般较厚。第三个方面，通过问诊来看大柴胡汤的方人。如恶寒与恶热、口渴与口不渴、小便利与不利、不大便与下利不止、能食与不能食、烦与但欲寐等，这些体征反映了人体基本的生理状态，是非特异性的诊断指标，其作用主要是为了辨"病的人"，而不是辨"人的病"。大柴胡汤证的人有性格双重性，易抑郁、焦虑、心情时轻松时低落，呈波浪性，或发热、口渴、小便不利、不大便等，这就是大柴胡汤的方、证、人的特点。

二、大柴胡汤的临床应用

第一方面讲大柴胡汤的疾病谱。大柴胡汤是柴胡类方中的泻下剂，不过大柴胡汤不仅仅有通便的作用，还有解热、保肝、利胆、降压、降脂、促胃肠功能的能力、抗凝血、解痉、松弛平滑肌、抗炎、抗变态反应等多种作用，临床应用范围非常广，在胆石症、胆囊炎、胰腺炎、胆管蛔虫症等疾病报道较多。这些疾患都有寒热往来或者发热、胸胁苦满及心下痞硬、心下急、呕吐等临床表现，属于中医"胁痛""痞满""腹痛"等范畴。胆腑以通降为顺，若气机不畅，即见胆气犯胃，使胃失和降，出现腹痛拒按、恶心呕吐、大便不通等症状，故用大柴胡汤治疗，可收到明显疗效。钟芳芬 2012 年在《中医杂志》上发表文章，报道应用大柴胡汤配合平衡针治疗急性胆囊炎 35 例，报道结果痊愈是10 例，好转是 23 例，无效是 2 例，总有效率达 94.3%。王晓春 2011 年在《实用中医内科杂志》上发表的文章中也谈到应用大柴胡汤加减治疗胆石症 97 例，治愈 60 例，好转 31 例，无效 6 例，总有效率为 93.81%，并显示疗效最佳的是泥沙样结石。王传兰 2011 年在《实用中医内科杂志》也谈到了应用大柴胡汤加减治疗急性胆源性胰腺炎 32 例，与对照组硫酸镁组相对照，结果治疗组治愈率+ 显效率为 87.5%，对照组治愈率 + 显效率为 62.5%，治疗组疗效明显优于对照组。李群 2011 年在《湖南中医杂志》上发表的文章也谈到了以加味大柴胡汤联合史克肠虫清治疗胆道蛔虫 64 例，治愈 32 例，好转 28 例，无效 4 例，总有效率是 93.8%，提示中西医结合治疗可以明显提高治疗效果。张军城等 2011 年在《中外医学研究》上发表的文章中谈到使用大柴胡汤化裁治疗胆汁反流性胃炎46例，治愈29例，有效15例，无效2例，总有效率达到95.65%。邓鑫等2011年在《陕西中医》上发表的文章也谈到了大柴胡汤治疗肥胖型糖尿病39例，发现治疗组经过治疗后体质量、糖脂代谢、胰岛素抵抗明显改善，提示大柴胡汤可以解热利湿、降糖降浊，对肥胖型糖尿病有缓解症状，改善体质量指数、血糖、血脂的作用。吴健瑜等2012年在《亚太传统中医药》上发表的文章谈到用大柴胡汤治疗术后腹痛100例，结果治愈87例，显效11例，有效2例，无效0例。六腑以降为和，以通为顺，提示术后服用中药大柴胡汤，恢复六腑生理状态，具有促进腹部术后胃肠功能的恢复和协调，减轻和解除胃肠道平滑肌痉挛的作用。南京中医药大学经方大家黄煌教授的经验，大柴胡汤对高脂血症、支气管哮喘、肥胖、心律不齐、乳腺炎、乳腺小叶增生均有效果。支气管哮喘的患者多为体格健壮者，大多数伴有上消化道反流现象，表现为腹胀、嗳气、反酸、便秘等，可单用大柴胡汤或联用桂枝茯苓丸；吐黄痰者，合小陷胸汤；心律不齐多于饱食后发作，唇舌红、舌苔厚、大便不畅，多需加黄连。

　　第二个方面是大柴胡汤在消化道恶性肿瘤治疗方面的应用。本人认为癌症的本质是毒发五脏，正虚邪实，是局部属实，整体属虚的一类慢性疾病，在治疗过程中可以出现带瘤生存的特殊阶段，此时通过辨病、辨证治疗，能够改善症状，延长生存时间。本人认为消化系统恶性肿瘤治疗上皆围绕"急则治其标，缓则治其本""通因通用"的治则，皆以"通利"为急务。本人曾用大柴胡汤合茵陈蒿汤加减治疗肝癌30例，取得了有效率达到87.5%的效果。还有对于原发性肝癌，经肝动脉化疗及栓塞术（TACE），是最常用且有效的治疗手段。但是TACE术后经常出现腹痛、发热、恶心、呕吐及肝功能损害等不良反应（称为栓塞后综合征），这不仅增加患者的痛苦，而且可能成为限制此项技术实施的主要毒性反应。本人在2010年5月至2014年12月间，用大柴胡汤合四君子汤加减配合TACE治疗肝癌40例，并与单纯TACE治疗肝癌40例观察比较两组的近期疗效，临床的证候变化及治疗后半年、1年生存率，结果治疗组与对照组有效率分别为63.3%、50%；治疗后半年的生存率为71.7%、63.3%，治疗后1年的生存率为63.3%、53.3%，临床证候改善率治疗组是70%，对照组是53.3%，我们可以看到治疗组的结果是优于对照组的，由此得出结论，中药大柴胡汤合四君子汤加减配合TACE术能延长原发性肝癌患者生存期，提高患者生存质量，优于单纯的 TACE 术疗法。另外，大柴胡汤运用于肠癌、胰腺癌等消化系统恶性肿瘤，也取得良好的治疗效果。

下面举两个病案，一个是肝癌，一个是胰腺癌。

第一例是肝癌案，患者陆某，男，62 岁，广东人。2012 年 5 月 8 日初诊，患者于 2012 年 4 月 6 日在外院行 CT 检查时，发现肝右叶占位，占位肿块大概是 5.0 cm × 5.2 cm，确诊为原发性肝癌。4 月 18 日于外院进行 TACE 术一次，术后检查 AFP 82.5 ug ／ L，患者术后于 5 月 8 日来广州医科大学附属肿瘤医院找本人行中医药治疗。

初诊患者，症见患者形体较壮实，右上腹胀痛、轻压痛、口干口苦、大便难下，3 ~ 4 日 / 次，小便黄，食欲、睡眠欠佳，舌红，苔黄，脉弦滑数，中医诊断为肝积（肝热血瘀型），西医诊断为肝癌 TACE 术后，治以疏肝清肝解毒，方用大柴胡汤加减。处方：柴胡 30 克、黄芩 20 克、半夏 15 克、大黄 15 克、枳实 15 克、白芍 15 克、溪黄草 15 克、白术 15 克、党参 30 克、桃仁 20 克、土鳖虫 10 克、半枝莲 30 克、白花蛇舌草 30 克，每天一剂，水煎服，共 14 剂，配合小金丸口服。

5 月 23 日二诊，右上腹胀痛明显减轻，偶有腹胀、泛酸、矢气多，纳食、睡眠均可，二便正常，舌暗红，苔黄略腻，脉弦滑。考虑患者有腹胀、矢气多，此为胃肠气滞不通，故加用木香、厚朴行气消胀；而泛酸加用瓦楞子，可以制酸止痛。处方：柴胡 15 克、黄芩 15 克、半夏 15 克、大黄 9 克、枳实 15 克、白芍 15 克、溪黄草 15 克、白术 15 克、党参 30 克、茵陈 30 克、木香（后下）12 克、厚朴 15 克、瓦楞子 15 克，每天一剂，水煎服，共 10 剂，配合小金丸口服。

6 月 4 日三诊，患者没有明显不适，照上方略作加减，继续治疗。半年后复查，CT 提示肝右叶病灶 4.0 cm × 4.1 cm，AFP 转阴性，肝功能均正常。患者没有明显不适，偶有口苦，仍以大柴胡汤为主加减治疗。随访了 3 年，病灶稳定，生活能够自理。

对本案的分析如下：本案病机主要为肝热血瘀，肝癌病可及上、中、下焦，与脾胃、胆、肾关系最为密切。肝气郁结化火，使血脉壅滞不通，渐成气血瘀阻，日久而成积聚结块，口渴喜饮，脉弦滑数，乃邪热炽盛之状，瘀血内结于腹部，不通则痛，故右上腹胀痛、轻压痛。此外患者体型较壮实，依据患者的舌脉证，符合大柴胡汤的方、证、人的特点，故以大柴胡汤为主方治疗。方中柴胡、黄芩、半夏、半枝莲、白花蛇舌草、土鳖虫疏肝清热解毒为君药；大黄、枳实泻实、泄满，消积调和气机为臣药；茵陈、溪黄草、桃仁疏肝利湿，祛瘀消癥，党参、白术、法夏健脾益气祛痰，白芍柔肝养阴止痛，共合为佐使药。随着患者的病证减轻，大柴胡汤主药药量随之减少，但仍以大柴胡汤为主加减治疗，旨在调畅气机，逐步恢复六腑的生理状态，故取得良效。

第二个病例是胰腺癌案。患者郑某某，男，52岁，广东人。2013年12月26日初诊，主诉：尿黄3个月，发热、身目黄染1个月。病史：患者于2013年年初，出现反复胃痛，当地医院按照胃痛治疗，9月开始出现尿黄，10月23日查MRI，显示胰颈、胰体不规则肿物，考虑胰腺肿瘤。11月16日于外院明确诊断后进行泽菲+奥沙利铂化疗，化疗后因症状改善不明显，12月26日门诊找本人行中医药治疗。

诊见患者较壮实，发热、身目黄染、腹痛、腹胀、口干口苦、纳眠差、小便黄、舌红苔黄腻、脉弦略数。依据脉证，中医诊断为脾积，证属热毒蕴结，肝胆湿热，西医诊断为胰腺恶性肿瘤。中医治以清肝利胆，解毒祛湿降浊，方用大柴胡汤合茵陈蒿汤加减。处方：柴胡15克、栀子12克、茵陈30克、大黄10克、白芍15克、枳实15克、黄芩12克、半夏15克、土鳖虫6克、莪术15克、党参20克、半枝莲30克、厚朴15克、木香15克、甘草6克，水煎服，每天1剂，共14剂，期间配合中成药小金丸，槐耳颗粒口服。

二诊：服用上述方剂之后，患者发热、身目黄染、腹痛腹胀、口干口苦、纳眠差、小便黄的症状明显减轻，舌红苔薄黄腻，脉弦滑。处方还是守上方去半枝莲、木香，加白花蛇舌草30克、桃仁20克，水煎服，每天1剂，共30剂，期间配合中成药小金丸、槐耳颗粒、金匮肾气片口服。

三诊：服二诊方后，上述症状进一步减轻，之后随上方辨证加减，患者病情稳定，肿瘤标志物降低，病灶稳定，存活至今已经超过7个月。

本案的病机是热毒蕴结，肝胆湿热，病情的发展与湿热毒邪密切相关。"湿、热、毒、聚"致使本案有痞、满、燥、实、闭和癥块的临床特点，呈现脾胃气机升降失调征象，故予通腑导下，调理气机。肝郁及湿热致病因素使脾胃升降失调，腹部气滞不通，故腹痛胀，轻压痛；中焦运化失调，邪热郁蒸肝胆，胆汁外溢，浸渍肌肤，而成身目黄染；发热，口干口苦，乃是湿毒化热之候；再者患者体型较壮实，依据患者的舌脉证，符合大柴胡汤的方、证、人的特征，故以大柴胡汤为主方治疗。治宜疏肝清肝利胆，解毒祛湿降浊，方用大柴胡汤合茵陈蒿汤加减治疗。其中柴胡、黄芩、白花蛇舌草、半枝莲、栀子疏肝清肝解毒为君药；大黄、枳实泻实，泄满，消积调和气机为臣药；茵陈、白芍、桃仁、土鳖虫祛瘀化湿降浊，党参、厚朴、木香健脾行气消胀，共为佐使药。随着患者的病证减轻，大柴胡汤主药药量随之减少，但仍以大柴胡汤为主进行加减治疗，旨在调畅气机，逐步恢复六腑的生理状态，故取得了良好的效果。

以上是关于肝癌和胰腺癌的案例。

三、中医方证及大柴胡汤在消化道恶性肿瘤治疗中的地位及治疗作用

第一个方面——方证相应。方证相应是中医学的灵魂，是经方医学的核心。证，就是证据。方证，就是可以有效、安全地应用某方的证据。其构成，一方面是"人"的证；另一方面是"病"的证。所谓"人"的证，即患者的体型体貌特征、心理特征、生命指征、营养状况、健康状况等；所谓"病"的证，即具有发生发展特点的让人痛苦甚至影响生命的证候。药物的应用指征，称之为"药证"。方剂的应用指征，为"方证"。药证相对了，就是必效药、特效药，不对应，则是无效的。这是中医取效的关键。《伤寒论》中有"桂枝证""柴胡证"等说法，都是药证相应、方证相应的体现。药证相应与方证相应，体现了经方的极为严格的经验性，这是中医辨证论治的基本内容，离开了古人的用药经验，辨证论治只能是空谈。清代的伤寒家柯韵伯说"仲景之方，因证而设，非因经而设，见此证便与此方，是仲景活法"，所以为"活法"，是因仲景之法不同于辨证论治，常常是异病同方，同病异方，不理解者会以为中医不规范，难以掌握。但从另一个角度来看，方证相应则是以不变应万变的方法。如徐灵胎说："方之治病有定，而病之变迁无定""知其一定之治，随其病之千变万化，而应用不爽"，这是在《伤寒论·内方秩序中》所说的。正因为有定，才能变化，正是因为有规矩才能成方圆。有是证，用是方，就是强调规范，方证就是规范，这是中医学的灵魂。

第二个方面——大柴胡汤在消化道恶性肿瘤治疗中的作用。中医学对人体生命及健康、疾病的认识主要是以动态的认识去审视和判断的，认为人体生命始终是在有序的运动和变化之中，如饮食和呼吸的出入代谢，气血和津液的升

降输布。人体健康的维持，主要是靠体内脏腑气机的通畅，即《金匮要略》所说的"五脏元真通畅，人即安和"。反之，若脏腑气血及水谷运化不顺畅，表里内外气机闭塞，即会发生病痛，甚至危及生命。仲景之后，清代的黄元御，也是为数不多的悟透医学源头的人，他在《四圣心源》这本书，用非常简洁的一气周流理论来描述整个医学体系，他的结构体系就是中土枢轴的升降运转，演化为左升的木气和右降的金气，左升右降回旋一周，形成一气周流，任何疾病都是一气周流的障碍问题。

消化道恶性肿瘤几乎占了全部恶性肿瘤的一半，以食管癌、胃癌、胰腺癌、肝癌及肠癌为多见，归纳消化道恶性肿瘤的临床表现，皆与人体的饮食消化吸收和排泄功能有密切关系，其辨证分型、治疗原则和拟方选药每每有相似之处。中医学理论体系中食管、胃、肠、胰腺统属脾胃，脾主运化，胃主受纳，脾胃乃气血生化之源，而肝与脾有相克关系，肝木调畅气机，疏泄脾土，而脾得肝之疏泄，运化功能才能正常运转。故消化道恶性肿瘤本质上是属于脾胃病的范畴。食道、胃、肠属六腑，而且六腑具有"传化物而不藏，以通为用，以降为和"的生理特点，因此，考虑到消化道肿瘤的特点，在病机认识上有别于其他脏器的肿瘤。无论是外感或者是内伤，均能引起脾胃气机升清降浊功能的紊乱，六腑积滞，日久气滞血瘀、气滞湿阻、痰瘀互结而致癥瘕、积聚。宋代的《圣济总录》云："瘤之为义，留置而不去也，气血流行不失其常，则形体平和，或余赘及郁结壅塞，则乘应投隙，瘤所以生。"王清任在《医林改错》指出："肚腹结块，必有形之血也。"消化道恶性肿瘤的临床各期，从早期或见胸闷、脘腹痞满、排便不爽，到中期或见吞咽受阻、恶心呕吐、大便性状改变，直至晚期的进食困难、腹胀腹痛。虽然症状各有特征，病证复杂不一，但都不同程度上存在脾胃气机失调、气滞血瘀、脉络不通的共同机理。基于消化道恶性肿瘤的共同病因病机，本人在临床治疗上按照"急则治其标，缓则治其本""通因通用"的治则，皆以"通利"为急务。处理好扶正与祛邪的两个方面，扶正是为了祛邪，祛邪是为了扶正，两者为相互为用的两个方面。

加味大柴胡汤，活血化瘀以疏通经络；活瘀散结，通利六腑以荡涤胃肠，推陈致新，既能攻下通腑，又能导瘀通经，利于瘀血下行，而最终恢复正常的气血运行，达到邪有出路的目的。

从以上的分析我们可以知道，大柴胡汤在消化道恶性肿瘤的治疗中，其地位和作用是极其重要的。通过大柴胡汤的方、证、人的剖析，我们还原了仲景当时省人问疾的原貌，对把握大柴胡汤的使用很有帮助。总之，大柴胡汤在临床上可用于多种疾病，异病同治，但仍需以中医的理论"整体观""辨证论治"体系作为指导，只有这样才能发挥中医药的最大优势，扩大大柴胡汤使用的疾病谱，提升经方服务临床的能力。

以上是《伤害杂病论》的大柴胡汤的临床应用，讲了大柴胡汤的方、证、人的特征，以及大柴胡汤的疾病谱。

▶▶▶ **作者简介**

邬晓东，广州医科大学附属肿瘤医院中西医结合科／中医科主任，主任医师，广州市中医药学会优秀中医，第三批全国优秀中医临床人才培养对象，2015年度《岭南名医录》专家，世界中医药学会联合会肿瘤经方治疗研究专业委员会副会长、广东省肝脏病学会肿瘤康复专业委员会副主任委员、中国民族医药学会肿瘤分会常务理事、广东省中西医结合学会肿瘤专业委员会常委、广东省中医药学会疑难病专业委员会常委、广东省中医药学会肿瘤专业委员会常委、广东省中西医结合学会综合医院中医专业委员会常委、国家中医药管理局科技评审专家、广东省科技厅、市科技局科技评审专家，广东省医学会及广州市医学会医疗事故技术鉴定专家、广东省健康科普专家等。

柴胡类方在肿瘤临床中的应用

◆ 吴 煜

我们学习经方，实际上就是为了不断地从经方中吸取营养。尽管在张仲景时代，还没有很多诊断和治疗肿瘤的手段，但是经方中有很多营养值得我们去学习。读书和治病其实是一样的道理，我们现在用古方其实用的是它的精神，它的精髓，它的法。

一、小柴胡汤在肿瘤应用中的环境

首先，我们来看一看小柴胡汤。小柴胡汤在肿瘤治疗中有以下几个方面可以应用到它：首先是发热，小柴胡汤治疗发热具有它独特的特点和使用环境；其次是消化道症状，如胃脘不适，还有一些阴阳不调的症状，如四肢怕冷、大便干燥、恶心呕吐等。小柴胡汤原方的剂量大家都很清楚：其中柴胡半斤，人参三两，半夏半斤，甘草三两，生姜三两。

发热是三阳病的一个主要症状。那小柴胡汤证的发热与其他发热有什么不同呢？我们可以看到，在《伤寒论》149条，379条，里面都提到，发热是偶尔。如379条讲道："呕而发热者，小柴胡汤主之"。149条也是说道："伤寒五六日，呕而发热者，柴胡汤证具，而以其它药下之，柴胡汤证仍在者复与柴胡汤"。也就是说，偶尔发热是少阳发热，或者说小柴胡汤证发热的一个特点。那么第二个特点是什么呢？第二个特点是往来寒热，指寒症和热症交替往来，代表着，邪入半表半里之间，枢机不利，这样就导致了往来寒热、休作有时的证候。那么应用小柴胡汤治疗发热的时候，我们需要注意点什么呢？我个人体会，有五点需要关注到：（1）我们要注意小柴胡汤证的热性是寒热往来，它不是光有恶寒没有发热，也不是阳明症的大寒恶热，它是典型的小柴胡汤证，少阳发热的寒热往来。（2）柴胡的用量：小柴胡汤原方中的剂量是半斤，半斤相当于现在的多少呢？不同的医家可能有不同的解释或者理解，教科书上以每一两相当于3克来计算，那时候的半斤相当于八两，八两即为24克。其实，按照我们现在的考证来说，当时的一两相当于现在的15.625克，如果按照8两乘以15.625克，这实际上已经100多克了。有的医生认为，小柴胡汤是煎煮后，温分三服，这样再除以三的话，实际上每次小柴胡汤的用量为40～60克，这就是小柴胡汤柴胡的用量，可供大家去参考。我个人的使用特点：30～60克。（3）小柴胡汤的重煎法：指第一次的药煎好之后，可以把第二次的药加在一起，用小火慢慢地蒸发，这样的话，到前期总量的三分之一到一半。按我们现在的理解，这是一种浓缩的方法。其实由于小柴胡汤柴胡的用量很大，就会导致柴胡的升发过盛，重煎法可以使小柴胡汤地升发之气减轻，这样患者吃了之后，就不至于出现头晕目眩之类的反应。而且还能增加治疗发热的疗效。（4）小柴胡汤的仿桂枝汤的用法：我觉得小柴胡汤在治疗发热的患者过程中，在用完药之后，应该仿效桂枝汤的服用方法。就是服药后，进热粥、盖温被、微微汗出，也是一个帮助小柴胡汤散寒的一个方法。小柴胡汤证是少阳证，真正的病因是外寒内感，但是同时有正气不足，所以邪气才留于半表半里之间。所以小柴胡汤证的正气不足是小柴胡汤另外一个很重要的辨证特点。（5）这里就提到了小柴胡汤应用的第五个特点，就是小柴胡汤中人参的用法：我们现在用到人参的时候，往往以党参代替，在一般的健脾、补气方面，应用党参代替人参，我觉得是可以的。但是在小柴胡汤证中间，人参是有不可替代的作用。其中最主要的原因，很可能是小柴胡汤证的正气一直没有被大家所重视的原因。小柴胡汤证之所以出现半表半里的发热，其实与其正气不足有关。人参在扶正方面的作用远远强于党参。所以小柴胡汤用于治疗发热的时候，人参是不可替代的。

其实，小柴胡汤不仅在治疗发热方面具有它独特的作用，而且小柴胡汤本身是具有一些抗肿瘤的药理作用的。曾经有人做过很多的动物实验，证明小柴胡汤对人和动物都具有一定的抗癌活性。对于阻断肝硬化癌变，具有比较好的作用。对于艾氏腹水瘤等也有一定的抑制作用。小柴胡汤还有一些抗肿瘤免疫调节的作用，对肿瘤的复发转移具有一定抑制作用。而且有临床研究表明，小柴胡汤对肝癌术后肝损伤，肝细胞再生及骨髓抑制具有较好的疗效，能减轻肿瘤放化疗的不良反应。所以说，小柴胡汤对于肿瘤患者，有很多方面的调节作用。

对于肿瘤患者,除了发热之外,我们也常将小柴胡汤用于化疗引起的消化道反应。《伤寒论》的96条:"伤寒五六日中风,往来寒热,胸胁苦满,嘿嘿不欲饮食,心烦喜呕,或胸中烦而不呕,或渴,或腹中痛,或胁下痞硬,或心下悸、小便不利,或不渴、身有微热,或咳者,小柴胡汤主之。"这里面,除掉往来寒热、胸胁苦满等,其实大多数症状都可以在化疗的不良反应中见到。所以说,我们在化疗的过程中间,出现类似的不良反应,尤其消化道不良反应,如"不欲饮食,心烦喜呕"等,所表现出来的是中气不足,小柴胡汤是一个很好的应用特点。

下面,我给大家讲一个,我们应用小柴胡汤治疗肿瘤发热的病例。是一个肠癌肝转移、肺转移的患者,化疗五周期后出现发热症状,在就诊前,症状已经有两个月的时间。发热的特点主要是午后发热,体温最高到38.5℃,还同时伴有恶寒,第二天早上体温可以降至正常。患者脉沉、舌淡红、苔白。第一次就诊时,患者已经发热两个多月了,几乎每天下午开始发热,有明显的发热症状,恶寒,其实是一个往来寒热的表现。我给这个患者开了小柴胡汤的原方加了点桂枝。当时柴胡30克、黄芩15克、炙甘草6克、半夏10克、桂枝10克、天花粉10克、甘草10克,还加了生姜和大枣各4枚。告诉患者,这个药重煎,服药后进热粥一碗,然后睡觉。患者服药3剂以后体温逐渐降到正常,以后继续服药4剂,但仍然感觉乏力、纳差、舌苔仍然淡红、苔薄白、脉细。然后改了一个方子,太子参15克、茯苓15克、白术10克、竹叶10克、半夏10克、麦冬10克、神曲30克、栀子10克、荷叶10克、通草3克。这个方子患者用了一周7剂之后,患者的体温完全正常,乏力纳差的症状好转,继续化疗。这个患者有个特点,发热不是典型的少阳证发热,也就是说不是典型的往来寒热。他的发热特点是,午后发热伴恶寒,第二日早上恢复正常,舌苔淡红、苔薄白、脉沉。但是根据患者发热的病程,长达两个月的时间,而且用了很多汤药,都没有效果。我们可以判断,邪瘀于半表半里之间,而且以正气虚为主,所以予小柴胡汤和解少阳,同时大剂量的红参,用30克来起到补益中气、鼓舞正气的作用。患者吃药以后有个特点,就是服药前很少出汗,但是服药后,特别是第3剂后,出汗特别多。血汗同源,对于一个长期的病症,无汗代表患者正气虚,服药后排汗多是正气来复的表现。我们在小柴胡汤中用了大剂量的人参,而且在善后的过程中,用了四君子汤,健脾补气。

二、大柴胡汤在肝胆，胰腺肿瘤临证中的应用想法

下面我们来说一下大柴胡汤。"按之心下满痛者，此为实也，当下之，宜大柴胡汤。"那么大柴胡汤与小柴胡汤，辨证要点的区别在哪里呢？两个字，一个是"实"，一个是"积"。那么，哪些肿瘤更有可能出现"实"和"积"呢？我们最常见的就是肝胆系统的胰腺癌，肝癌和胆管癌，这些患者往往会有胁痛、便秘和黄疸的症状。在中医的脏腑理论里，脏往往是虚症居多，而腑往往是实证居多。实证和积聚的出现，是大柴胡汤最重要的两个辨证要点。

下面我给大家讲一个病例。这个病例（男，56岁）2013年5月确诊原发性肝细胞肝癌，就诊的时候出现明显的黄疸、肝功能损伤，首诊时间2013年5月14日，患者5月7日CT发现肝脏右叶占位6.5 cm×5.3 cm，伴有肝硬化，考虑肝癌；同时肝功能示谷丙转氨酶261 U/L、谷草转氨酶587 U/L、总胆红素294.7 umol/L、直接胆红素208.7 umol/L。症见重度眼睛发黄、皮肤黄染，同时乏力纳差、腹胀、大便偏干、舌苔黄腻、脉弦等。当时我给他开了一个以大柴胡汤加减的方子，具体的药物是：柴胡10克、赤芍15克、枳壳10克、炙甘草6克、制大黄10克、金钱草15克、车前草15克、桑寄生10克、威灵仙15克、土鳖虫10克、半边莲30克、生津草15克、生地15克、郁金10克、片姜黄10克、莪术10克。二诊是一个月之后，患者服药一个月后做了一次复查，肝功能明显好转，谷丙转氨酶降到26 U/L，谷草转氨酶94.6 U/L、总胆红素54.1 umol/L、直接胆红素45.4 umol/L。同时，皮肤黄染、小便黄明显减轻，但仍有乏力纳差、便干，大便两三天一次，但是较前好转，舌红、苔黄、脉弦。我仍然在前面的方子基础上做了加减，去掉了金钱草、车前草，然后加了石见穿15克、桑寄生10克。又过了一个月，患者的黄疸腹胀便干基本消失，乏力纳差好转，我继续调整了方子，方子是：柴胡10克、芍药15克、枳壳10克、炙甘草6克、威灵仙15克、土鳖虫10克、半边莲30克、生津草15克、生地15克、郁金10克、片姜黄10克、莪术10克、北沙参30克、金钱草15克、半枝莲30克、石见穿15克。

临床上治疗肝癌和黄疸，也应该分辨阴阳、治病求本。首先说分辨阴阳，就是阴黄和阳黄，我个人体会，阴黄和阳黄最主要的鉴别点在于：时间。患者黄疸时间长了，显然黄色就晦暗了，体质也虚了，所以面带灰暗，还有一些气

虚阳虚的表现，就是一个病由表入里、由阳入阴的结果。从辨证来看，这个患者来的时候，是属于阳黄，按常规来说，应当选用茵陈蒿汤，但是这个患者有腹部胀满、大便偏干等症状，表明疾病有里实，内积的表现，所以我们选用了大柴胡汤。如果说茵陈蒿汤是一个肝胆湿热的代表方剂的话，那大柴胡汤与茵陈蒿汤最大的区别就是它有一个内积和实证的表现。而内积实证的表现在肝癌、胆管癌、胰腺癌中更为常见。所以我在临床上，用于这种肿瘤引起的黄疸的时候，往往大柴胡汤的应用比茵陈蒿汤多。

三、柴胡桂枝汤

下面跟大家谈一下柴胡桂枝汤，《伤寒论》146条说："伤寒六七日，发热，微恶寒，支节烦疼，微呕，心下支结，外证未去者，柴胡桂枝汤主之。"柴胡桂枝汤从组成上，很明显，就是小柴胡和桂枝汤的各半汤，也就是说小柴胡汤和桂枝汤剂量各半，然后合二为一，成为柴胡桂枝汤。柴胡桂枝汤的临证应用思路：认为一个字最重要，"和"。它的临床应用范围很广，可以说几乎应用到所有的地方。第一个方面，它可以治疗太阳少阳合并，太阳少阳合并其实就是柴胡桂枝汤最直接的用法；第二个方面，就是气血同病的应用，第三个方面，可以用于一些抑郁症，有正阳气、解郁结的作用；第四个方面，它可以用到很多的阴阳失调症，比如，我们临床见到的某些上（半身）热下寒、左边冷右边热、左边热右边冷，甚至有半边不出汗的一些情况，这些就属于阴阳失调；还有第五个方面，我个人喜欢把它用于肝胃不和的患者。

教材上，曾经有人提出是不是柴胡桂枝汤用于太阳少阳合并的轻症？这个理解的出发点是：柴胡桂枝汤应用的是小柴胡汤和桂枝汤的各半剂量，那实际就是小柴胡汤证加小桂枝汤证，那岂不就是太少合并的轻症了？其实，太少合并的轻症，在《伤寒论》中已经有答案了，它用的不是柴胡桂枝汤，而用的是小柴胡汤。比如，第101条："伤寒中风，有柴胡证，但见一证便是，不必悉具"，这一段实际指的就是太少合并的轻症。同样的意思，在230条也能看到："阳明病，胁下硬满，不大便而呕，舌上白苔者，可与小柴胡汤。上焦得通，津液得下，胃气因和，身濈然汗出而解。"也就是说小柴胡汤可以解表。那么为什么146条："伤寒六七日，发热微恶寒，支节烦疼，微呕，心下支结，外证未去者，柴胡桂枝汤主之"，不用小柴胡汤，而非要用柴胡桂枝汤呢？因为第146条，它所讲的并不单单是太少两感的轻症，它更多的是描述了另外一层意思。在《伤寒论》中，小柴胡汤证，如96条、97条，张仲景描述的症状多是邪犯少阳气分之证，如不欲饮食、心烦喜呕等。而这一条，"支节烦疼"实际上是少阳气分进入血分的表现，血脉不通才支节烦疼，所以实际上是一个少阳气血同病。那既然是气血同病，单独的小柴胡汤就不能完全胜任了，小柴胡汤是通达气分的良方，但是于血分的瘀阻就难以胜任了。所以张仲景就加了桂枝汤以通血脉。民国时代名医曹颖甫《经方实验录》写道："桂枝能活动脉血者，芍药能活静脉血者。"桂枝芍药是桂枝汤的主药，所以桂枝汤实际上是一个活血通络的良方。柴胡桂枝汤强调，它是治疗气血同病。除此之外，柴胡桂枝汤还有一个重要作用，调和肝脾、肝胃的作用。柴胡桂枝汤的主症"微呕，心下支结"就是一个常见的消化道症状。小柴胡汤是和法的组方，寒温并用、攻补兼施。桂枝汤是调和脾胃，外调脾胃、内调气血的组方。所以，它的特点是两方合用。小柴胡汤调理气为主，桂枝汤调理血为主，两者合用之后即调气又调血。拿肝和胃来说，肝主血，脾胃以气为主。所以临床上，肝脾不和、肝胃不和的病症应用柴胡桂枝汤是很好的。我们在临床中经常看到肿瘤患者有胃脘痛的症状，我把它定义为肿瘤患者非肿瘤性胃脘痛。什么意思呢？也就是说患者的胃脘痛并非肿瘤引起，既不是胃癌引起的胃痛，也不是肝癌引起的上腹部疼痛，它是肿瘤患者其他原因引起的胃脘痛。这个问题在临床中相当常见，这时候胃脘痛是患者的主要证候，我们要先解决这个症状，然后才方便继续治疗肿瘤。对于非肿瘤性胃痛的患者，我们分析它的直接病机是什么？那就是气机，不通则痛。所以这个时候，我们可以用四逆散加二陈汤。如果没有效果，我们可以考虑从气血调、从阴阳调、从寒热调，那么就到了我们刚才说到的柴胡桂枝汤。其实类似于柴胡桂枝汤的方剂，有好几个。柴胡桂枝汤是小柴胡汤和桂枝汤各半组成的方剂，是治疗正气不足、气血同病、改善阴阳很好的一个方剂。还有一个类似的方子，叫柴胡桂枝干姜汤，也是小柴胡汤的变方，主要的变化是里面有干姜，主要的治疗部位是胸胁部，在肿瘤领域治疗的是肝癌引起的腹泻、腹胀，甚至一些疼痛。另外一个是柴胡加龙骨牡蛎汤，用于治疗神志异常。

综上所述，柴胡桂枝汤、柴胡桂枝干姜汤、小柴胡汤、四逆散、大柴胡汤、柴胡加龙骨牡蛎汤，都有一个共同的特征：邪在少阳，都有胸胁苦满。但是各有特点，柴胡桂枝干姜汤的胸胁苦满最轻，大柴胡汤的胸胁苦满最重。柴胡桂枝干姜汤证以渴而不呕、心烦苦闷为特点，柴胡加龙骨牡蛎汤证也有胸胁苦满、心烦心悸，除此之外，还有便秘、腹胀。柴胡桂枝汤还有气血同病、太阳证的表证，如发热，微恶寒等，这是有别于其他柴胡类方的一个主要症状。

四、四逆散

《伤寒论》第318条："少阴病四逆，其人或咳，或悸，或小便不利，或腹中痛，或泄利下重者，四逆散主之。"四逆散主要有四个药，即柴胡、芍药、枳实、炙甘草。芍药当然指的是赤芍。四逆散组成简单，用药单纯。四逆散在历代应用相当广泛，几乎每个系统，每个脏腑的疾病，都有用四逆散加减，可以说形成了一个四逆散家族。几乎每个医生，每个中医都有使用四逆散的体会和经验。以前看过一篇文章，有人收集了古今四逆散医案400多例进行分析，除了它的基本病机都是肝郁、肝气郁结之外，涵盖了多个学科在临床中的疾病：消化系统如肝病、胆道疾病、胃肠疾病；妇科疾病，如排卵异常等；男科、泌尿科、儿科、外科，甚至在肿瘤科都有广泛的用途。四逆散的临床应用很广泛，大多数用于气机不调，可以达到解除痉挛、压迫和疼痛的作用。所谓疼痛已经不仅仅局限于腹痛，痉挛也不仅仅是胃痉挛。所以四逆散被临床医生广泛用于肿瘤性疼痛。四逆散也是我本人治疗肝癌的基础方之一。在说四逆散治疗肝癌之前，我们先讲一下柴胡体质。柴胡证患者具有一种体质特征，从外观上讲，体型往往偏瘦，面色偏暗或青黄色、青白色、皮肤干燥、舌质偏老，有些患者甚至伴有紫点、脉偏细或弦。好发症状往往以主观症状为主，对气温变化敏感，伴有寒热感觉，情绪波动。胸胁部往往有气塞感觉，或者轻触伴有疼痛、颈肩部酸痛、四肢偏冷、腹部伴疼痛，女性可能伴随月经周期症状。体质多为气滞或血瘀症。四逆散的辅症：胸下两侧，四逆散着重两侧为主。腹部有紧张感。接下来再说说肝癌，肝气郁结是肝癌的基本病机之一。所谓基本病机是指可引起后续病机的变化，是最重要的因素。肝癌有两个基本病机：脾虚和肝气郁结，两者是肝癌最重要的基本病机。肝气郁结的后果：气滞血瘀，是肝癌的病理基础，这可以从肝癌最常见的症状看出。肝癌最常见的症状有三个：胁痛、腹泻纳差、黄疸，这三个症状都与肝气郁结分不开。下面简单说一下四逆散治疗肝癌的组方思路：

虽然仅有4味药,但是包含几个方根:①柴胡和甘草:小柴胡汤;②芍药和甘草:芍药甘草汤;③枳实和芍药:枳术汤;④柴胡,枳实和芍药:大柴胡汤。可以通过学习四逆散组方,形成自己治疗肝癌的组方原则,疏肝、健脾、活血等。

▶▶▶ **讲者简介**

　　吴煜,男,主任医师,博士生导师,中国中医科学院西苑医院肿瘤科主任。临床方向中西医结合肿瘤,针对恶性肿瘤的不同病期特点,充分发挥中医药的积极优势,对早中期肿瘤患者,配合手术及放化疗,减少复发转移;对晚期肿瘤则以中医治疗为主,强调中医整体优势,提高了晚期肿瘤患者生存质量,延长生存期。

熟地黄临床应用浅识

◆ 杨晨光

熟地黄是大家耳熟能详、日用平常的药物。按照教科书，其性味甘温、归肝肾经、补血养阴、填精益髓，主要用于血虚诸症及肝肾阴虚的诸多证候。临床上最常用于血虚引起的面色萎黄、眩晕、心悸、失眠、月经不调、崩中漏下，以及肾虚引起的腰膝酸软、遗精盗汗、耳鸣耳聋，阴虚引起的消渴、骨蒸潮热，精血亏虚的须发早白等。常用剂量是 10～30 克。使用时要注意，熟地黄的性质黏腻，较生地黄更甚，有碍消化，凡气滞痰多、脘腹胀痛、食少便溏者忌服。重用久服，宜与陈皮、砂仁同用，以免滋腻碍胃。总体来说，熟地黄是一个中正平和、慢慢调补的药物，急症、重症、大症似乎很难和它有联系。

一、熟地黄在腹水的应用

我之所以对熟地黄这个药物感兴趣，原因是有一次在陕西举办"西部经方论坛"的时候，请到一位四川的名医——刘方柏教授。刘教授谈到用大量的熟地黄对于肝硬化、肝癌的腹水取得了很好的疗效，引发了我的兴趣，于是就找到刘教授已经出版的书籍，对他的医案做了一些研究。下面我们一起来看一下他的医案。

1. 刘方柏教授医案：峻补其下而疏启其中

患者男，77 岁。2006 年 2 月 23 日就诊，半年前被诊断为肝癌，就诊前一个月腹胀加重，逐渐腹大如鼓，在其他医院经过中西医治疗以后效果不好，来的时候由两个人搀扶着，面色黧黑、形瘦骨立、腹大如鼓、腹壁青筋暴露、呕吐、气短难续、二便艰涩、下肢肿胀、呻吟不已、脉迟细、舌苔白。CT 诊断为肝癌，有大量的腹水。上消化道的造影提示食道下端静脉曲张，甲胎蛋白为

250.73 ng/mL。像这种情况，在肿瘤内科是非常常见的，但是治疗上除了利尿、补充蛋白以及放腹水之外，缺乏很有力的方法。临床上用五苓散、实脾饮效果也不尽如人意。刘方柏教授认为这样的鼓胀，是元阳欲亡、真阴欲绝、生命垂危的一种表现。在这个时候，如果用攻逐的方法，这位患者的生命可能很快就有问题了。但是如果用一般的利水方法，效果也不理想。他认为"惟当峻补其下而疏启其中"，然后他给开了一张补下启中汤合二金汤的加味。

具体的药物：熟地黄 120 克、枸杞子 30 克、山茱萸 20 克、炮附子 20 克、肉桂 10 克、仙茅 12 克、龟甲 20 克、厚朴 30 克、海金砂 30 克、鸡内金 12 克、土鳖虫 10 克、蝼蛄 10 克、红参 10 克、猪苓 10 克、生白术 40 克、鳖甲 20 克。

患者服完这个方子以后，大便稀黑腥臭，每天排大便五六次，服第二遍的时候，大便减到了每天两三次，颜色已经不黑了，腹胀也明显消退，家人自然非常高兴，后来又在这个方子的基础上进一步随症加减。在这种思路之下用药调养，患者的腹胀及四肢的肿胀居然逐渐完全消除，又存活了 1 年半之久，后因上消化道大出血而死亡。这个医案对我的冲击非常大的。因为类似的情况，在治疗上是非常棘手的，能够有这样的疗效，在我看来是一件不可思议的事情，由此引发了我对熟地黄的兴趣。刘教授在他的书里面说，他的方法是从《中医杂志》上学到的，在 80 年代有一位陈自明老先生提倡补下启中的方法，也就是通过补下焦从而开启中焦。这个方子关键的药就是熟地黄，原方的熟地黄用到了 120 克。当然在这个方子里他还结合了他自己的体会和其他老师的经验，比如，海金沙和鸡内金两个合方是二金汤，这是江尔逊治疗黄疸、肿胀的常用方，以及大剂量的生白术，这是北京名医魏龙骧用它来通便的经验。刘老用这样的思路，这些年处理了十几例晚期的肝癌和肝硬化引起来的重症腹水，很多都有比较好的疗效。

2. 陈继明先生医案：补下启中

循着这个思路，我想找到文章的根源，找到陈自明老先生的原文，但是很不容易，费了九牛二虎之力，发现他在书中把这个老先生的名字写错了，老先生叫陈继明，他的这个文章的标题也跟熟地黄没关系，文章的标题是《临证辨误录》，是南通市中医院陈继明先生讲述，朱步先整理的一篇文章。

陈继明先生讲自己治疗的一个肝硬化的患者，这个肝硬化已经 2 年多了，腹水形成已经有 3 个月之久，叠经中西药物治疗未能够遏制病情发展，来诊时腹胀如鼓、精神疲惫、面色晦暗、形瘦骨立、脘腹痞胀、二便艰涩、脉沉弦而数、舌光无苔，证属鼓胀重症。按照常规的方法给了6剂药完全没有效果，后来他考虑药物之所以效果不好，还是辨证不准确，细加推敲，突然有所领悟，他认为这个病是由肝及脾，又由脾及肾，肾司二便，那么现在患者二便艰涩，就是一个证据。陈继明老先生给这个患者就开出来下面这样一张方子。

熟地黄120克、肉苁蓉12克、生黄芪30克、珠儿参12克、北沙参15克、楮实子30克、猪苓12克、阿胶10克（烊冲）、生鸡内金10克、白茅根60克。

吃了6剂以后果然二便通利，腹水竟然消了十分之六七，而且舌润津回，纳谷转增，后来继予原方调理。陈老说这个患者的预后虽然还是难以预料，但腹水的消失及症状的改善还是能够给人一些安慰。他在分析自己思路时说，鼓胀涉及了肝脾肾三脏，至于何时治肝、何时治脾、何时治肾，应当通盘考虑突出重点。鼓胀治肾，古人早有论述，比如，《黄帝内经》所说的"肾者，胃之关也，关门不利，故聚水而从其类也"，其开关之法也不出温阳化气、育阴化气两大法门，等到肾气运行了以后，蓄积的水液就有望排除，患者鼓胀的势头才能有所缓解。这就是所谓"补其下而启其中"。陈老在他的讲述里面也提到了张景岳的认识，熟地黄"少服则资壅，多服则宣通"，也就是少量用的话，有可能会导致胃肠道运行的障碍，而大剂量服用反而有宣通的作用。

3. 我的补下启中的历程

有了前面这些文章的支持，我也斗胆把这种理解运用在治疗中，开始了补下启中的历程。分享一个医案。

患者女，59岁。2014年9月出现没有明显诱因的腹部疼痛、全身瘙痒。2014年10月出现全身黄染伴瘙痒。在西安的一个三甲医院，经检查发现是胆囊癌肝转移。这个患者2014年10月30日在这家医院经过"腹腔镜探查、胆囊癌切除术、胆道外引流术"的治疗。术后的病理提示："胆囊颈部浸润型中分化腺癌，侵及胆囊壁全层，胆囊颈部切缘有癌组织累及，腹壁纤维内低分化腺癌浸润，肝结节小块，肝脏内少数异形细胞浸润"。术后2个月，出现腹部胀满不适、食纳差，CT提示大量腹水形成，在当地医院对症治疗改善不明显，来我们医院住院治疗。住院期间，我们给她做了三次腹腔热灌注，患者腹胀的症状有明显的缓解，但是有一次查房时，我发现她大腿内侧有散在出血点出现，结合其他的理化检查，依据虽还不足以诊断有弥散性血管内凝血（DIC）形成，但是双大腿内侧出血点出现仍提示病情进展。在这样的背景下，我参照刘老、陈老的经验，开了一张方子，这方子也是熟地黄 120 克，并结合了一些我自己的理解，加入了水蛭 6 克、桃仁 9 克，出发点是基于"血不利则为水"的考虑。患者服用了这个方子以后，我确实看到了熟地是不碍胃的，不但不碍胃，患者服用了以后，食欲反倒增加，精神转好。在这样一个背景下，患者出院了，出院以后继续来我门诊服中药治疗，中药主体上还是补下启中的用药思路。到现在已经 3 个多月了，患者这周又来到我们科室住院，腹水的量增加了。需要提一下，这个患者在过去的 3 个月里面还经历了一次生活中的重大事件，他的儿子因为原发性肝癌死亡。所以在这种背景之下，尽管腹水重新出现，而且量这么大，我还是觉得前期的治疗已经让人颇感欣慰了，这次住院的时候，患者原有的少量心包积液没有了，原来双侧胸腔有少量的积液，这次仅仅是单侧有少量的积液。经过我临床试用，我发现大剂量熟地黄用对了确实不存在碍胃的问题。两天前，一个前列腺癌骨转移的患者来我门诊看病，这个患者服用吗啡已经很长时间了，最近出现呕吐，吃什么吐什么。我诊察之后，给他开出方子，熟地黄加小半夏汤，让他少量频服，患者说用药第一天还是呕吐，但是到昨天呕吐的次数就明显减少了，而且有了食欲，突然想吃饭了。患者食欲的恢复在中医里是非常重要的事情。所以在这些医案里面，我认为首先破除了熟地黄碍胃的禁锢，是一种进步。其次它不但不碍胃，对于晚期的患者来说，还在一定程度上可以开启食欲。尽管患者腹水的问题没有像前面的医案效果那么好，但是最起码可以一定程度上减慢腹水的生长。

刘方柏老先生认为补下起中的方法，只要具备以下五点就可以用，我觉得是很好的参考。

（1）在病机上，肾气大伤，肾阴涸竭，气化无权，中焦壅滞；

（2）在病史上，利尿、行气、破滞、逐水、祛瘀、补脾等药遍用无效；

（3）必见症是腹大如鼓，脐眼外突，二便不通，短气不得卧，面色黧黑，形瘦骨立；

（4）或见证是腹壁青筋暴露，面部或者颈部有红点或者血络，呕逆，腰痛如折，下肢水肿，吐血、鼻衄；

（5）脉表现为迟细脉或细数或虚大无根。

二、熟地黄在咳喘证应用

下面我们来探讨熟地黄在咳喘证里面的应用。首先从我自己的医案说起，去年冬天有一个汉中的老年患者，当地诊断为肺纤维化合并肺部感染，抗菌素打了两个多星期，但是效果不好。患者咳嗽、气喘、痰多，严重时甚至不能平卧。来的时候气息低微、断续，咳吐黄痰，黏稠不爽，食欲不振，口渴喝温水，舌质红苔白，舌苔微黄腻，脉细数，重按无力。患者来门诊的时候病情非常重，我一开始建议她住院，让专科医生来治疗。但是患者表示只想开中药。几年前我给她治疗过一次别的病，当时效果不错，所以这次是专门来找我。这次来诊时患者痰很多且喜温饮，但是痰又是黄的，舌苔薄黄。我开方的时候非常纠结，后来犹豫再三，我开出来了一张方子，当时熟地黄用了45克，里面加了干姜、细辛、五味子，又加了一点黄芩。我对患者说，吃完3剂以后，如果有效，继续来找我，如果无效，你就需要找其他的医生看。没想到效果非常好。

在痰多的情况下用熟地，这个方法不是我的创造。在1984年第6期《上海中医药杂志》上，刊登了裘沛然老先生的一篇文章，题目是《从来此事最难知——兼论张熟地》。裘老在这篇文章里讲了一件事情，说有个张姓男患者，患咳嗽痰喘，病程已半年，遍尝中西药无效。后来这个患者到某一医生处求治，初诊患者主诉胸脘滞闷异常、腹胀、不思进食、咳嗽频作、咳痰难出、痰质清晰而粘。患者面容憔悴、精神委顿、舌上满布白腻苔、脉象沉缓。医生诊断是土虚湿盛、酿痰阻肺、肺失肃降、气机壅滞，进而影响了脾运之证。显然这个与我们现在理解的病因病机的概念是相符的，这样的诊断应该也是成立的。但是经过通阳运脾、温肺肃降、理气祛痰、燥湿畅中以后，病情反而在加重，患者已经失去了对治疗的信心。据患者自述，后来遇到了一位医生给他开了个方子，这个方子是熟地黄45克，当归30克，半夏茯苓各12克，陈皮、甘草各9克。这方子吃了3剂以后，胸闷已觉渐宽，颇思饮食，吃了7剂以后咳减喘轻、胃纳大香、痰化而痞胀尽消，后来仍照全方服了7剂，在第三次复诊的时候，患者说他已经开始上夜班工作了。这件事情引发了裘沛然先生对于医理的一些思考。他认为张景岳对于熟地这个药的理解之深和运用之妙，确实有突过前贤的成就。按照中医一般用药的常规，中满者忌甘草，更何况是用熟地。晚清有一些名医，即便是在没有痞闷胀满、胃纳不开的情况，用熟地几钱，还得配上几分砂仁炒拌同用，痞胀纳呆、痰多湿盛、苔厚的病例正是用熟地的禁忌证。然而实践为我们打开了这个禁区，也说明我们今天所了解的中医理论，恐怕有不少人为的和机械的东西禁锢了我们的思想，至少可以说只是管中窥豹、未见全貌。

很有意思的是，《上海中药杂志》登过这篇文章不久，又登出来一个"小豆腐块"文章，是安徽淮南的一位医生的小文章，他说《壶天散墨·从来此事最难知——兼论张熟地》一文，医理精良、易懂易读、验之有效、颇受教益。他遇到一位咳喘患者，面黄浮肿、精神萎靡、胸闷、动则咳嗽心悸、脘腹胀满、不思饮食、气逆不平、入夜更甚、舌淡红、苔白厚腻、脉濡缓，用健运脾胃、燥湿化痰、降气平喘、温肺肃降诸法罔效，后来效仿了裘沛然先生的处方，取得了很好的效果，希望多多刊登此类好文章云云。

我在复习文献的过程中，看到王孟英的《回春录》里面记载了一个医案，说张与之的母亲患痰多咳嗽，不能平卧已经很久了，平素从来不敢吃补药。王孟英搭过脉之后说这个情况非补不可，后来给大剂熟地黄，结果吃完了以后当天晚上就睡觉了，一饮而睡。张与之说："我的母亲已经17年都不能吃熟地了，你为什么还敢大剂量、频繁地给她用这个熟地？"王孟英说："脉细、痰咸、阴虚水泛非此不为功"。实际上类似的用法并不仅于以上的医家，近代医家张锡纯在他的《医学衷中参西录》里面也有一个类似的医案，说："邻村李蕴，年七旬，劳喘甚剧，十年未尝卧寝"，张锡纯每日给他熟地煎汤当茶饮，数日即安卧。患者安卧以后，"家人反惧甚，如此反常，恐非吉兆，而不知其病即愈也"。基于先贤这些医案的支持，让我对熟地黄在肺系疾病中的应用有了一些了解之后才会那么用，用完了以后确实觉得古人说得很真实。在我看到的文献里面，程门雪先生还有一个很有意思的经验，他说痰的味道如果是咸味的话，一般都需要给大剂量的熟地。

三、熟地黄在其他杂病中的应用

除了上面所说的，还有一些非常好的医案，帮助我们更全面的来理解熟地黄这个药。在《医学衷中参西录》里面记载，有一位侯先生的孩子，5岁，因为服凉泻之药太过，变成慢惊风了，同时这位患者又吐又泄、常常抽风、精神昏聩、目睛上泛，有危在顷刻之象。张锡纯先生给的方子是熟地黄二两，生山药一两，干姜、附子、肉桂各二钱，净萸肉、野台参各三钱，煎汤一杯半，徐徐温饮下，用完了以后，吐泻和瘰疬都停止了，精神也振奋了。张锡纯说《冯氏锦囊》里冯氏说熟地黄有大补肾中元气的说法，这个说法还是有道理的。阴者阳之守，血者气之配，熟地黄大能滋阴养血，大剂投之可以使阴血充足，人身元阳之气就不至于上脱下陷。另外有一个十四五岁的孩子，伤寒已过十余日，大便仍然滑泄不止，心下怔忡异常，经常觉得心慌，似有不能支持之状，脉至七至，按之不实，其他的医生都"辞，不治"。后来张锡纯给熟地黄、生山药、生杭芍各一两，滑石八钱，甘草五钱，煎汤一大碗，徐徐温饮下，也是尽剂而愈。

在回顾文献的过程中，注意到一些当代医家，在熟地的临床应用方面也颇有创见。山东中医学院的张志远先生在一篇文章里面回忆自己1958年在山东中医进修学校执教带领同学实习的时候，在门诊部见到了一位30岁左右的男子，这人头昏眼黑，视力下降已经近2年了。主诉西医检查是神经衰弱、血压偏低，症状是心慌气短、食欲不振、有时身上怕冷、腰痛腿痛、诊脉沉微无力、舌红苔薄白而干。当时给了桂附地黄丸，结果一开始有效，后来就开始进入一个停滞状态。张先生自陈在黔驴技穷之际，想起了张景岳所说的"补阴不利水，利水不补阴"的两句话，怀疑方中的泽泻和茯苓有淡肾伤阴之弊，后来想用其他的方子，但是又想不出来更好的，就单开了60克的熟地，又加了3克的砂仁用水煎服。没想到这方子吃了以后，患者的症状显著好转，血压也上升了，心慌气短、头晕眼黑的这些症状也基本解除了。他写这篇文章主要还是赞叹张氏学说确实是从临床中来的，不是一般的经验家所能够领会的。

在《新中医》1996年的第8期，刊登了朱建孝用大剂量熟地黄来治疗吐血的经验。还有医生重用熟地黄治疗癃闭的经验，在这我就不一一介绍了。

四、张景岳对熟地黄的运用及我的认识

张景岳运用熟地黄的熟练程度已经达到了炉火纯青的境界。在他所撰写的这《新方八阵》186首处方中含有熟地的就占了50首，在《本草正》里面讨论药物的性味功效的时候，介绍熟地黄的文字最多，有973个字来讨论熟地黄的功用。张景岳认为熟地黄气味精纯、善养真阴，可以大补血衰、滋培肾水。凡是"阴虚而神散者非熟地之守不足以聚之；阴虚而火升者，非熟地之重不足以

降之；阴虚而躁动者非熟地之静不足以镇之；阴虚而刚急者非熟地之甘不足以缓之"。在治疗的时候，"阴虚而水邪泛滥者，舍熟地何以自制，阴虚而真气散失者，舍熟地何以归源，阴虚而精血俱损，脂膏残薄者舍熟地何以厚肠胃"。而且尤有最玄最妙者，熟地加入散剂则能发汗，加入温剂就会回阳。他根据《内经》"精化为气"一语，进一步推出了"以阴生阳"这样一个道理，所以右归丸这一类补阳之剂也离不开熟地黄。从以上的这些医案、论述，我们可以看出，张景岳对于熟地的应用确实是独到而且开创性的，这是前代多数的医家所不可想象的。我自学医以来，曾经也看过张景岳的书，对于他的学问，我很喜欢、很仰慕，但是受教科书及陈修园等名家的影响，过去多年对他用那么多的熟地黄深为不解。陈修园也是一位很了不起的医家，但是现在看来，以陈修园的学识，他没有能够理解张景岳，所以他有一本书叫《景岳新方八阵砭》，专门批评张景岳。但是实际上从上述的这些医案来看，如果按照陈修园的治法，那么这些病就很难说有治疗上的突破。医道甚深，陈修园晚年说："愚老矣，学问与年俱进，以为难则非难，以为易则非易"。这个应该是他行医到老年的时候发出的心声。

最后我奉上本人的一个拙作：宅有娇妻郎自归，身有真阴阳自回。阴精所奉其人寿，阳秘乃固要在秘，补阳不秘终为害。千般内伤病，总在阴阳中，调治阴与阳，当和春与秋。

最后两句，"调治阴与阳，当和春与秋"，是我最近2年的理解。《黄帝内经》里面讲"春夏养阳，秋冬养阴"。慢性病调治的过程中，也需要注意春夏要治阳为主，秋冬要治阴为主。所以大剂量熟地黄的应用，应该是在秋冬的时候效果会更好一些。

五、互动问答

问题1：如何认识熟地黄的应用指征及剂量？

关于熟地黄的应用指征，在腹水方面，刘方柏教授有一个总结，我是很认可的。在内科病里面，我觉得要注意病史和脉法。第一，患者一般都是久病；第二，脉象在尺脉上一定有问题，要么弦急、要么细弱、要么浮大无根、要么搭上去感觉没有生机。关于熟地黄的剂量，一般常用的剂量可能是15克，20

克以内应该算是小量，超过 30 克，就应该算是大量。确实应该结合患者的体质，对于阴虚体质，毫无疑问的，我们可以用，但是对于一些久病的，虽然看起来是一个痰湿体质，但病机上存在真阴不足的情况，也是可以用的。生地和熟地我确实一起用过，当归六黄汤就是典型的生熟地同用。通常在这个时候，我想用熟地育阴，但是患者又有一些血热之象，想用生地，又觉得气味过于寒，而且又有阴虚的病机。说老实话，生地熟地同用的时候，我内心也很纠结，需要权衡剂量比例。

问题 2：患者舌苔厚腻的情况下是否可以应用熟地黄？

舌质红，苔厚腻的情况下大剂量用熟地，首先建立在患者久病的基础上，存在真阴不足的病机，在这个基础上，我会舍弃舌苔厚腻的这样一种表象。如果心里觉得还是不踏实、不妥帖的时候加入一些砂仁、鸡内金等健胃的药。

问题 3：肾阴肾阳同时亏损该如何处理？

在肾阴与肾阳同时亏损的时候，我的体会是在病情比较轻的时候，我会先扶阳，病情如果重的话，我会先补阴，"精者，身之本也"，久病、病重的时候往往伤及人身根本。补下启中这一法确实是在比较晚期的情况下才会用到，我也仍在学习的阶段。1990 年我在北京中医药大学读书的时候，就关注到了郑钦安的《医理真传》《医法圆通》《伤寒恒论》，当时觉得郑钦安非常了不起，他对我的影响很深。工作以后我逐渐地意识到，温阳的问题仅仅用辛温是不够的，辛温之外还有苦温、甘温，用法侧重各有不同。

问题 4：华南地区应用熟地黄是否合适？

华南地区气候湿热，但是我上文所述裘沛然先生治疗的那个病例是上海的一位患者，在这种真阴亏乏的情况下，应该是不受地域的限制的。

问题 5：大剂量应用熟地黄是否会滋腻碍胃？

在超过 30 克使用熟地，不管是 50 克、60 克还是 120 克，至少我的患者从来没有出现过纳呆的情况。少数患者可能在头两天有一些便溏的情况，患者便溏，但是不会觉得乏力。随着服药过程的延续，便溏会不药而愈。对于怎样用好熟地黄，我也是一个初学者，还需要继续学习、实践。

问题 6：如何认识中药量效关系的问题？

前面专家所讲的临床中用附子 180 克 / 剂，我临床没有用到过 180 克。这牵扯到中药的量效关系的问题：有可能会效果更好；还有一种可能性是当身体的吸收能力到达一个极限之后，你用再多的药，它已经进入一种平台状态，一种饱和状态；或者超过了人体的限度而不良反应全面显现。很多火神派的医案里面用附子的量非常大。我同样也在思考：这样的一种用法，人体到底能够吸收多少？在吸收不了的时候，那更多的可能是药物浪费和身体的负担，有没有这种可能性？是否会出现"壮火食气"而伤精耗气的局面？要回答这些问题，真正的可以解决临床问题的中药量效关系的研究就显得很迫切。

▶▶▶ **作者简介**

杨晨光，主任医师，硕士研究生导师。陕西省中医医院肿瘤科副主任。兼任中华中医药学会心身医学专业委员会常委、肿瘤分会委员，世界中医药学会联合会肿瘤经方治疗研究专业委员会副会长兼秘书长、肿瘤精准医学专业委员会副会长，中国医学气功学会常务理事，陕西省抗癌协会理事、中西整合医学专业委员会副主委，西安市中西医结合学会经方专业委员会副主委，西安欧美同学会生物医药专业委员会副主委。1995 年毕业于北京中医药大学中医系。此后长期从事中西医肿瘤临床及科研工作。2004—2005 年在法国地中海大学马赛医学院进行恶性肿瘤的临床研修并获法国临床肿瘤学深入培训证书（A.F.S.A.），2009 年取得法国地中海大学马赛医学院 PhD 博士学位，2016 年获国家中医药管理局第三批"全国优秀中医临床人才"称号。临床上倡导基于"命门学说"构建中医肿瘤防治体系，在肺癌、胰腺癌、乳腺癌、肾癌、膀胱癌等的中医治疗上有独到见解。

初探《伤寒论》方药煎服法及临床应用

　　《伤寒论》是中医学四大经典之一，书中确立的六经辨证体系已成为中医临床的典范，全书列方113首，精于选药，讲究配伍，主治明确，效验卓著，被后世誉之为"众方之祖"。其中98首为水煎汤剂，随之相应的方药煎服方法，也独具特色，为后世开了先河。清代徐灵胎在《医学源流论》中说："煎药之法，最宜深讲，药之效与不效，全在于此。方虽中病，而煎法失度，药必无效。"《伤寒论》较为详细地记载了六经辨治用药时许多特殊的煎服方法，起到助效减毒之功，至今仍经久不衰，被临床广泛应用。现枚举一二，并结合现代临床用药以作探讨。

一、《伤寒论》特殊煎服药

　　《伤寒论》处方精准，方证相应，大多煎煮一次，当天顿服或分2～3次服完，这与书中所治疗的外感病情变化快、演变的时间短有关，随着六经病证的转变发展，方、药、煎服法、将息和禁忌都要随之发生变化。

　　1. 先煎、久煎

　　《伤寒论》第35条："太阳病，头痛发热，身疼，腰痛，骨节疼痛，恶风，无汗而喘者，麻黄汤主之。

　　麻黄三两（去节）、桂枝二两（去皮）、甘草一两（炙）、杏仁七十个（去皮尖）。

　　右四味，以水九升，先煮麻黄，减二升，去上沫，内诸药，煮取二升半，去滓，温服八合。覆取微似汗，不须啜粥，余如桂枝法将息。"

　　关键词：先煮去沫，覆取微似汗。

　　在《伤寒论》中凡有麻黄者均提示先煎、久煎。按剂量折算，东汉时的1升相当于现在的200毫升，9升就是1800毫升，麻黄在1800毫升水中煎煮到1400毫升液体，再放入其他药物，继续煎煮到500毫升液体，以前用的是炭火煎药，所以说麻黄是先煎、久煎。张锡纯也指出："古方用麻黄，皆先将麻黄煮数沸吹之浮沫，然后纳他药，盖以其所浮之沫发性过烈，去之所以使其性归平和也"。可见麻黄先煎去沫之理，意在减低其悍烈之性，以免发生心烦。生麻黄发汗力强，久煎的目的是发挥麻黄发汗解表的功效，降低过度发汗，同时发挥其止咳平喘的功效。覆取微似汗，不须啜粥，防止过度发汗损伤阳气。

2. 小煎、徐徐冷咽服

《伤寒论》第313条："少阴病，咽中痛，半夏散及汤主之。

半夏（洗）、桂枝（去皮）、甘草（炙）。

右三味，等分，各别捣筛已，合治之，白饮和，服方寸匕，日三服。若不能服散者，以水一升，煎七沸，纳散两方寸匕，更煮三沸，下火，令小冷，少少咽之。"

关键词：煎七沸，下火令小冷，少少咽之。

先大火将水烧开，然后大火、小火交替，让水滚（沸腾）七次后，将散剂纳入，再大小火交替让水滚（沸腾）三次，停火让药液冷却，然后慢慢地一小口一小口地将药液咽下，让药物和咽喉病变部位接触时间延长，使药物直接作用于病变部位。《伤寒论》中除了少阴病咽痛证的药物是冷服外，其余均是温热服用。

3. 后下、顿服

《伤寒论》第207条："阳明病，不吐不下，心烦者，可与调胃承气汤。

甘草二两（炙）、芒硝半斤、大黄四两（清酒洗）。

右三味，切，以水三升，煮二物至一升，去滓，内芒硝，更上微火一二沸，温顿服之，以调胃气。"

关键词：去滓，内芒硝，温顿服之。

大黄、炙甘草纳入600毫升水中，煎煮到200毫升液体，再放入芒硝用小火稍微煎煮会，温顿服之。大黄煎煮时间较长，通腑作用明显减弱，但其清热作用仍存，后下之芒硝可通腑泄热，炙甘草可调和两者的峻猛药性，调和肠胃，承顺胃气，驱除肠胃积热，使胃气得和，气机相接，从而诸证均除。

4. 桂枝汤啜热粥法

《伤寒论》第12条："太阳中风，阳浮而阴弱，阳浮者，热自发；阴弱者，汗自出。啬啬恶寒，淅淅恶风，翕翕发热，鼻鸣干呕者，桂枝汤主之。

桂枝三两（去皮）、芍药三两、甘草二两（炙）、生姜三两（切）、大枣十二枚（擘）。

右五味，哎咀，以水七升，微火煮取三升，去滓，适寒温，服一升。服已须臾，啜热稀粥一升余，以助药力。温覆令一时许，遍身絷絷浆浆，微似有汗者益佳，不可令如水流漓，病必不除。若一服汗出病差，停后服，不必尽剂；若不汗，更服依前法；又不汗，后服小促其间，半日许，令三服尽。若病重者，一日一夜服，周时观之。服一剂尽，病症犹在者，更作服；若汗不出者，乃服至二三剂。禁生冷、粘滑、肉面、五辛、酒酪、臭恶等物。"

关键词：啜热稀粥，温覆，遍身微似有汗。

桂枝汤是《伤寒论》的第一方，主治太阳中风证，由于营气弱，汗出邪未尽出，所以啜热稀粥和温覆，以助药力，使邪随汗而解，但对汗出要求是微微汗出，若大汗出则会损伤阳气，使邪入里。同时提出服用药物时的禁忌事宜。所以如今所说的桂枝汤法应包含煎服法和禁忌事宜。其实在临床上使用的更多的是桂枝汤法，在平时使用过程中，桂枝汤虽然算起来是外感风寒，对人体有补益方，因为它主要治疗的是营气弱而导致的汗出，邪未尽。

5. 麻沸汤渍服法

《伤寒论》第154条："心下痞，按之濡，其脉关上浮者，大黄黄连泻心汤主之。

大黄二两，黄连一两。

右二味，以麻沸汤二升渍之，须臾，绞去滓。分温再服。"

关键词：沸汤渍之。

麻沸汤即沸水，汪益友曾说："麻沸汤者，熟汤也，其汤熟时，其面沸泡如麻，故云麻沸汤。"沸水浸渍药物，须臾去渣留汁。方中大黄、黄连均苦寒直折之品，气厚味重，方用麻沸汤浸渍须臾绞汁，是取其气之轻扬，不欲其味之重浊，取其气而不重其味，以利清上部无形邪热，消痞不致泻。

类似的服药方法，也应用在抵当汤（丸）之中。尽管目前抵当汤丸是类似中成药的方法，抵当汤和抵当汤丸功效是相似，抵当汤用的时候使用的是传统煎煮，而抵当丸是医生在出诊时，遇到病情危急来不及煎煮药物的时候，备急而用所做成一种类似丸药的抵当丸。紧急状况下，取适量放入沸水中，余一余，就像如今有些中成药按协定方先放在一起事先做好，当下煮沸，让患者服下，可以先缓解当下的急症，再送到诊所继续诊治。

6. 白饮和服法

《伤寒论》第 71 条："太阳病，发汗后，大汗出、胃中干，烦躁不得眠，欲得饮水者，少少与饮之，令胃气和则愈。若脉浮，小便不利，微热消渴者，五苓散主之。

猪苓十八铢（去皮）、泽泻一两六铢、白术十八铢、茯苓十八铢、桂枝（去皮）半两。

右五味，捣为散，以白饮和服方寸匕，日三服，多饮暖水，汗出愈，如法将息。"

关键词：白饮和服。

白饮即米汤，"患胃虚呕吐食及水者，用米斗二合，生姜汁一合，和服之"。(唐·孟难《食疗本草》书中所说之米汁大概即今之米汤。能治胃虚呕吐，水湿不利之证，与各汤和而服之，共奏化水行气、和胃止呕、涤痰清湿之功。此服法特点，在临床中均不可忽视。在临床上若遇患者素体脾胃亏虚，或服用中药后出现胃痛、胃胀等不适时，可建议患者煎药时加入大米或生姜片和服，起到缓解胃脘不适的作用，屡屡见效。

7. 随经穴开阖服药

人体的生命现象及生理活动都有一定的时间规律，祖国医学多用子午流注，即把十二地支作为计时单位，来观察人体某部即时的气血流经和灌注情况。其中地支配脏腑如下：子时属足少阳胆经，丑时属足厥阴肝经，寅时属手太阴肺经，卯时属手阳明大肠经，辰时属足阳明胃经，巳时属足太阴脾经，手少阴心经属午时，手太阳小肠经属未时，足太阳膀胱经属申时，足少阴肾经属酉时，手厥阴心包经属戌时，手少阳三焦经属亥时，十二时辰中，每个时辰相应的经穴开阖。为我们服药方法提供了一些有益的经验。

重视自然，天人相应的观念，也渗入《伤寒论》中的理法方药之中。如"太阳病，欲解时，从巳至未上"。又如：大承气汤证中有"日晡所发潮热"的特点，是由于阳明经气旺于申酉时，阳明热炽，逢其旺时而增剧，则发热有定时增高，如潮水之定时而至。再如："十枣汤证，外有风邪，内有悬饮之证，表解后，饮邪仍停聚胸胁，阻碍气机升降失常。可攻之，平旦服，黎明之时，阳气渐生，有助正气祛邪之机。"

二、现代煎服药方法的临床应用

在现代社会，人类健康疾病谱已经发生了变化，越来越多的疾病被纳入到慢病防治体系。临床中药处方少则 1 周，多则 2～4 周，药物的煎服方法会随个人的临床经验，各不相同。另外，药物研究的不断深入，促使中药的制剂和煎服方法也出现很大的变化。

1. 药物剂型

随着中医药的现代化发展，中药颗粒剂已被临床广泛应用。特殊药物的使用是否能与传统煎煮质量一致，一直让很多人存疑。比如，附子大剂量的使用问题。附子入药必须要进行炮制，使用剂量也因人而异。现代颗粒剂尽管也有炮制工艺，但其制备方法与传统水煎剂等炮制方法有一定的矛盾之处。在混合煎煮过程中，各种药物成分之间可能出现化学反应，甚至重新合成新的有效成分。反观现代颗粒剂却是没有这种情况，往往是将单味药材加工成颗粒状，物理性混合在一起成方。仅以热水冲烊后服用，是否会和传统煎煮药方产生的同样效果值得商榷，对临床疗效也会产生一定影响。

2. 药物剂量

药物的剂量也影响着煎煮要求的变化。仲景经方只煎一次，现今多一剂两煎，许多医家没有按照经方煎药方式，而直接将药量减少。有研究指出，若以经方一剂一煎计算，第一煎煮一次只能提取有效成分的 45%～50% 左右，现今习惯"一剂煎二次"，第 1 次提取有效成分的 45%～50% 左右；若将第一煎的药液倒出，再加入清水再煮，第 2 次还可以从药渣中将另 30%～45% 的有效成分溶解出来，总共是 75%（45%+30%）的药量，所以经方"一剂一煎"的有效成分为"一剂两煎"的 60%。所以"一剂一煎"相当于现在"一次治疗量"，与现在临床用药量相差不远。可能这也是如今颗粒剂研发的原因，现在首次煎煮后药物的有效成分最多是 50%，而颗粒剂却可以充分把这些药物提取出来。但是中药有升、降、浮、沉的药性特点，临床处方有君、臣、佐、使的配伍原则，传统中药的炮制和煎煮方法的精粹，现在中药颗粒剂还不能完全替代实现。所以，中药饮片处方只有在充分、合理的煎煮下才能充分发挥药效。

对于药性猛烈的药物，合理的煎煮方法可以缓和药性、减轻毒性，增加药物的临床适用性。比如，附子的用法用量，北方的医生比南方的医生体会更多，因为地域气候的差异，在北方，附子可以作为调味剂用于煮菜烧饭中，而在南方用的附子量较小，从 6 克、9 克开始，多则 15 克，用到 120 克的极少，超过药典推荐用量存有一定的风险，应该慎重。用药的原则还是应遵循中医"三因制宜"的原则进行，因时、因地、因人，根据人的体质、生长环境来用药。

3. 服药时间

（1）按药性给药

胃半排空时间约为 30 ～ 60 分钟，在胃半空的情况下，不仅可以防止药物苦寒败胃，又能降低胃内食物对药物的吸收的影响。因此，对于慢性病来说，服药时间为饭后半小时到 1 小时为佳。中医临床在使用一些清热解毒、软坚散结的药物时候，对胃或多或少有些损害，所以在服药的时候，按经验来说，提倡在饭后 1 小时服药，更容易吸收，也会减少胃内食物对药物吸收的影响。在一些药物可能对胃黏膜有所损伤时，建议在第二次煎煮取汁前 10 ～ 20 分钟，放入有健脾胃之效的粳米一把（一小撮）同煎，这样可以一定程度减轻药物对胃肠的刺激。

（2）配合"子午流注"规律给药

经穴开时，如潮之涨，气血当盛，正气充足，如外邪较重，邪正斗争激烈，症状就会明显地反映出来，如发热、疼痛、喘咳、泄泻等症均较明显，此时当以祛邪为主，临床行气、化瘀、导滞、化痰、开郁、散结、清热、泻火等法，均可选择应用。当然，即使在经开之时，亦有症状不显。大凡实症，通过脏腑定位，在其经开之时，宜泻其有余之邪，邪去正安，泻中自然寓补。经穴阖时，如潮之落，气血渐衰。虽有外邪，症状也不明显，临床应补益正气，扶正以祛邪，补气、养血、滋阴、助阳、调和脏腑等均为习用之法。大凡虚证，在经开之后一个时辰即可应用。

（3）按医家经验给药

在具体药物服用时间方面，临床医生根据所治病证，会有各自的经验体会。如治疗肿瘤患者合并的咳嗽，在排除肿块引起的刺激性咳嗽的情况下，外感咳嗽最为常见。若为风寒咳嗽，以止嗽散加减。服药时间上嘱患者在饭前半小时服用，会比饭后服用的效果更好。

可见，根据患者的体质、经穴的开合、医生的临床经验来决定患者的服药时间，个体化给药，将取得更好的疗效。学习经典提倡活学活用，善于取其意，而不必用全其药。在临床遣方用药上，我们要把握天人相应的整体观念，讲究"三因制宜"即因时、因地、因人制宜。

三、互动问答

问题1：如何把握附子的用量及药物煎煮问题？

附子的用量还是要根据患者的体质和病情，即使患者为土生土长的北方人，附子的剂量也要进行摸索。中医在使用一些毒性药物的时候，会考虑到药物会产生如对胃肠道刺激等不良反应，往往会用甘草和大枣进行调和的。比如，在四逆汤中，甘草就可以调和的附子毒性。在剂量方面，要根据患者的体质和用药经验进行斟酌加减，遇到特殊大剂量，存在风险的，要告知患者家属，共同探讨并签字知情同意，因为这是一种探索性的治疗。在煎药方法上，中药机器代煎并不能保持我们传统的一些煎服方法，有些地方是好的，有些地方是有欠缺的。对于需要久煎的药物，煎药机可以通过加压煎煮，促进有效成分析出，但是对于后下、不宜久煎的药物，煎药机的过度煎煮相对来说会一定程度降低药效。比如，芒硝后下，用水稍微煎服，才有通腑作用，经机器久煎之后，只剩下清热作用。若机器代煎的话还会存在人为的差异，比如，浸泡时间长短，煎药流程的规范性等。因此，临床上，还是建议患者自己煎药，对药物疗效可以把控。

问题2：颗粒剂和中药煎煮是否具有等效性？

首先，颗粒剂和中药煎煮产生化学共价键重新构建过程是完全不一样的。一个单味中药一旦做成颗粒剂，它的结构已经稳定下来，冲服的时候不一定能够产生化学反应。

另外，颗粒剂和传统煎煮中药之间等效性的客观评价是一个难点，尤其是在动物实验中。中医治疗的特点是辨证论治，核心处方经常会有加减变化，临床疗效就会产生变化。所以说颗粒剂的使用有待于探讨和研发。

问题3：机器煎药是否优于手工煎药？

机器煎的药和手工煎的药相比较，我认为手工煎的药更能发挥药物的特性。

服药的时间还是要根据患者的体质，我提出的经穴子午流注开合的时间，这方面可以进行临床探索和研究。饮片做成干粉剂和水煎剂，单味药是没有什么大的变化，但是如果把每类药的粉剂，合在一起的话，和水煎剂还是有很大差别的。饮片的粉剂混合在一起和药物通过煎煮的化学反应结构完全不一样，从现在的指纹图谱上可以反映出来。

两种煎煮法之间还存在浸泡时间的差异，机器煎药在药物比较多的时候，往往浸泡的时间不足，药物不能完全浸透，就直接煎煮的话，很多药性不能煎煮出来。同时，机器代煎大多是高压煎煮，时间约在 20 分钟左右，药液往往会多出来，浓缩工艺也需要进一步改进。

问题 4：中药服药时间如何界定？

西药服药的时间相对比较明确，通常在饭后半小时内服用完，中药往往主张患者在 1 小时左右服用。若遇到稍微晚一点的情况，比如超过一个半小时，我们会提醒患者服药前服用一些苏打饼干之类点心，减少对胃的刺激。散剂在中药中也很常用，和汤剂相比，作用力量更强，起效时间更短。运用散剂时多根据医家的临床经验区别运用

问题 5：如何看待民间偏方？

民间有一句顺口溜："一剂偏方气死名医"，很多真正的高手是藏于民间。但是，民间偏方的治疗往往存在区域局限性和人的局限性，可能在某一特定的时间，针对特定的病种，在天时、地利、人和的情况下，民间偏方确有疗效。这也是我们国家为什么要寻找民间有效偏方的意义所在。有人说《伤寒论》成书，只是借用了张仲景的名义，将当时各地医生的有效病例归纳总结。《伤寒论》中提出了一些病的可治和不治，比如一些晚期的严重的患者，说到一句"有尿者生，无尿者死"，很多都是民间医生临床经验汇总起来。高手在民间是存在的，我们学院派缺少的是临床实践，民间派靠的是传承。

附医案二则

周某某，女，53 岁。主诉：进行性吞咽困难一月余，加重三天。

现病史：患者一个月前无明显诱因出现吞咽困难，伴进食后呛咳、梗阻感。

查胸部 CT 示：食管中下段 MT 可能大，纵膈多发淋巴结，建议胃镜检查。近三日以来，吞咽困难持续性、进行性加重，伴无法进食，前来就诊。

一诊：吞咽受阻，食入即吐，泛吐涎沫，色白量多，反酸嗳气，胁肋不适，胸骨后钝痛。神疲乏力，时有低热，饮食不下，夜寐欠安，大便 1 日 / 次，量少，质软成形。神色少神，面色晦暗；形体消瘦；声音嘶哑；舌象：舌质干色红，苔薄腻；脉象：细弦。

中医诊断为噎膈；辨证证型为痰气交阻夹瘀证；西医诊断为食管占位。

治则：祛痰降逆，理气化瘀。

方药：理气化结汤加减。

枸橘梨 36 克、八月札 15 克、地龙 9 克、天龙 9 克、急性子 27 克

路路通 30 克、红藤 30 克、菝葜 30 克、半枝莲 30 克、夏枯草 12 克

降香 9 克、旋复花 15 克、生半夏 15 克、瓦楞子 30 克、玉竹 15 克

枸杞子 15 克、天花粉 30 克、大枣 15 克、川楝子 12 克、鸡内金 12 克

（中草药水煎服，日一剂，150 ~ 300 毫升，每次 20 ~ 30 毫升，少量多次频服）

二诊：服药 7 剂后，患者吞咽受限较前改善，进食流质，食后偶有呃逆、呕吐，仍有泛吐白沫，量较前明显减少，自觉症状稍有缓解。

体征：面色欠华，舌淡红，苔白稍腻，脉濡细。补充病史：胃镜病理为（食道）鳞状细胞癌，分化较差。

中医诊断为噎膈；辨证证型为痰气交阻证；西医诊断为食管恶性肿瘤、鳞癌。

治则：降气化痰。

方药：旋覆代赭汤加减。前方加代赭石 30 克，党参 15 克，续服 7 剂。

嘱：二煎时加大米一把，以缓解胃脘不适的作用。

三诊：服药 14 剂后，患者吞咽受限较前明显改善，食后无呕吐，晨起时吐少量白色黏液痰涎，余症状较前均有改善。舌质淡红，边有齿印，苔根部稍腻，脉濡滑，诊为噎膈（痰气交阻，脾气亏虚证）治以健脾理气，化痰散结。方用旋覆代赭汤合四君子汤加减。前方党参加至 30 克，另加白术 12 克、茯苓 15 克，续服 7 剂，饮食可以半流质为主，余嘱托同前。

按语：食管癌属中医学中"噎膈"等范畴，多以进行性、持续性吞咽困难为主症，如《素问·至真要大论》所言"鬲咽不通，饮食不下，舌本强，食则呕"。

其基本病机为气滞、痰凝、血瘀相互交结，阻于食道而致其狭窄。据本案证候特点，四诊合参，明察虚实，辨为痰气交阻夹瘀证。治以扶正祛邪相结合：祛邪以理气化痰，消肿散结为主；扶正以益气健脾，滋阴生津相合。按急则治其标的原则处理，本方在辨证论治的同时注重饮食调护，药物服法，患者有呕吐、反酸之症，遵《伤寒论》白饮和服法，患胃虚呕吐食及水者，用米斗二合……和服之，能治胃虚呕吐，水湿不利之证，与各汤和而服之，共奏化水行气、和胃止呕、涤痰清湿之功。

卫某，女，49岁。因确诊右肺下叶腺癌一年余，伴胸闷、气促一周就诊。行胸部 CT 平扫示：右肺下叶结节（大小 1.7 cm×1.3 cm）伴纵隔及左肺门淋巴结肿大，考虑恶性病变可能。行支气管镜检查病理：（右侧气管旁淋巴结）纤维及淋巴组织见低分化癌浸润/转移，倾向腺癌。EGFR：21（+）。先后与口服吉非替尼、奥西替尼治疗，2 天前查超声：右锁骨上淋巴结肿大。右侧胸腔积液、心包积液。为进一步诊治至我院门诊。

刻诊：咳嗽少痰，咳声低弱，胸闷气短，心悸怔忡，动则更甚，神疲乏力，头面、眼睑浮肿，自汗，恶风，腰膝酸痛，食欲如常，夜寐欠佳，夜尿频多 3～4 次，大便溏 2～3 次/日，舌淡红苔薄白，脉沉细。

西医诊断：支气管肺癌、原发性、周围型、右肺下叶，腺癌，C–T1N3M1a Ⅳ期。

中医诊断：肺积（肺脾肾虚，邪毒内蕴，水饮内停）。

中医治则：益气健脾补肾，清热解毒祛邪，温阳化气利水。

方药：防己黄芪汤合葶苈大枣泻肺汤加减。

生黄芪 30 克、生白术 30 克、防己 15 克、石上柏 30 克

蛇舌草 30 克、土茯苓 30 克、夏枯草 12 克、山慈菇 12 克

猫人参 30 克、防风 9 克、川椒目 15 克、葶苈子 30 克

大枣 15 克、猪苓 30 克、桂枝 6 克、桑寄生 15 克

杜仲 12 克、绞股蓝 30 克、瓜蒌皮 15 克、北秫米 12 克

（嘱平旦服，建议患者家庭低流量吸氧治疗）。

药后患者胸闷气促、乏力自汗较前稍缓解，头面、眼睑浮肿较前改善。

按语：本病属于中医学"肺积"范畴，肺为五脏之华盖，外邪入侵，肺先受之，邪气阻滞，则肺失宣肃，痰浊内生，正虚邪恋，久病必瘀，痰瘀互结，胶着于

肺，而成积块。本案患者胸腔积液、心包积液皆属于中医之饮证，由于肺失通调，脾失转输，肾失温煦，三焦气化不利，湿毒、痰饮内停，而致饮停胸邪、淫浸心包。《金匮要略》谓之"悬饮""支饮""饮后水流在胁下，咳唾引痛，谓之悬饮。" 又云"支饮不得息，葶苈大枣泻肺汤主之"。故方中以葶苈子泻肺平喘，合大枣补益脾气，培土制水，猫人参利水渗湿兼抗肿瘤。共助利水逐饮之功。佐以桂枝助阳化气，经腠理排除外邪；猪苓淡渗利湿，利水而不伤阴，两药相合，上宣下消，因势利导，嘱患者平旦服。《黄帝内经·灵枢·顺气一日分为四时》云："人与天地相参，与日月相应""夫百病者，多以旦慧、昼安、夕加、夜甚"。黎明之时，阳气渐生，有助正气祛邪之机，寅时气血肺经流注，借气血盛衰开阖之机，因势利导，给予泄肺利水药，分脏腑经络治疗提高疗效。

▶▶▶ **作者简介**

李和根，博士生导师，上海中医药大学附属龙华医院肿瘤科主任，上海市中医药领军人才，第三批全国名老中医药专家学术继承班学员。任世界中医药联合会中医肿瘤经方专业委员会副会长，中华中医药学会肿瘤分会副主任委员，中华中医药学会精准医学分会副主任委员，中国中医肿瘤防治联盟副主席，世界中医药联合会中医肿瘤外治法专业委员会副会长，上海中医药学会肿瘤分会主任委员等职务。

师从"国医大师"刘嘉湘教授，是"国医大师"刘嘉湘教授工作室骨干，长期从事中医药对恶性肿瘤的防治、科研工作。擅长于运用中医综合治疗方法及中西医结合方法治疗各种恶性肿瘤及其并发症；在肺癌、胃癌、肠癌、脑瘤、乳腺癌等各种常见恶性肿瘤的术后复发、转移及晚期患者延长生存期，提高生活质量等方面有丰富的临床经验。参加"七五"至"十一五"国家攻关项目及国家中医药管理局、上海市科委、上海市卫生局等多项科研项目，发表论文60余篇；获得国家教育部提名二等奖、上海市科技进步奖一等奖各级奖项9次，参与新药研发2项。

我用经方这半年

◆ 王三虎

一、桂枝汤

大家知道桂枝汤是《伤寒杂病论》第一方，药味非常简单，只有五味药，但是，桂枝甘草扶阳，芍药甘草养阴，所以桂枝汤仅五味药就有滋阴和阳、调和营卫的作用，号称"滋阴和阳第一方"，它的作用历代医家都用得很多。我碰到这样一个病例，是一位中年女性，她一来就说我是寒证，症状多得很，用过附子30克、干姜30克，仍然解决不了问题。在这种情况下，我想，她的寒象并不是非常突出，是她的一种主观感觉（或他人误导），用附子、干姜等温热药不行的情况下，我们应该改弦易辙，重换思路。通过我问诊、望诊，发现她确实是怕冷，但是这种怕冷，我们叫恶寒，恶寒和恶风，差别比较小，桂枝汤虽然写的是恶风，实际上，我觉得恶寒是恶风的重症，她也有自汗，那么多的症状，在多种方法不行的情况下，明显温阳不行的情况下，我就采取了执简驭繁的方法，用了桂枝汤：桂枝、芍药、甘草、大枣、生姜五味药，用来调和阴阳调和营卫。结果不出所料，获得了医患双方都皆大欢喜的效果，大约用了十剂药。

二、桂枝甘草龙骨牡蛎汤

我用桂枝甘草龙骨牡蛎汤治疗阳虚烦躁。张仲景在讲桂枝甘草龙骨牡蛎汤的时候讲"因烧针烦躁者"，我们现在看来就是心阳虚的烦躁。你看这个"烦"字，本来它就有火字旁，从"烦"和"躁"来说呢，以烦为主，多半是热引起的，热令人烦已经成为我们中医的共识。但是阳虚烦躁也存在。张仲景的桂枝甘草龙骨牡蛎汤就是非常确切的方剂，也提示了这样一个证候的存在。有个老太太就是以烦躁为主症，半年了在旁处用多种方法治疗都不行。她的症状非常单纯，为什么效果不好？我经过反复地考虑，认为主要还是舌淡脉弱，尽管在这种情况下我们可以开茯神、珍珠母等安神之药，但我想，她本来舌淡脉弱就提示心阳虚了，这种烦躁就是心阳虚的烦躁。我们只开了四味药：桂枝、甘草、龙骨、牡蛎。先吃 5 剂，效果非常明显。用四味非常简单的药，那药价几乎便宜得出奇，这么简单、便宜的药治好已经半年的阳虚烦躁，这是经方的胜利。

三、小建中汤

记得我在南京中医药大学上研究生的时候，翻译了日本杂志上的文章，并在国内杂志上发表，其中有一篇叫"小建中汤治遗尿"。我觉得这个思路就比较好，尽管张仲景没有说小建中汤可以治遗尿，但是日本有人用了，这给我留下很深印象。这也是我在《经方各科临床新用与探索》这本书中提到的内容。有个小女孩体弱多病，经常找我看病，但是都没提遗尿。近半年来遗尿成了主要症状。我们也用过一些覆盆子、金樱子、桑螵蛸等补肾缩尿的药。一方面这个小孩用药不能多，1 剂、2 剂，她总是和我讨价还价；另一方面，治疗效果也不明显。我考虑到她体弱多病，面黄声音低弱，当然舌头是淡的，脉是弱的，我就想起了小建中汤。这个小建中汤的饴糖没办法开，药房不提供，我就跟小孩母亲说到超市买麦芽糖，麦芽糖任意吃，加小建中汤。就这样，两个月过去了，她母亲的反应用一句文言语讲就是，"一日不可离此君"，说遗尿倒是治好了，这小姑娘其他药都不吃了，只吃麦芽糖。不管怎么说，小建中汤治遗尿，在日本人的基础上，我也有了自己的验证，为小建中汤的应用开辟了新思路。其实小建中汤的用处很多，我记得条文是："虚劳里急，悸，衄，腹中痛，梦失精，四肢酸疼，手足烦热，咽干口燥，小建中汤主之。"既有腹中痛，又有梦失精等，也是在桂枝汤滋阴和阳、调和营卫思路的基础上建立的另一种思路，疾病复杂，症状繁多，在很难抓住一个非常特殊的病机，症状又不太重的时候，我想用桂枝汤、小建中汤的思路，不失为一个方法。

四、半夏散及汤

作为一个肿瘤科医生，经常遇到因放疗而引起口干的病例，且非常难治。西医就认为是放疗破坏了唾液腺，不分泌唾液了，当然口干。我们一般看舌红、少津，也认为是阴虚。阴虚对中医来说不算什么难题，问题就是，诊断容易取效难，我们也可以说你这病本来就是长期的。但是长此以往，总不是个事。尤其是有一天来了个患者，我觉得他虽然舌红少津，但是红的程度不明显，而且时间也长，我一改往日滋阴生津利咽的方法，用半夏散及汤。在《我的经方我的梦》中我也讲过，半夏散及汤是治疗寒凝咽喉引起咽痛的方剂，那么它对这一种口干是不是也起作用？也就是对于这个患者来说，他不是典型的阴虚口干，但是也很难找出他有阳虚，如小便清长、大便溏薄、怕冷等表现，但他就是口干，我想当我们滋阴到一定程度的时候，阳气不能布达、津液不能上承，也是一个非常重要的思路。恰恰这个患者多多少少具备了这方面的可能性，所以我一改往日的滋阴，就用了半夏散及汤：半夏、桂枝、甘草，也取得了初步的效果，至少没有不良反应，患者觉得有效。五苓散治疗口渴就用了桂枝使津液布散，所以用半夏散及汤治疗鼻咽癌放疗后的口干，也开辟了一个新的方式。

五、桂枝加葛根汤

我用乌梅丸治疗慢性腹泻已经成常规了。湖南有一个小伙子说他腹泻2年，治疗效果不佳，找我看病，我二话不说就是乌梅丸。用了一两个月后，十去五六。再继续用，他又来时说效果不如从前了，我通过望诊、问诊，发现他说腹泻虽然好了一些，但是还是一天几次，他还容易感冒，我们改变思路，从桂枝加葛根汤入手。张仲景虽然原文中讲"太阳病，项背强几几，反汗出恶风者，桂枝加葛根汤主之。"这虽是原文，但事实上，桂枝汤既有滋阴和阳、调和营卫作用，也有治疗腹泻的作用，桂枝加葛根汤也是桂枝汤的作用，当然葛根的升清阳作用也不能忽略。为什么桂枝汤也能治腹泻呢？这就要说到太阳病的内涵。我在不同场合讲到，张仲景继承了《内经》六经的思路，但是他继承或者说强调的是足经，比如太阳病，他主要强调的是足太阳膀胱经的病变，忽略了手太阳小肠经的病变。事实上，既然是太阳病，就有可能是小肠经的病变。小肠经和膀胱经同为诸经之藩篱。张仲景自己也说："风伤于前，寒伤于后"，实际上风寒共同侵入人体，既有我们现在常规认为的从肌表而入，也有直接侵犯小肠导致腹泻的先例，或者说实际上就存在。有一种病叫"胃肠感冒"，这是大家都知道的事实，但是内科教材不讲，张仲景没有讲，事实上它就是太阳病的另一种形式，即手太阳小肠经的病变，病位在小肠。我们用桂枝汤，桂枝走肠胃，生姜、大枣、炙甘草，哪一个不是走肠胃的？小建中汤，其中的建中就是治肠胃的，甚至以肠为主。所以我说，在这种情况下，我们用桂枝加葛根汤治腹泻是有充分的理论依据的。给这个小伙开了二十天的药，一剂药也就十块钱。父子两个从湖南几百里路，来回往返，那花的钱绝对不止二百块钱。为了证明我们的思路方法正确，绝对不能加药，但是有个前提，五天以后要给我反馈。结果五天以后如期电话来了，收到了我们预料之中的效果。这也就是说，同一个病，在不同阶段，我们一开始用乌梅丸，之后用桂枝加葛根汤，都有一定的理论依据。

六、小柴胡汤

有一位徐女士，56 岁，她来找我诊治的时候比较痛苦，咳嗽 1 年，日轻夜重，她的咳嗽以刚入睡和夜半发作比较重，其他时候虽然发作但是没有那么重，而且咳嗽时失眠烦躁，问诊问出她有些头晕、偶尔也有胁疼，还有尿失禁，咳则尿失禁，泡沫样白痰，背冷、颈部发痒，舌红苔薄白，脉滑。这个患者一来就有前提的，1 年多治不好，我想我们这个时候贸然开方子，那很容易，取效就难了，所以我问得也是非常详细，然后反复探讨这究竟是什么病，不要求开的方子多快，而要求我们的根据充分。看看她的病历，以前也有其他医师开射干麻黄汤、小青龙汤等时方、经方，没有效。这个时候我就说，咳嗽可是小柴胡汤的或然证之一。既然这样，辨证属于少阳风火上扰，肺气不宣。因为她有背冷、白痰，所以我觉得伴有痰饮，用张仲景的话说就是："心下有留饮，其人背寒冷如掌大"。这种咳嗽，既有风火的因素，也有痰饮的因素。如果风火属热，痰饮属寒的话，就有寒热并见的情况，虽然不太突出，但都存在。这就不是简单的热证、寒证、实证、虚证了。考虑到张仲景小柴胡汤证明确将咳嗽作为可以出现的症状之一，所以我就用小柴胡汤和苓桂术甘汤合方，加了龙骨、牡蛎，一方面患者有烦躁、失眠，可以用柴胡龙牡汤；另一方面，龙骨、牡蛎本身就有一定的止咳平喘作用。我也说开 5 剂看看效果，这个方子也是很普通的：柴胡 12 克、黄芩 12 克、半夏 12 克、生姜 24 克、党参 15 克、炙甘草 12 克、大枣 30 克、茯苓 30 克、白术 12 克、桂枝 12 克、生龙骨 30 克、生牡蛎 30 克，是用农本方颗粒剂冲服的方法。我跟患者讲，我用的是一个比较特殊的方法，有效无效都能理解。为什么呢？不能老走旧路啊，走旧路不行还不如我闯一下新路子。5 天以后，她来了，喜笑颜开，诸症大减。这充分证明经方真是神奇，尤其是小柴胡汤的或然证，值得我们学习、重视。但是现在她说喉痒还是存在，我就在原方中加蝉蜕 12 克。当我们对这个病例感兴趣的时候，我翻阅她的病历时发现，2011 年 12 月，该女士曾因为双侧颈淋巴结肿大找我治疗，我还是用的小柴胡汤加减，结果 7 剂药就治好了。从这个证据说明，体质与证型的关系是相对恒定的，也就是说，她是少阳体质的话，她得的病往往就在这方面体现，我临床上往往从这方面入手。我在临床上看到，有很多患者隔了几年不来看病，再来看时还是原先的病机，包括我常用的独活寄生汤、半夏泻心汤等都有这个特点。

七、软肝利胆汤

有一句话叫"无独有偶"，就在我们对小柴胡汤治疗咳嗽获效而感到兴奋之时，又来了个吴女士，58 岁，安徽人，她要求复查，我一看，原先的病历为"胰腺癌术后"，现在实际上是不到 2 年，查原案她是 2014 年 5 月 22 日以胰腺癌术后 1 月为主诉找我看病的，她丈夫在柳州工作，所以她在这里跟我治疗了 1 年时间。因为当时她的胆囊与部分十二指肠同时切除，实际上是胰腺癌已经波及周围的脏器，但她不化疗，要求中医治疗。我就用我自拟的治疗肝、胆、胰肿瘤的一个基本方——软肝利胆汤为基础，前后治疗 1 年，因为没什么症状她就回去了。她在家里待了 7 个月，前几天又来了，要求复查。复查的结果是：不但没有任何不适，影像学和肿瘤标志物检查都没有异常。所以我认为经方给了我很多。我的软肝利胆汤就是在小柴胡汤的基础上得来的，小柴胡汤可以治疗肝、胆、胰的肿瘤，因为小柴胡汤的或然证就有胁下痞硬。黄疸可以用小柴胡汤，胁下痞硬可以用小柴胡汤，加上小柴胡汤寒热并用、扶正祛邪、升清降浊、疏肝和胃等，基本上符合我对肝胆胰大多数肿瘤病机的认识，当然张仲景原方是"胁下痞硬者，去大枣加牡蛎"。软肝利胆汤组成是柴胡 12 克、黄芩 12 克、法半夏 12 克、人参 12 克、田基黄 30 克、垂盆草 30 克、丹参 20 克、鳖甲 20 克、生牡蛎 30 克、夏枯草 20 克、山慈菇 12 克、土贝母 12 克、元胡 12 克、姜黄 12 克、甘草 6 克。具有软肝利胆、化痰解毒、扶正祛邪、软坚散结的作用。她手术后近 2 年来没有复发转移，我们觉得效果是非常好的，与中医治疗密不可分。

八、大柴胡汤

褚老，70 有余，肺癌术后复发，放、化疗过程中我用自拟肺癌主方海白冬合汤加减进退近 3 年，目黑诸症均减，形如常人，唯胸痛不减，深以为苦。虽用多种止痛方法，包括张仲景专治胸痛而我们屡用屡效的拳参 30 克，仍无寸效。考虑胸痛连胁而大便干结，乃大柴胡汤证，乃改弦易辙，用经方开辟另一种思路。柴胡 30 克、黄芩 12 克、半夏 18 克、枳实 30 克、白芍 60 克、大黄 12 克、当归 30 克、川芎 30 克、荆芥 12 克、防风 20 克、甘草 20 克、生晒参 12 克、生姜 6 片、大枣 12 枚。因我月底要回西安，对其中柴胡量大心存牵挂，但考虑到君药不大不行，担当总是要的，乃用上方。7 剂效不显，受方再 7 剂，今日诉疼痛减轻，几年来终见转机，经方之助我，太多太多。

九、柴苓汤和苏叶黄连汤

多年来我常用小柴胡汤、五苓散加苏叶黄连汤治疗肾衰竭。1980 年前后，我中专毕业实习的时候，我的老师用了小柴胡汤使尿素氮降低，喜形于色，给我留下了深刻的印象。小柴胡汤和解少阳功能众所周知，实际上被忽略的是其疏利三焦的功能。正如我前边说的，张仲景强调了足经、足少阳胆经，所以我们往往把小柴胡汤局限到了胆经，忽略了手少阳三焦经。小柴胡汤实际上就是疏利三焦的处方。同时加上五苓散，五苓散也是化气行水、疏利三焦的。这样落实到肾衰、尿毒症，毒素排不出去，我们中医叫关格，在这种情况下就是清浊相混、胃失和降，传统用苏叶黄连汤升清降浊。我大约是以这三个方子为基础的。以前在我们县上治疗过急性肾衰竭（简称"肾衰"），最近有个患者已经在我这里治疗 1 年了。这个患者是糖尿病、高血压引起的肾衰，在需要透析的前期，正好家属碰上我了，不想透析，我说不想透析可以用中药治。结果治疗 1 年来，效果非常好，患者不需要来，只需要家属来开药。还有好几个病例都是肾功能衰竭，这中间有时候我也加一些药材，如黄芪、当归，这也参考了一些杂志认为其能消尿蛋白，消尿中红细胞；有时还用土茯苓排浊，大部分病例都加了大黄、牡蛎、蒲公英，也是现代研究认为它们能促使肠中毒素的排出。不管怎么说，我们还是有病、有证、有法、有方而取效的。

十、黄连阿胶汤

用黄连阿胶汤治疗失眠是我的强项，不胜枚举，出奇制胜。因为一般人说你这没有酸枣仁、柏子仁等竟然效果这么好？我说张仲景就是这样用的，只不过是其他人不常用而已。失眠属心经有火非常常见，现在我再说黄连阿胶汤治疗失眠就没有意思了，之所以现在说的原因是我们到一定程度后，看问题就应该复杂一点了。有一个患者失眠多年，尤其是在这 1 年几乎不能睡觉的情况下，吃了我开的一个月的黄连阿胶汤加味，效果非常好。黄连阿胶汤治疗失眠不值得欣赏，不值得那么兴奋，问题在于这个患者我给她加了桂枝、甘草，至少当时要么有心悸，要么就是脉弱，我还是在阴虚火旺的基础上看出了心阳虚的一种表现，或者说我们也应该想到火热不仅仅是伤阴，也伤阳，也伤气。《金匮要略》谓："心气不足，吐血衄血，泻心汤主之"。这其实就是张仲景在强调，吐血衄血我们看到热容易，看到热邪迫血妄行的同时，伤了心气，伤了心阳就不那么容易了。我看到了这一点后，才能使黄连阿胶汤用得长久，不然不等这个问题解决，那个问题又出现了。这也是多年临床使我养成的思路。当然了，作为初学者，热就认为是热，阴虚就是阴虚，诊病到了一定阶段，看问题就不能那么单纯了，这也说明疾病的复杂性。

十一、三物黄芩汤

在《金匮要略》中，千金苇茎汤、近效术附汤等，都是在宋代医家整理《金匮要略》的时候加进去的。宋代的医家早就已经认识到，张仲景经方固然魅力无穷，但学术也有发展。比如，三物黄芩汤就是在妇人病篇提出产后用三物黄芩汤，而我没有把它用于产后，我是觉得三物黄芩汤配伍非常巧妙：黄芩、生地黄、苦参。尤其是黄芩这味药，不仅能清实热，能清湿热，能清血热，还能清虚热，它的作用牵扯的面比较广，适用于很多慢性病，尤其是大肠癌的血中热毒、大肠热毒，阴液又伤又有湿的情况，再加生地黄、苦参，两两相对，滋阴而不助湿，燥湿而不伤阴，非常好的三味药。有一位 50 多岁的女士，带她妈来看病，一进门她妈就说："我的病就是你治好的。"她妈患的是阴道癌，希望通过中药来治疗。说实话，作为一个肿瘤科的医生，某某人说病是我治好的，已经不能引起我太大的兴奋，因为这是应该的。我们这么大的基数，治好几个癌症，也就不足为奇，所以我就没有问她是什么病，用的什么方法。结果上月底，我要回西安的时候，她来开药，说 7 剂药不够，我说我只能开 7 剂，她说用她的卡能不能开，我一看她的病历，才发现这个病例太有说服力了。什么病呢，白血病，急性非淋巴细胞白血病 M3 型，她是化疗了三次，主动拒绝化疗，我问为什么，她说她目力所及的都化下去了，人都不在了，她就坚决不化疗了。2008 年她在网络上找到我。她的病历本上有我写的两个病历记录，第一次是因为三次化疗气血两虚，我用的是八珍汤，半年以后还有一个方子，我是以三物黄芩汤和八珍汤合方。不管怎么说，这个人没有再用其他药，化疗只进行了三次，病治好了，而且这几年已经正常的工作了，我觉得这个病例非常有说服力，也是经方给我带来的成就感。

十二、小续命汤

小续命汤一般认为出自《千金方》。我出过一本书叫《120 首千金方研究》，就是因为六千多首千金方，真正被我们应用的也不过十来首。我们应该把最优秀的拿出来，而不应该将它束之高阁。而应用最广泛的十来首千金方中就有小续命汤。当时我就用它治疗中风。我觉得中医已由一个极端走向另一个极端。中风受风，天经地义，虽然后来出现了瘀血学说，但是我们说中风非风，一点风都没有，矫枉过正了吧。我认为，中风是存在风的。我有两个病例能说明问题。一个是河南一名刚退休的患者，他辗转南北很多年，工作劳累，风尘仆仆，所以得了一个半身抽搐的病，久治无效。他通过我女儿找到我。我还没见着人，就收到了他自己写的一大沓病历。等他找到我看病的时候，我说不用多说，你这病历我都知道了，你说你最主要不舒服的是什么，你这么十二三个病名罗列在这里，我怎么治，如果我把你这个过程听完我也不知道怎么治了，你跟我说你最主要的是什么问题。他说最主要的是抽搐。我说你这就是中风了，当然他还有好多症状都能用风来解释，我想这都不是重点了。我说这就是风邪，风为百病之长，患者这么多病都与风有关，我们如果不抓住风这个百病之长，我们就流散无穷，就用小续命汤。方用附子，附子通十二经；黄芩泻火，风火相煽，灭火就能祛风，这就是古人组方的奥妙。这个人用了一个月以后效果非常明显。大约过了四五个月后，这个月来复诊了，症状十去八九。这就是我说的，我们不仅要学张仲景的经方，晋唐时期乃至以后的方剂我们也要选出一些有经方性质的，发扬光大。

▶▶▶ **作者简介**

王三虎，医学博士，陕西省名中医、广西名中医。曾任第四军医大学教授，现为深圳宝安中医院特聘专家、西安市中医院首席中医肿瘤专家、淄博市特聘中医肿瘤专家、渭南市中心医院中医专家。兼任世界中医联合会肿瘤经方治疗专业委员会副会长、欧洲经方学会顾问、瑞士华人中医学会顾问、美国加州中医药大学博士生导师等学术职务。先后招收、培养硕士研究生、师带徒100多人。多年来坚持理论与实践结合，继承与创新并重的治学观，提出了"燥湿相混致癌论""寒热胶结致癌论""人参抗癌论""把根留住抗癌论""肺癌可从肺痿论治""风邪入里成瘤说"等新论点。许多观点上大报、进教材、入指南。年诊国内外患者2万人次。共发表论文230余篇，主编、参编书籍30余部，其中5本专著畅销。近年多次在国内外成功举办经方抗癌学习班。2017年获"最具影响力中医人奖。"中医在线"经方抗癌"系列课程也被评为2017"中医十大好书好课"。2018年获陕西杰出名中医奖。已在西安、渭南、深圳、淄博、台州、佳木斯等地设立经方抗癌工作站（室）。

肿瘤中医临床面临的几个问题思考

◆ 齐元富

一、肿瘤发病的因、果关系

中医病因病机学强调在病因的作用下，机体的脏腑功能紊乱，气、血运行失常或淤阻不通，瘀血、痰浊阻滞，结聚于机体的局部，久而成积。所以，当发生肿瘤时，除可看到或者检查到积块外，还可看到相应的症状表现，比如瘀血症、气逆气滞症等。

但意外的是，我们临床上经常看到，很多所谓的健康人，即没有任何不适症状的"正常人"，通过健康查体查出了肿瘤。甚至肿瘤长到很大，已经发生了转移，还没有出现中医的症状。针对这样的患者，我们就无法用中医病因病机进行合理的解释和辨析。

临床还可看到，初发无症状的很多患者，随着肿瘤的进展、恶化，才渐次出现了各种不适表现，才渐渐表现出了中医的证候，才可用中医的病机而分析和概括。

对于上述两种情况，我们不免会想到，先有肿瘤之病再有中医之证，还有先有中医之证再有肿瘤的问题。亦即是肿瘤发生发展引起了中医症状，还是因为中医的病因病机的影响引起了肿瘤发生。这种困惑，增加了我们临床辨治的难度，甚至可以上升到理论问题。

如果先有肿瘤这个病，因病的发展变化影响而出现了中医的证的话，则肿瘤是本，中医是标，中医治疗谈不上治本之说；如果非要强调中医病因病机的作用，则怎么来解释"健康人"突然发生肿瘤的现象？并且随着健康查体的广泛进展，越来越多地发现了"健康者"的肿瘤问题。

二、整体与局部的关系

整体观是中医的基本体系之一，整体观强调人与环境的统一性，人体自身组织器官的统一性。把疾病的发生，强调从全身与全局分析，治疗上因此强调全身调节，驱除邪气及致病因素，恢复脏腑气血功能，达到阴阳平衡。

从整体观念出发，是我们内科治疗肿瘤的根本点，我们的辨证论治思想，就是在此前提指导下展开的。但这种从大处着眼，重整体而轻局部、忽视或轻视局部病灶的思辨方式，在肿瘤临床上，遇到了很多的挑战，并越来越为我们认识到。

临床上常常看到，早期的肿瘤并没有全身表现，甚至没有任何症状。还有那些原发灶得到根治，数年后有远处偶发转移的小肿瘤，亦看不到患者的不适主诉。对于这种患者，积极采取措施，实施局部治疗，去除癌灶，疾病就达到了根治目的。越来越多的临床实践证实了局部治疗的有效性和重要性，可见局部观是不能忽视的。它与整体观对应，从而决定着疾病的发展变化，以及治疗的有效与否。

中医古代的外科，就非常重视局部的问题，特别是疮疡、瘘管、瘰疬及体表肿块的治疗上，创造了许多外治法，包括各种局部用药物，如拔毒膏、药线引流、挂线法等，取得了很好的疗效，疮疡外科曾经是我们中医的一个优势。但因为中医本身发展的局限性，在内科大多数内脏疾病或肿瘤上，中医的局部观未被重视或被忽视、忽略，以至于过分强调整体治疗，甚至批评现代医学的局部观——头痛医头，脚痛医脚，使局部病灶得不到有效的处置，相应的有效手段和措施也未得到发现与发展。

好在现代医疗技术为我们提供了很多有效的局部治疗方法。在中医理论指导下，正确辨识整体与局部的关系，积极配合手术、放疗、射频、粒子植入等方法，努力消除局部病灶，使临床疗效得到提高。甚至，可以运用某些中药提取物如华蟾素、鸦胆子油注射液，进行局部注射以消除体表肿块，或者在影像引导下注入深部病灶处发挥治疗作用。还有如膀胱癌灌注华蟾素等也有很好的疗效。

在认识整体与局部的关系上，有两个问题容易引起理解混乱。

一是整体的表象掩盖或干扰了局部矛盾：比如，肺脏局部的癌灶是痰浊，但患者还有慢性胆囊炎、慢性胃炎，表现为气滞气逆、湿热内阻。从整体上可能会得出一个气滞气逆、湿热内阻、痰浊是肿瘤病机的假象，从而有可能导致治疗用药的不对证甚至药证不复，导致对肿瘤辨证的混乱，达不到对肿瘤的治疗作用。或者换个角度讲，肺癌患者表现的是咳嗽、咳痰，但其胆囊炎表现出的则是恶心、厌油腻。如果我们不注意辨识，把两个疾病的症状，笼统地概括为肺癌的病机，则肯定会影响到对癌症用药的疗效。

二是整体观思想指导下的中医论治，看起来是"药达病所"，实际上其作用范围和目标似乎含糊不清甚至充满歧义。说它是强调整体，但具体辨证时却是针对某脏某腑在气在血在阴在阳而进行的。例如，某病证是气虚邪聚，则中药的补气药物，可直接到达该脏腑以补气；邪毒、痰浊结聚于某脏腑，去邪化痰药则亦于该处发挥的效应。更有引经药，引导治疗药物到达病所。这些又特别像是所谓的局部治疗，或者甚至又像现代医学的"靶向治疗"。这种抽象的中医概念，转来转去容易让西医工作者无所适从，摸不着头脑。

三、辨证与辨病的关系

辨病与辨证都是认识疾病的过程。辨病即是对疾病的辨析，以确定疾病的诊断为目的，从而为治疗提供依据；辨证是对证候的辨析，以确定证候的原因、性质和病位为目的，从而根据证来确立治法，据法处方以治疗疾病。辨病与辨证都是以患者的临床表现为依据，区别在于一为确诊疾病，一为确立证候。

对于肿瘤患者来讲，显然辨病辨证都是重要的。辨病辨证结合来进行论治，才能提高疗效。如果单纯地强调辨证论治，容易脱离靶标，抓不住肿瘤这个主要矛盾，或者矛盾的主要方面。例如，对于肺癌的咳嗽，不谈肺癌而只论咳嗽，则很难区别与肺癌咳嗽与肺结核咳嗽的不同，甚至他们可以表现为一样的"气阴两虚"的病机，这样用同样的益气养阴药治疗，肯定会得不到良好的治疗效果。辨病论治肿瘤，则可以紧扣肿瘤这个矛盾，既考虑到肿瘤病的存在，又考虑到其病理变化及症状、体征的交织，从而在用药上，更有针对性和目的性。辨病的核心就是肿瘤的存在、论治的过程，应该根据中药药理的结论有所选择。辨病让我们把目标对准了肿瘤，但需要辨证来调节视角让目标更清晰；换言之辨证让我们锁定了攻击目标，但需要辨病来准确地引导方向。

四、传统药性与现代药理的关系

中药药理是运用现代的科技手段分析中药所含有的有效成分，探明该中药发挥临床作用的机理。而中药的药性是药材的性质，包括四气五味，归经等特性，根据传统的药性理论用药，是中医辨证论治在治疗上的准确体现。传统的中医临床，包括中医肿瘤临床也一直遵循这样的原则而进行。但现代肿瘤临床上，基于对肿瘤本质的认识，以及现代中药药理研究的广泛展开，从已知的抗肿瘤中草药加以选择而用于临床的治疗，在实践中广泛存在。应正确认识和评价根据现代药理用药的问题。

中药复方是多靶点效应（抗肿瘤、免疫促进与增强、抗炎消肿止痛、升白保护骨髓、止吐等），多靶点的治疗本身就是一个综合治疗，所以，这种用药方法有可能有助于提高疗效。但明显的不足之处就是有效成分可能达不到治疗浓度，因此，临床医生往往容易通过增加药物用量来追求更好的疗效。这样做的后果有可能疗效增加了，但同时不良反应也明显增多。

辨病要求我们注重药理作用，辨证则要求我们要以中药药性理论为原则。

传统药性与现代药理存在着辨证统一的关系。药理是对药性的延伸与深化，而药性是药理的基础与根本。例如，现代药理颠覆了一些传统认识。中医大补药人参，传统药性认为是补益元气，扶正以去邪气，本身没有直接去邪作用。但药理研究其主要成分人参皂苷 Rg3 有直接抗肿瘤作用，可直接抑制肿瘤血管生成。其代谢产物人参皂苷 Rh2 抗肿瘤效应尤胜于前者，除了直接抑制肿瘤细胞、诱导分化癌细胞的作用，还能抗浸润、抗转移、增强人体免疫力、对化疗药有增效减毒作用、并抗致癌物质的致癌作用。再如薏苡仁，传统是健脾渗湿药，现在研究其主要成分薏苡仁酯能直接抑制肿瘤细胞增殖，诱导宫颈癌细胞凋亡，还有放射增敏作用。这些药理研究成果提示我们，扶正不但不留邪，有些药物还可以抗邪。特别是人参，在晚期患者体质虚弱的时候使用，就有可能达到扶正与去邪、增强免疫及抗肿瘤同时发挥作用的效果。其他还有真菌类药物如茯苓、猪苓、灵芝等，它们并非去邪或者是补益药，传统药性上，并不用于癥瘕积聚的治疗。根据现在的药理研究，这些药恰恰可能对肿瘤治疗有益。

而相反，有些药物根据传统药性，可以用于癥瘕积聚等的治疗，如活血化瘀药，其不少药物如莪术、郁金、三棱等也有良好的抗肿瘤效应，但实际临床应用，结合其抗凝抗血小板促纤溶等复杂的药理作用及现代肿瘤学的知识，遣药组方却受到了很大限制。我们临床工作中，不能不考虑活血化瘀药可能对肿瘤出血的促进作用，对于肝癌、胃癌、肺癌等容易出血的患者，活血加重出血的负面作用是经常看到的。更加重要的是，在当前把抗肿瘤血管形成作为肿瘤治疗的最新靶点的时候，我们用改善血运、血供的活血化瘀药物治疗肿瘤，会否适得其反，走向新的误区？同时，前期某些研究发现，活血化瘀有可能对肿瘤转移产生促进作用，我们临床应用时，能不多一分顾忌？

总之，我们应该结合中药的药性理论，并认真掌握中药药理的最新研究成果，将二者有机地结合起来，服务于肿瘤临床，才能获得更有效的收益，为患者病情的控制带来更多的希望。

五、肿瘤中医治疗规范化问题

中医规范化治疗非常紧迫。目前存在的问题就是太过个性化，甚至随意化。每个临床肿瘤中医医生都有自己的一套论治经验，整个行业，没有在个性经验基础上的升华，大家各自为政，自己做自己的，无法做到行业整体水平的提高，也就更无法多中心协作，总结出更优秀的方案。

曾经有的专业委员会推出过中医肿瘤辨治原则，但因为认识的差异，远远无法形成共识，使得临床推广不力，得不到临床医生的遵循和坚守，以致形同虚设。这关键的因素，还是因为中医倡导的"辨证论治、因人而异"特性使然。每个肿瘤临床中医医生的临床经历和经验都可能有不同，凝聚共识有相当大的难度，但我们不能不为。只有凝聚了共识，才能制定出规范，才能在行业内推广与应用，才能在临床应用中取得更多的证据来支持。

中医作为我国的医疗特色，中西医结合治疗肿瘤这么多年我们现在仍拿不出在国际有力度、有深度，凝聚了共识的多中心协作科研成果，让人感觉惭愧。我们说中医有多好的疗效，中医甚至比西医有优势，那我们的成果在哪里？大样本的规范化研究的病例在哪里？为什么我们的肿瘤诊疗规范里面，没有中医的东西？

关于规范化治疗，要求有肿瘤专业知识的培训，临床辨治能力的提高，多中心协作与共识的达成，从而得到更多的循证医学证据。

在具体内容上,根据不同分期患者的疾病特点,结合患者的病机及体质状况,以中医为主,或者配合现代医学的治疗方法,来找出治疗规律。Ⅰ期肿瘤患者通常不需要化疗,可单纯通过术后的中医药扶正培本、抗瘤攻毒,达到促进康复、恢复机体功能,预防复发的治疗目的。Ⅱ、Ⅲ、Ⅳ期肿瘤患者,中医可以参与到整个综合治疗过程中去,在规范化治疗的基础上,配合中医药,促进患者康复。

中医药治疗周期需要多久?不可能一直服下去。是治疗1年、3年、5年,还是更长时间的治疗?中医药治疗肿瘤的规范方案,是否还应纳入其他的中医治疗方法?比如,外用膏药、针灸、推拿等。如果采取,其应用时机如何把握?

总之,我们应学习借鉴现代医学的研究方法,在肿瘤治疗上形成共识,个性中找出共性,并将共性的东西提升为一个高度,融入中医的平台中,一代一代,推动中医肿瘤治疗的发展和进步。

六、中医疗效评价问题

中医药治疗肿瘤,在疗效及其评价上,一直存在很多的争议。到目前仍没有一个被中医界广泛认可,并被主流医学所承认的标准。

我们临床曾经的疗效标准,就是症状的改善。患者症状减轻或消失,我们就认为有效,甚至认为治愈了。后来引入了近期客观疗效的评价(CR、PR、NC、PD)。但对中医来说,这是个强有力的挑战。以致挑战了这么多年,我们所看到的仅靠中医药治疗达到 CR、PR 的患者仍然是少见的,因此,甚至被西医同行质疑疗效。随着临床研究对生命质量评价(QOL)再次重视,通过提高生活质量,改善症状,而让患者获益,被重新认识为是一种疗效的体现。中医可以在这方面发挥出更有效的作用,创造出其客观有效性。

目前中医界一直在酝酿制定中医药治疗肿瘤的疗效标准,这个标准应不同于西医的以瘤体大小的改变为主要依据,而是更着重于患者生命质量,以及在此前提下的生存延长及肿瘤缓解。应根据肿瘤的不同分期,以确定生活质量、生存时间和瘤体变化在疗效评定中的不同占重。在项目比重中以生活质量和调整生存时间为主,瘤体反应性为次。强调对主观指标的疗效判断实行量化,以不同计分反映不同症状体征的变化程度,最后按主次与程度联合量化累计记分评定疗效。这样制定的标准可能更客观、更规范,成为具有相对意义上的金标准,具有更大的真实性和实用价值。

七、肿瘤中医治疗的伦理问题

中医药适用于临床肿瘤治疗的各个阶段，但中医中药并非万能。单纯中医药治疗并不能解决所有问题，过分强调中医的有效性，甚至妄言以中药代替化疗和西医治疗，将导致患者治疗的延误，甚至出现更大的问题。因此，应积极运用手术、放射治疗、化学药物治疗、靶向与生物治疗等手段，将中医药、手术、放疗、化疗等相结合，积极应用综合治疗的手段。如果一味强调中医药的重要性，盲目扩大中医药适应证，不仅有可能给患者带来很大伤害，还会使肿瘤治疗造成混乱，对于中医学术发展也是十分不利的。

随着规范化治疗要求的推广及临床路径的确立，中医肿瘤临床一方面会面临医保、政策等法律上的劫持；另一方面也会面临一些其他困扰。

八、其他

古为今用的冲突与考量。

中医倡导古方今用，从而可以领略先人及传统方药对肿瘤临床的指导作用。仲景的很多方药，如大黄䗪虫丸、鳖甲煎丸、桂枝茯苓丸在我们今天的肿瘤治疗中仍有很大的魅力，犀黄丸、牛黄醒消丸、小金丹等，对治疗乳腺癌、胃癌、胰腺癌等，仍发挥着积极的治疗作用，这显然是很可贵的。但同时冲突也是接踵而来，如传统理论认为积块是瘀血导致的，无瘀不成积。肿瘤患者常有瘀血症存在，比如，舌质青紫、刺痛、肌肤甲错、舌下脉络瘀曲，甚至形成了血栓。但活血化瘀治疗，又是把双刃剑，即可能有利于肿瘤治疗，亦有可能导致病情加重，促进出血、促进肿瘤生长和转移。

九、思考

1. 中医药的优势在哪里？

所谓的优势，应该是指明显居于优越地位，超过其他的方法，从而发挥关键作用。那中医药在肿瘤治疗中的优势表现在哪些方面？所谓的化放疗的增效减毒是吗？所谓的术后调补是吗？这应该都不是，我们需要深入思考。

2. 在现代医学飞速发展的今天，在肿瘤研究成果日新月异的现在，我们应认真去学习医学的进步，我们的时代早已不是古人时代，我们面对的疾病也不是古人的疾病。我们肿瘤科所接触到的患者，都是诊断非常明确的各种肿瘤疾病，而不是古人的咳嗽、胁痛、便血、尿血。我们用古人治疗可能是非肿瘤的处方，去治疗现代医学的肿瘤这个疾病，无论从理论还是从临床考虑，都会有是否符合临床、符合病情需要的顾虑，我们的药、证果真相符吗？

3. 金代易水学派创始人张元素尝谓："运气不齐，古今异轨，古方今病，不相能也"。这一观点推动了明清温病学派的萌起、发展并上升为理论，不仅活跃了当时的学术氛围，提高了临床实践水平，同时也启迪了后学，开拓了思路，形成了温病学。今天我们针对肿瘤这个特别"新"的病，这个古代中医较少认识或认识不充分的病，就需要我们开拓思维，去创新、去成就、去思考、去进步。

4. 我们应该凝聚、坚守达成的学术共识，一代一代积累我们的研究成果和心血，叠加先人的共识和成就。经过几代或若干代的发展，升上一层新台阶，达到一个新高度，从而让我们肿瘤事业一个台阶一个台阶地稳步向前提高。我们除了继承仲景的学术思想和经验，同样也要掌握现代医学的新知识和研究成果，古今并用，推动我们的中医肿瘤临床和学术的发展与腾飞。

病案：

尹某，女，70岁。2014年10月22日初诊。主诉进食噎塞三个月余，曾在当地医院行胃镜检查并活检，病理示食管鳞状细胞癌，胸部CT强化扫描食管壁增厚，右肺小结节、左侧胸膜增厚，纵隔淋巴结肿大。患者及家属恐惧化疗、放疗，而求中医治疗。患者老年女性，面色晦暗无华，消瘦，不能进固体食物，能进软食，伴有恶心呕吐、胃脘灼热、呃气上逆、吐大量黏涎、大便偏干、舌质淡红、舌苔黄厚腻、脉弦滑。辨证属噎膈，痰热蕴结、胃气逆乱。治以清热豁痰，降逆消积。药用柴胡15克、蚤休15克、煅瓦楞子45克、海螵蛸30克、青礞石45克、厚朴15克、黄连12克、佛手30克、青皮12克、威灵仙30克、半枝莲12克、玄参30克、仙鹤草30克、生甘草12克。水煎服，嘱浓煎少饮，服一个月。次月复诊，诉述吞咽梗阻逐渐好转，咳吐黏涎明显减少，呃气变少，胃脘灼热感缓解。察其脉仍滑，黄腻苔减轻，遂于上方中加鱼腥草30克、银花15克、全瓜蒌15克，以进一步加强清热泻火、宽胸化痰之功。并加服中成药鸦胆子油口服液以抗肿瘤。续服 2 个月后再诊，诸症均明显减轻，体重增加 3 公斤，患者及家属大为宽慰。其后，始终坚持以原方为主加减化裁，先后加入红豆杉 30 克、石见穿 30 克、瓜蒌皮 30 克、佛手 30 克、合欢皮 30 克、陈皮 15 克、制半夏 12 克、制南星 9 克、八月札 30 克、生地 15 克、白前 24 克、前胡 24 克、炒莱菔子 30 克等，患者病情一直处于可控状态。患者平均 2 ～ 3 个月复诊一次，至 2019 年 5 年随访，患者如常人，进食通畅，偶有呃气、反流，体重稳定。本病例完全为中医药治疗，疗效明显、达到了良好的治疗目的。

▶▶▶ 作者简介

齐元富，男，主任医师，二级教授，博士研究生导师。现任山东中医药大学附属医院内科主任兼肿瘤科主任，兼任中华中医药学会肿瘤分会常务委员、世界中医药学会联合会肿瘤经方治疗研究专业委员会副主委、中国老年学学会老年肿瘤专业委员会委员、中国中西医结合学会肿瘤专业委员会委员、山东中医药学会副会长、山东省医学会肿瘤专业委员会委员，山东中西医结合学会肿瘤专业委员会主任委员，山东中医药学会肿瘤专业委员会名誉主任委员等。1999—2000 年曾赴日研修肿瘤的介入治疗，2006 年获国家中医药管理局"优秀中医临床人才"称号。

恶性肿瘤中医药治疗的点滴思考

◆ 贺用和

一、恶性肿瘤概述

恶性肿瘤包括癌和肉瘤两个部分，这是从西医的概念上讲，它是在多种致瘤致癌因素的作用下，某一个器官组织局部细胞异常增生和分化而形成的一种新生物，而恶性肿瘤的侵袭和转移才是其本质的体现。其最大的危害是局部的病变扩张成全身性的多灶性、弥漫性分布的疾病，进而危及器官的功能，危及生命，导致死亡。所以中医药治疗肿瘤一定要把西医的恶性肿瘤的概念明确。目前中医药治疗恶性肿瘤应用的方法和历代文献所学的东西还是有些差别，恶性肿瘤会是历代医籍讲到疑似疾病吗？也会探讨到古代相关的疾病是否就是我们现代所讲的恶性肿瘤。

二、癥积病证论治概述

历代的文献有提到，如《黄帝内经》提到的"息贲、癥瘕、积聚、肥气、伏梁、石瘕、肠覃、瘕结"等，类似于肿瘤的疾病，之后历代古代的医籍也提到"乳岩、茧唇、舌菌、失荣、肾岩翻花、噎膈、反胃"等病名，而且系统的从中医角度对病因、病机、治疗方法、处方用药做了系统详细的认识，如《医宗必读·积聚》提到了："积之成也，正气不足，而后邪气踞之""壮人无积，虚人则有之"，包括《诸病源候论》中也提到了"积聚者，由阴阳不和，腑脏虚弱，受于风邪，搏受于腑脏之气所为也"，这是非常经典的论述。归纳起来目前形成的肿瘤成因的基本认识有正气不足、脏腑功能失调导致的邪毒乘虚而入，入之经络、脏腑，进而导致气血功能障碍，最后形成几大病理产物：气滞、血瘀、痰凝，也有提到毒聚等，这几大病理产物相互胶结，日久就形成了积聚肿瘤。

个人认为这几大病理产物可以从寒化，也可以从热化，这就形成了后来的两派的理论、治疗方法的分别和差异。现在总的治疗原则，中医讲的是辨证论治、整体治疗。具体一点就是扶正和驱邪两个方面，扶正讲的是补益、培本，从气血、阴阳及脏腑的虚损之处补起来。驱邪讲的是行气导滞、活血化瘀、化痰祛痰、软坚散结、以毒攻毒，还有温化法、寒凉清解法。经典的驱邪大法，在《内经》中也提到了"坚者削之、留者攻之、结者散之、客者除之"，很多药物的针对性就出来了。还有著名的金元四大家之一张元素在《活法机要》提到"故治积者，当先养正则积自消，邪正盛衰，固宜祥审"，明代李中梓《医宗必读》提到的："初中末之三法不可不讲也。初者，病邪初起，正气尚强，邪气尚浅，则任受攻；中者，受病渐久，邪气较深，正气较弱，任受且攻且补；末者，病魔经久，邪气侵凌，正气消残，则任受补"。

三、癥积传统理论的再认识

其实除了上述中医病名可能包括恶性肿瘤疾病外，还有许多病症可能和肿瘤相关：各种血证（鼻血、咯血、呕血、尿血、大便带血、崩漏、紫癜等）、水肿、臌胀、疼痛、骨折、黄疸、消瘦、发热、中风、恶疮、腹泻、便秘，等等。传统理论和临床实践目前还是有一定的局限性，我们只是从中医的理论谈到了肿瘤的"积"的特性，而且目前也是依据这个思路，按照之前归纳的病理来认识肿瘤，但是这和恶性肿瘤是否完全一致，还是有一定的疑问。个人认为我们现在从中医对肿瘤根本特征的认识，包括对其侵袭和转移的认识还不够。

最近十余年我也一直在思考这个问题，包括其他的研究对中医理论有哪些帮助，但都不是很成熟，而且一直想了解某脏某腑的气滞、痰浊、瘀血是通过何种途径到达他脏他腑而危害身体。举个例子，现在做活血化瘀抗肿瘤转移的研究，很多人各个层面都做了，但是反过来想这个命题还是从西医的方法和思维来命题的，而从中医思维来说，活血化瘀抗肿瘤转移，也就是说瘀血是肿瘤转移的原因，而瘀血本就是肿瘤的成因和病机，有些论述涉嫌中西医概念混淆，层次不清。最重要的是：瘀血是如何从某一脏某一腑转移到别脏别腑？通过哪一途径？并未得到基于中医理论体系的合理分析解答。

四、恶性肿瘤转移和恶性肿瘤内风病机证治

肿瘤的机体在邪胜正虚，积块渐渐形成的同时，因阴阳不和而导致内风生成，随着积块逐渐长大，内风也是在增长，这会引起肝风内动，内风势涨失控。而肝与内风皆喜兼挟，而且多变、多化、多动，内风容易与肿瘤积聚之邪相合，肝风内动之后，挟痰、挟毒、挟瘀流窜全身的脏腑经络，当流窜到气血阴阳失调的脏腑，则痰毒瘀停滞于内，而形成新的积块，如果兼挟的毒、瘀血、气滞流窜到肺就是肺转移，流窜到肝就是肝转移，流窜到脑就是脑转移，流窜到经络、肌骨、皮毛形成淋巴转移、骨转移、皮下转移等。正气愈失而邪气愈盛，风邪就愈强盛，导致肿瘤的广泛转移，机体衰败至极，因此，个人形成结论，恶性肿瘤的转移，从中医上讲是以经络作为传变通路，以痰瘀、毒聚作为转移形成的病理因素，以内风旋动、肝风内动作为转移的动因，最根本的原因是人体脏腑气血阴阳的失调。既然内风暗旋、肝风内动是恶性肿瘤转移的中医病理机制，那么，肿瘤转移的中医治疗大法就是祛风熄风、疏肝调肝，所以祛风熄风药、疏肝调肝药也是恶性肿瘤辨证用药中的重要组成部分。恶性肿瘤的中医治疗，就应该是在现有辨证论治基础上加用祛风熄风、疏肝调肝之药，以平息内动之风邪，预防和控制恶性肿瘤的转移。

2005 年、2006 年总结思索之后，查阅文献，写了几篇文章，其中一篇是关于内风的临床应用和概论。内风不只应用在感冒和中风这一领域，其应用在哮喘和心脏病的发作及很多急症的方面都有一定的研究和发展，同时也对恶性肿瘤转移的临床、理论、治疗的文献资料都进行了系统的收集和整理。基于多年的临床及业内的理论，最后整理出恶性肿瘤与内风的理论。

五、恶性肿瘤中医辨证辨病论治、整体治疗及现代研究

恶性肿瘤流行病学显示，50 ～ 70 岁是高危人群，这类人群伴随多种老年慢性疾病，如糖尿病、高血压、冠心病、脑梗死、关节炎、慢性肾病、消化道疾病、肥胖、神经或精神类疾病等。基于这个观点，个人还是强调辨证论治及

整体治疗。患癌患者除了癌之外还有其他的不适、兼症、兼病，所以治疗癌瘤但又不限于此，因为患者整体疾病病理状态的改变，整个病症的缓解，生活质量的提高，才是我们最终的目标。所以强调的结果是多病同治，在我们中医的处方可以反映出来，这也正是中医药学特色。

恶性肿瘤的现代研究是60—70年代开始的，当时很多西医同道、老前辈，包括中医界的元老，参与了国内肿瘤高发区的食道癌、肝癌、鼻咽癌调研工作，同时开展了中药阻断癌前病变的工作。从80年代之后，结合现代医学的方法和技术开展了更多的工作，包括肿瘤放疗、化疗、不良反应的大规模中医药防治研究、肿瘤扶正培本的治则研究、中医药治疗常见肿瘤的临床疗效研究、中医药抗肿瘤转移的研究、肿瘤的针刺灸法治疗和气功治疗、肿瘤的中医整体护理、肿瘤康复研究等，中国中医科学院所属中药研究所当年也做了数百味中药抗肿瘤的基础研究，更重要的是中医药治疗恶性肿瘤的规范化研究等，也形成了一些原则、方法和措施。

对传统中成药方如西黄丸、梅花点舌丹、片仔癀等，还有其他单味中药抗肿瘤作用进行了验证，产生了多种中药抗癌制剂，现在有健脾益肾颗粒、贞芪扶正胶囊、参一胶囊、肺瘤平膏、华蟾素注射液、华蟾素片、金龙胶囊、复方斑蝥胶囊、肝复乐胶囊、平消片、消癌平、槐耳颗粒、参莲胶囊、康莱特注射液、艾迪注射液、复方苦参碱注射液等广泛应用于临床，取得了显著的社会效应。但是目前还是存在问题，很多人已经提出来，近20～30年来现代肿瘤学理论、技术、方法发展得非常迅速，利用现代的物理学、化学、数学、信息技术、生物学、基因工程、免疫学、分子生物学、蛋白质组学、分子靶向治疗、微创治疗，包括外科手术的理念等，都有了显著的提高，相对而言中医药治疗肿瘤的理论缺乏创新，进步缓慢，主要表现在对恶性肿瘤本质的认识不够。前面也说我们还在沿用癥积的病理：气滞血瘀、痰浊痰饮内停、毒热蕴结、正气亏损等。多年来除了个人偏方不一样、用药经验有差异之外，其实根本还是在这个圈子内。因为区域交通因素、经济不平衡原因和技术限制（没有现代实验室技术、病理学技术、影像学技术等），古代医家没有认识到现今所谓恶性肿瘤的最重要特征：癌细胞的无限增殖、侵袭和转移而形成新的转移瘤体。中医理论讲究理法方药一致性，理论继承创新上的不足，导致多年来并没有产生新的治则法则，肯定也无法带动处方用药方面出现崭新的东西。之前提到的新药物，疗效并没有明显的提升，这也直接影响了中医中药的发展。

将以往中医药治疗积症的方法用在治疗恶性肿瘤转移的研究和治疗上，其实是换汤不换药，同样的方法只是换个词而已。肿瘤的转移本来就是恶性肿瘤这个大概念里面的一部分，所以肿瘤转移治疗要从中医整体概念治疗肿瘤思考才对，中医中药抗肿瘤转移命题涉嫌讨巧。也很少有几家中医药研究机构立题时全面系统把相关中医药学的理论解释清晰，都是基于符合西医肿瘤学的思维原理、方法学或实验设计、统计学等，所以中医理论体系的继承完整性还是有缺陷。近 20 ～ 30 年来临床和科研方面观察的东西，还是强调一病一方或一药一法的研究，而大家都知道一个肿瘤患者的治疗并不是一药或者一方能解决的，这就脱离了中医理论体系的精髓部分，也就是整体和辩证的观点。临床医生处方用药也比较随意：有的基于实验研究结论；还有效仿欧美植物医学的研究方法；要么寒凉清解过度；要么倡导大剂温化等。这些现象从中医体系来讲，是中医特色的丢失。要避免出现废医存药现象。很多科研项目，就是用各种现代的医学技术和实验数据来说明和解释中医中药，每次都在追求现代医学实验的新指标，实际上处方都没换，只是指标换了。缺乏在保持中医特色的基础上发展中医诊断治疗的开放创新性研究。很多课题重复设计，不断变换新的观察指标。临床上还有一种情况，多种中西药合用，或者多种抗肿瘤中成药的连用，也是影响了各自疗效的评价，甚至可能产生不良反应。

中国中医科学院广安门医院肿瘤科牵头的肿瘤中医药治疗规范，包括了疗效评价，已经在国际上发布。个人觉得正好赶上国家发展时机，应该充分利用国家大力发展和扶持中医药事业这个良好机遇，加强中医肿瘤学的基础理论的研究，结合恶性肿瘤的本质特征探讨肿瘤以及转移的中医病理机制，综合历代医学家的思想，鼓励理论创新，国家支持丰富或发展肿瘤的中医辨证治疗的体系，按照中医药理论规律设计各级各层次肿瘤课题，突出中医特色，避免简单化，避免急功近利，避免完全照搬和模仿现代医学的科研模式。重视中医临床思维和技能的培养。帮助年轻人学好中医，课题设计要严谨，可操作性强，要切实地反映中医药的疗效。积极发展中西医结合肿瘤事业，发展植物医学、植物药学，但是传统的中医药的理论和实践还是要大量的继承和发展。

六、恶性肿瘤的中医情志心理调治及其他

要重视研究中医的情志因素致病和防病治病。其实西方心理学在肿瘤治疗方面研究比较多，一直在发展，而中医领域最近也在提，也在做中医心理学、中医情志医学、心身医学等，这是很重要的工作。因为在肿瘤的形成方面，历代医家也有相关的论述。《黄帝内经·灵枢·百病始生》中岐伯说："卒然外中于寒，若内伤于忧怒，则气上逆，气上逆则六输不通，湿气不行，凝血蕴裹而不散，津液涩渗，着而不去，则积皆成矣""忧思伤心，愤怒伤肝"，《黄帝内经·素问·通评虚实论》也说："隔塞闭绝，上下不通，则暴忧之病也"，《黄帝内经·素问·上膈》中："岐伯曰：喜怒不适，食饮不节，寒温不时，则寒汁流于肠中。流于肠中则虫寒，虫寒则积聚"，元代朱震亨的《格致余论》中也提到："忧怒抑郁，朝夕积累，脾气消阻，肝气积逆，遂成隐核…名曰乳核"，明代张景岳的《景岳全书》中也提到："噎膈一证，必以忧愁、思虑、积劳、积郁，或酒色过度耗损而成""反胃…或因七情郁竭中气，总之无非内伤之甚，致损胃气而然"。现代肿瘤发病检测率这么高，都说与吃的和环境不好相关，其实除遗传体质因素外，更多的还与现代生活节奏快、压力大、精神刺激多，导致烦躁、恼怒、悲伤、苦闷、抑郁等相关，进而导致很多疾病，其中也包括恶性肿瘤的产生，也可以说情志伤害是促癌因素。

恶性肿瘤目前在大陆地区面临医学教育、科普知识、人文医学、健康理念、生死观等教育和理念的问题，导致对这个疾病非常恐惧，谈癌色变。肿瘤的诊断过程也是精神心灵遭受强大刺激的过程，在疾病未查清之前，患者会有各种想法，经过各种检查确诊之后，患者会有惶恐、悲伤、绝望等各种情绪，对患者又是一个巨大打击。对于治疗的效果还有一定担忧：放化疗是否有效，其不良反应大小，手术是否可以根治切除干净，是否会复发，微创是否做到位等，尤其是多次反复放化疗后，很多患者都会心生恐惧。再有对生存期的忧虑，对生活质量、病痛不舒服的忧虑，对病痛之后家人关系的忧虑，对工作的忧虑以及对费用的忧虑。诊疗过程中的情志异常，会直接影响患者的生活质量诸如心情心态、饮食、睡眠及适度活动健身等，也会影响到治疗的进程质量及疗效康复，所以诊疗过程中对患者情志的调节非常重要。患者及家人要学会接受患病的现实，放下各种包袱压力。中西医的诊疗过程要规范，医患要及时沟通，细致交流，

不要存有任何疑虑。首诊非常重要。患者要开放心胸，尽量培养发掘新的兴趣点：琴棋书画、诗词歌赋、花草山水、健身旅游、茶点瓜果、鲜疏美食、音乐舞蹈等。静心也可更好配合治疗。不要钻恐癌的牛角尖，避免道听途说，千万别信各种治癌单方、神方、秘方，不要胡乱忌口，也别盲目进食各种补品，平衡饮食为要。专业知识技能还是交给专业的医护人员去解答和执行！

七、典型病例

患者李某，男，53 岁。2009 年 11 月中旬因糖尿病体检，腹部彩超示：胰腺占位，肝脏多发占位。2009 年 11 月 23 日，解放军某医院，全身 PET/CT 示：1.胰腺体尾部占位，大小约 3 cm×4 cm，代谢增高，考虑恶性。2.肝脏多发低密度影，最大 3 cm×4 cm 左右。胰腺、肝占位穿刺病理示：胰腺占位见中低分化腺癌组织；肝左叶见腺癌组织。诊断明确后行胰腺肿瘤放疗 1 周期、吉西他滨＋顺铂化疗后 4 周期，放化疗后胰腺病灶减小至 1 cm 左右，肝内病灶稳定。患者于 2010 年 4 月 1 日开始行中药扶正抗癌治疗，症见：右胁肋部偶感轻度胀痛，纳可，眠欠佳，体力可，二便正常。生命体征稳定，KPS 评分 90 分。

诊断：胰腺癌肝多发转移 Ⅳ 期。

治法：疏肝（祛风）健脾，化痰散结。

核心处方方药：炙黄芪 40 克、炒白术 30 克、茯苓 30 克、枳实 9 克

醋柴胡 9 克、法半夏 9 克、山慈菇 8 克、夏枯草 20 克

醋鳖甲 20 克、浙贝母 20 克、防风 12 克、茵陈 30 克

丹皮 20 克、赤芍 15 克、三七粉（冲服）6 克、生牡蛎 30 克

炒白芍 30 克、苦参 10 克、连翘 15 克

此患者自 2010 年 4 月至 2015 年 7 月，虽肝内病灶呈逐渐进展趋势，肝功能基本正常，胰腺病灶未见明显发展，患者症状相对稳定，仅时感肝区轻度疼痛，正常生活及工作。患者联合应用中药扶正抗癌，在改善临床症状，控制癌症发展方面，取得明显疗效。

患者谢某，男，50 岁。2014 年 5 月 22 日初诊。2013 年 4 月 27 日行胰腺癌手术，术后病理：中分化腺癌伴神经内分泌分化，大小约 4.5 cm×4 cm×2.5 cm，可见脉管癌栓及神经侵犯，淋巴结可见转移癌（2/11）。术后行吉西他滨＋奥沙利

铂化疗 8 周期。3 周期化疗后发现肺转移，行同步肺放疗，末次化疗 2014 年 1 月。2014 年 4 月腹部 CT 示：肝内单个转移灶。CA19-9 大于 1000 U/mL。病情进展：患者拒绝再次化疗，遂来我院中医治疗。症见：乏力，气短，纳呆食少，上腹部胀满，时感胁肋部轻度刺痛，咳嗽，咳痰，偶有痰中带血丝，怕冷，手脚凉，情绪低落，眠差，二便正常。舌淡暗、苔薄白，脉弦细。

诊断：胰腺癌中分化腺癌术后，放化疗后，肺肝多发转移，四期。

治法：疏肝解郁祛风，化痰散结消积。

处方：醋柴胡 9 克、枳实 8 克、炒白芍 30 克、桂枝 10 克

桔梗 10 克、浙贝 20 克、瓜蒌 15 克、仙鹤草 30 克

三七粉（冲服）6 克、酸枣仁 30 克、防风 12 克、茯苓 30 克

厚朴 15 克、生龙牡（各先煎）30 克、法半夏 9 克、干姜 8 克

炒白术 30 克、炙黄芪 60 克、山慈菇 8 克、焦楂曲各 20 克

二诊：2014 年 6 月 13 日，患者诉乏力、睡眠、疼痛、怕冷、进食情况明显好转，仍有咳嗽、咳痰、痰中带血，时感口干苦、心烦、性急躁。故上方基础上去掉龙骨、干姜、桂枝，加白芨 10 克止血，炒栀子 6 克清心除烦，加鳖甲 20 克增加软坚散结之功，继续服用。

三诊：2014 年 11 月 26 日。患者在上方基础上，每三四周进行随诊，症状相对稳定达 5 个月。随后，患者逐渐出现间断发热、胸闷憋气，腹胀痛加重，胸腹部 CT 提示：恶性胸腔积液、腹腔积液。CA19-9 大于 1000U/mL。病情进一步发展就诊。症见：间断发热，周身疲乏无力，气短，轻度咳嗽，少痰，阵发性喘憋，右侧胸疼痛，口服氨酚羟考酮片（1 片，每 6 小时 1 次）止痛，时感心慌，口干，纳差，腹胀不适，双下肢肿胀，睡眠欠佳，小便量少，大便偏干。

辨证分析：脾虚湿阻，痰热互结。

治法：健脾利湿，清热化痰。

处方：黄芪 60 克、炒白术 30 克、生薏米 30 克、葶苈子 15 克

赤小豆 30 克、猪苓 30 克、茯苓 30 克、山药 30 克

防风 12 克、茵陈 30 克、焦楂曲各 20 克、法半夏 9 克

连翘 15 克、半枝莲 20 克、地龙 9 克、杏仁 9 克

厚朴 15 克、法半夏 9 克、全瓜蒌 20 克、柴胡 8 克

炒莱菔子 15 克

　　本病例体现了疾病在不同发展阶段的证候变化不同，症状表现不同，临床中应证症结合、辨证论治。患者胰腺癌，西医手术、放化疗等治疗后，病情仍进一步发展，结合中医药治疗，疗程总体生活质量良好，得到患者及家属的认可。

▶▶▶ **作者简介**

　　贺用和，中国中医科学院广安门医院肿瘤科，主任医师，硕士研究生导师，擅长恶性肿瘤的中医综合治疗。先后于中国医学科学院肿瘤医院、北京肿瘤医院、北大医院进修学习。公派赴马来西亚同善医院、香港东华东院及香港理工大学京港中医诊所工作。中组部第六批援疆成员。赴意大利、韩国、澳大利亚等国家及中国香港、台湾地区交流。发表论文 20 余篇，受邀在央视、北京卫视养生堂等录制科普节目。世界中联肿瘤经方治疗研究专业委员会第一、二届理事会副会长。

我对肿瘤治疗的点滴思考

◆ 郭朝虎

　　首先我介绍此前治疗的一个案例。

　　案例1：纯中药治疗阴茎中分化鳞癌术后双侧腹股沟淋巴结转移案例

　　患者杨某，男性，江苏宜兴人，56岁。2013年3月22日就诊，主诉右侧腹股沟发现肿块80天，疼痛10天。患者于2010年10月24日因阴茎中分化鳞癌行阴茎部分切除术，术后3年双侧腹股沟淋巴结转移。经某中医治疗3个月后右侧肿块由25 cm×12 cm×19 cm增大至37 cm×22 cm，左侧由27 cm×5 cm成为19 cm×4 cm。经淋巴结穿刺确认为含有鳞癌细胞。手术切除右侧腹股沟肿块。考虑患者体质情况，左侧淋巴结肿块本次手术不摘除。刻下：少言喜静，时有头晕，大便先干后稀，小便正常，睡眠良好，盗汗，唇紫，渴喜热饮，喜吃面食。

　　诊断：肝经郁热，痰热内结，正虚邪实。

　　治疗：清肝散热，化痰软坚散结，扶正祛邪。

　　处方：

　　鸡内金20克、连翘10克、浙贝母10克、夏枯草10克

　　白芍10克、马齿苋30克、白花蛇舌草30克、半枝莲30克

　　蒲公英20克、紫花地丁20克、橘核10克、荔枝核10克

　　郁金10克、生黄芪30克、白术10克、茯苓10克

　　当归15克、灵芝20克、熟地20克

　　此后连续服用我开的中药，不再行放化疗等其他治疗。患者2013年6月22日检查提示双侧腹股沟淋巴结未见明显异常。2014年1月16日再次复查。在此过程中，只服用我开的中药，没有任何其他治疗方案。经过中药治疗，患者从2013年至今（随时电话随访中）生存良好，未再复发，身体健康。

回顾总结上面的案例，处方虽然根据病情有些变化，但扶正祛邪的思路，始终贯穿始终。后来又查阅相关资料，并结合自己的临床经验，有如下体会和总结。

一、首重正气，随时扶正，适时祛邪

正气存内，邪不可干，邪之所凑，其气必虚。

有一份正气便有一份生机，肿瘤伤人，正气受损，因此扶正祛邪，贯穿肿瘤治疗始终。我非常赞同国医大师何任的"不断扶正，适时祛邪"的肿瘤指导原则。因为肿瘤患者往往是本虚标实证，唯有正气充足，才能有足够能力抗御外邪，肿瘤虽然为有形之邪，但过度攻伐，势必损伤正气，正气一伤，病邪更难去。往往形成正伤邪未去的格局。

很显然放化疗对于缩小肿瘤，祛除病邪方面具有不可替代的优势，但损伤正气较为明显，化疗容易伤阳，放疗耗伤津液容易伤阴。

中医维护正气，改变患者体质，改变肿瘤生存环境，直接或间接消除肿瘤，在改善减轻症状，提高患者生命质量，延长患者生存时间，减轻放化疗不良反应等方面具有不可替代的优势。

扶正应当遵循扶正不留邪，祛邪不伤正的原则。不能只盯着肿瘤，而忘了人体正气才是抗击疾病的根本。不能造成肿瘤被消灭，人体正气也全面溃散，最终瘤去人也去的局面。只要正气存内，就有抗邪的机会，与瘤共存未尝不可。

1. 正气中，重视脾胃后天之本

脾胃为后天之本，有一分胃气则有一分生机，脾胃为气血生化之源，是人体正气的根本，是人体免疫功能正常的保障。脾胃之气一旦溃败，患者病情往往急转直下。胃气败亡往往让很多肿瘤成为不治之症。

肿瘤患者后期往往伴有营养不良，而脾胃运化功能的正常，显得非常重要，脾胃运化正常，则气血生化有源，气血充沛，既维护了正常的生理机能，也是抗病祛邪的重要物质基础。无论哪种肿瘤，脾胃之气都显得相当重要。

临床上有些胃癌患者胃、小肠全切手术后，饮食营养摄入减少，全身机能迅速下降。身体素质急转直下，往往形成了癌未去，人已衰的情形。

而见肝之病，知肝传脾，当先实脾。则对于肝胆肿瘤的治疗显得更为重要。

防止了肝病传脾的病情转变。尤其是脾主运化水湿，提前健脾不但让气血生化有源，也有助于防止腹水的产生。

脾胃之气，既要重视脾胃阳气受损，也要重视胃阴损伤。阳气受损运化失司，纳差腹胀便溏困乏无力头昏头晕甚则心慌，气血生化无源，需要温运脾阳，振奋胃气。胃阴受损口干舌燥胃中嘈杂不适，大便干结，需要甘寒滋润以养胃阴。

2. 比较注重肝肾精血

肿瘤耗伤肝血，而肝血依赖于肾精的滋养，肝肾同源，乙葵同源、精血同源，所以滋水涵木非常重要。而且很多肿瘤的形成是源于情志抑郁，肝失疏泄，要恢复肝疏泄的功能，就应当养肝血疏肝气，由于肝是体阴而用阳的，所以滋养肝血，方能恢复肝的疏泄，而要滋养肝血，就应当滋养肾精。虚则补其母，滋水涵木为治本之法。

这点在女性患者更为明显，这与女性经带胎产，容易损伤肝肾精血的生理病理有关。

顺应肝木之性，助肝疏泄情志，顺应人体自身的这种自然规律，是我极力遵循的。

3. 重视阳气，尤其重视心脾肾阳气

阳气者，若天与日，失其所，则折寿而不彰。有一份阳气，则有一份生机。

肿瘤消耗人体正气，时常有阳气不足，阴寒内生的表现，这个时候一定要注意顾护阳气。

心为君主之官，心阳推动一身血脉运行，肿瘤患者后期时常表现心阳不足，心慌气短胸闷水肿表现，这个时候顾护心阳则有生机。所以常用人参桂枝炙甘草以顾护心阳。

脾胃为后天之本，而很多化疗药损伤脾胃阳气，患者恶心呕吐非常明显，因此处处顾护脾胃阳气，对于肿瘤患者，具有更为重要的意义。

肾藏元阴寓元阳，为先天之本。病久及肾，往往损伤肾阴肾阳。抗肿瘤药物也时常损伤肾精。

往往病情进展到肾阴肾阳损伤的时候，就进入比较棘手的阶段，提前防止肾精、肾阳的损伤就显得较为重要。所以这个时候随时顾护肾阳，守护肾精、肾阴对肿瘤患者留有生机极为重要。

顾护阳气，因此，一定要慎用寒凉，不可一见肿瘤就误认热毒，一味清热解毒，苦寒伤阳败胃。就是用西药化疗药也是要注意其不良反应，无论中药西药，损伤阳气的机制则是一致的，治疗原则也是一致的，就是要温运脾阳，培补脾胃。防止损伤脾胃阳气造成气血亏虚，免疫能力降低。及时用中药培补脾胃阳气，维护脾胃正常的运化水谷，运化水湿、运行气血、升清降浊、泌别清浊功能。

4. 慎用温补燥热，须知痞坚之下必有伏阳

温燥太过容易伤阴，温补易助热，燥热易耗阴。

无论患者是否有阳虚畏寒等表象，都要慎用温补，防止温补助阳，加快肿瘤生长。肿瘤之所以是肿瘤，就是因为其有内在的生长性，也就是阳热之性。治疗中虽要扶正，但却不可过用温补，应当尽量追求以平为期。绝不可一味蛮补。一方面温阳药的剂量需要控制，另外温阳补气类药的时间要结合患者病情进行调整，只要能不用温补就尽量不用温补。切不可总以为阳化气、阴成形而一味大剂量连续应用温补反助内热，造成肿瘤生长。

肺胃食道、肝脏肿瘤极易出现燥热，燥热伤阴容易出现咳血、吐血、便血、皮肤出血、失眠、眼目干涩、视物模糊等证，这与肺为娇脏，肺胃都喜润勿燥，肝体阴而用阳密切相关。一旦过用燥热，势必伤阴，出现燥热伤络的现象。燥热必须及时清润。

同时补益正气时也一定要注意气机条畅，补气与理气行气同用。防止过于温补，气机郁滞产生雍补生内热的情况。

二、明辨阴阳，以平为期

阴中有阳，阳中有阴，统筹兼顾。和看其他很多疾病一样，肿瘤治疗过程中，阴阳病理性质的区分极为重要。

近来有人以肿瘤都是阳虚阴寒内盛导致气滞血瘀、寒湿痰湿凝结立论，主张所有肿瘤都应当以扶阳抑阴，并以"阳化气、阴成形"等理论进行辅证。治疗以扶阳抑阴，大剂量、大范围的使用姜附桂，短时间内可能让很多阴寒证得到了明显的改善，但对于很多热毒炽盛证，或者阴虚火旺证患者则更容易耗伤精血，导致肿瘤生长迅速，终成恶证，不治而亡，实属可惜。

人体是一个内环境，有阴就有阳，阴阳相附相依，互根互用，互相制约。任何一方的偏盛偏衰都容易引发疾病。火热炽盛，火毒夹痰血凝滞也是肿瘤重

要病因之一，而其日久，有些表面可以表现为寒像、虚像。但热毒本质仍然不改。这也是很多肿瘤转移的重要病机。

所谓"痞坚之下，必有伏阳"，肿瘤之所以生长、转移，本身就是有生长变化的性质，就是阳气在内的典型表现，若无阳气，不可能生长变大。不能看到表面是寒像就断定为阴证，滥用扶阳，祸不旋踵。单向片面线性思维显然是不能全面准确认识把握病机的。

中医之中，是不左不右、不偏不倚、不阴不阳，阴阳平衡，不走极端，而不是单纯的偏于某一方面，我们在治疗中，是应当明辨阴阳、纠偏扶正、以平为期。而不是偏于一面，忽略其另一面。偏信一面，忽略阴阳平衡，容易偏离太远。王三虎教授认为：肿瘤之所以缠绵难愈，成为顽疾的关键是它不只是单纯的阴证和阳证，而是阴阳错杂，寒热胶结，燥湿相混，难解难分。如果是单一病机的话，我们用"热者寒之，寒者热之"某一种策略就可以彻底治愈了，就不会成为癌症了，而癌症之所以是癌症，很难治疗的原因就在于其病机的复杂性，矛盾性。

用热药则助热，用凉药则助寒。养阴润燥则助湿，温燥祛湿则伤阴。唯有寒热并用，润燥兼顾，各顺其性，才能切中病机。比如，寒热并用、辛开苦降是治疗寒热胶结的基本治法，其代表方半夏泻心汤用于胃癌的治疗，其中既有苦寒清热的黄连黄芩，也有温燥的干姜半夏。比较适合寒热胶结的胃癌的病机。

治疗燥湿相混的麦门冬汤，就是润燥兼用的典范，既有麦冬滋阴润燥清虚火，半夏温燥化痰散结。一润一燥，正适合一些燥湿相混的肺癌、食管癌、胃癌等癌症的病机。用于治疗阴虚气逆的胃癌肺癌。就是润燥并用治疗此类疾病的代表。

三、重视气化，重视气机，畅达气机为要

气是无形的，肿瘤是有形的，肿瘤之有形是源于无形，这无形就是气机的逆乱。五志过极，皆可化火，七情（喜怒忧思悲恐惊）过度，时间日久，气机逆乱，扰乱气血，气血逆乱，气滞血瘀，痰湿凝聚，气机郁闭，日久成积，积久不消而成为肿瘤。

临床中，时常看到肿瘤患者有情绪过度变化气机逆乱的病史，而且用顺畅气机，养肝血助疏泄的思路取得明显的疗效。

案例 2：贲门癌术后呃噎案例

患者马某，男，60 岁，2017 年 6 月 6 日首诊。2016 年 9 月胃镜提示贲门癌，低分化。2016 年 11 月 5 日行贲门癌手术，现纳差，不能进食馒头，进食饮水呃噎，胃脘不适，烧心，偶返苦水，四肢无力，全身怕冷。因去年遭遇三次重大打击，遭遇车祸、车被没收、爱人中风离世，心情压抑。夜尿 1～2 次，大便干燥，舌黯淡红，苔薄白腻，眠差，醒后难复睡，脉濡滑细，右侧胁肋下偶有刺痛。胆小，容易受惊。口不干。化疗 4 个疗程，手脚色青，面部消瘦。

诊断：贲门癌。

中医诊断分析：

短短 1 年时间内，经历三次重大打击：重大车祸、车被没收、爱人中风离世。高强度的压力打击，把这个心理脆弱的人打垮了。患者贲门癌虽说未必是短期形成的，但肝气郁结，气郁化火，炼液成痰，气阻痰凝乃是重要的发病机制。

辨证分型：肝血不足，肝气郁结，气郁化火，气郁痰凝。

治疗原则：滋养肝血、疏肝理气、清热化痰。

处方：半夏厚朴汤和左金丸。

制半夏 10 克、厚朴 15 克、苏梗 10 克、茯苓 10 克

黄连 6 克、吴茱萸 6 克、蒲公英 12 克、小茴香 10 克

党参 18 克、白术 15 克、炙甘草 10 克、麦冬 18 克

当归 12 克、枸杞子 12 克、生姜 3 片、大枣 3 枚

病程记录：

2017 年 6 月 15 日

患者服药 5 剂，效果可，噎嗝情况不能减轻，精神倦怠，怕冷缓解，睡眠较前改善，纳差，胃中嘈杂仍未缓解，烧心，右侧胁肋刺痛。

制半夏 12 克、厚朴 15 克、苏梗 10 克、茯苓 10 克

黄连 6 克、吴茱萸 5 克、蒲公英 18 克、小茴香 10 克

太子参 25 克、白术 15 克、炙甘草 10 克、麦冬 25 克

当归 12 克、枸杞子 12 克、威灵仙 12 克、生姜 3 片、大枣 3 枚

2017 年 6 月 29 日

之前随访出现的噎嗝、烧心的情况明显缓解。不只是这个患者，很多肿瘤患者，都有重大心理情绪变化病史，尤其是乳腺癌、肝癌、甲状腺癌等更为常见。

这与中医的肝主疏泄，情绪抑郁，疏泄不利、气机逆乱关系甚为密切。而畅达气机，顺应肝体阴用阳，喜条达，恶抑郁之性，滋养肝血，疏肝养肝，条达气机、借助恢复肝自身的疏泄作用，达到对肿瘤不治而治的疗效。为此，条畅心情，忘掉肿瘤等心理安慰也尤为重要，都是为了让患者自身肝的疏泄作用得到正常的发挥。

案例 3：甲状腺癌术后淋巴结转移案例

患者王某，男，47 岁。2016 年 10 月 13 日首诊，2015 年 10 月 22 日体检发现甲状腺结节 1 月，在第二军医大学第二附属医院行手术治疗，右侧甲状腺次全切，术后病理示甲状腺乳头状癌右侧 2.6 cm，左侧 0.1 cm，淋巴转移 2/2。2016 年 3 月 24 日行双侧颈侧区淋巴结清扫术，术后病理示淋巴结转移：左侧颈侧区 1/11，右侧颈侧 4/13。患者现在心烦易怒，情绪抑郁沉闷，余无不适。眼睛干涩，视力差，胆小易惊。

诊断：肝郁内热，炼津成痰。

治疗：养血柔肝，化痰散结。

处方：

夏枯草 30 克、浙贝母 12 克、当归 15 克、白芍 18 克

茯苓 12 克、玄参 6 克、柴胡 10 克、土贝母 10 克

黄芩 10 克、石斛 18 克、生甘草 6 克、连翘 15 克

生牡蛎（先煎 30 分钟）30 克、薄荷 6 克

2017 年 4 月 25 日

经过多次治疗，原有 5 个结节，现在已经消除 3 个。

很显然，患者有明显的肝郁气滞、气郁痰凝的病史，病机就是肝郁内热、炼津成痰。治疗采取养血柔肝、化痰散结。方中当归、白芍、石斛养肝血，柴胡、薄荷疏肝用，夏枯草、浙贝母、土贝母、玄参、连翘清热解毒，软坚散结。短短时间，效果明显。

四、顺其自然乃为大道

1. 顺脏腑之性

肝体阴用阳，喜条达而恶抑郁，用药以滋养肝血之体，顺应肝用之阳为要。

肝木生心火，以顺达为要，用药以养血温阳通达为要。肺胃喜润恶燥，体阴用阳，以通降为顺，用药以清润、通降为要，脾喜燥恶润，用药以温运为要。肝脾以升为顺，用药以升为要。肾寓元阴元阳，以封藏为要，用药以阴中求阳、阳中求阴、阴阳平衡为要。

2. 用药不主张过分大剂量

用药不主张药味过于繁杂，不追求新奇特，平和之法也是正道王法。《黄帝内经》有医缓与医和。缓和之法也就是平和之法。平和就是阴阳以平为期。不偏不倚、不寒不热、不温不燥，平和人体阴阳即可。不可过于追求药物的神奇，而要依靠人体自身的神奇。唯有顺应人体自然规律，才是取胜之道。

曾有同道让我看一位胃癌患者，见我处方平和，只是扶益正气之品，没有一些所谓的抗癌成分的其他药，就问怎么没有癌症专药。我问他："只有抗癌成分的药就能治疗肿瘤吗？如果是那样的话，恐怕癌症早就被消灭了。毕竟有抗癌成分的药还是很多的。但并未见癌症就此被消除。我们中医更注重人体整体，而不是肿瘤局部，更倚重的是人体正气，而不是某个药物成分。""正气存内，邪不可干"。病情的康复，都是依赖人体自身正常的生理机能来发挥作用，也就是以人体自身正气充足为本，离开人体正常的生理机能，任何药物治疗方法都不能取效。而现在肿瘤治疗，广泛存在的过度治疗，比如，一遇到肿瘤，就放疗、化疗、靶向治疗、中药治疗一起上，甚至动辄一个处方几十味药，有抗癌成分的药品都恨不得全部用上。这已经严重的偏离，或者违背了中医"道法自然，遵守自然规律"这一规律，过度夸大了治疗的作用，忽视人体正常生理机能在疾病康复中的主导作用，过度依赖药物或疗法，忽视人体自身正气，是舍本逐末。

作为自然科学，我们中医是追求真理的，要发现自然奥秘，顺应自然规律，任何违背自然规律的方式方法，都是不可取的。

五、尊重科学，实事求是，中西汇通，与时俱进

中医一直是与时俱进的，从来都是兼容并蓄，没有故步自封，停步不前，各代先贤，对中医的发展都有推进，并不断完善。尤其是近代张锡纯等前辈衷中参西，大胆的学习西方医学中的优秀内容对中医进行完善。以开放包容、兼

容并蓄的心态，学习西医。这是非常自信，又客观求实的做法，让中医更加完善。

现代医学在肿瘤的检测和治疗方面有着中医不可替代的优势，对于这种优势，我很尊敬，并保持积极学习应用检验的姿态。只要有益患者健康，不拒绝、不反对，积极谦虚学习其优点。但同时，中医是以人为本，而不是以化验报告为本，坚持中医思维，运用整体观念，辨证论治等思维方法应用。有效的发挥中医在治疗方面的优势，才能让患者受益。

中医的生命在疗效，疗效的根本在思维方法观念。唯有兼容并蓄，与时俱进，才能继续创造更多的神奇疗效，以真实可靠的疗效，让患者受益，看到希望。为患者的身体健康做出我们中医人应有的作为。

▶▶▶ **作者简介**

郭朝虎，毕业于陕西中医学院，中医主治医师，20 年中医一线临床经历，笔名厚朴，厚朴百合中医微信公众平台创办人。现在西安创办中医诊所。

浅析中医专方专药治疗肿瘤的心得体会

◆ 刘国轩

中医治疗肿瘤应当借鉴现代医学的观点，去充分认识癌细胞的本质以及它的属性，再返璞到中医层面来研究，我们绝对不能感性地去处理这个问题，这样的话容易犯错，有碍中医发展。既然想要治愈肿瘤，就得理性的去对待这个问题。我自己划出个子丑寅卯来，深入浅出的地去研究肿瘤的根本所在，以及制定证治的医门法则。

一、癌细胞的阴阳核心之属性是什么？

现代医学认为：人人体内都有原癌基因，绝对不是人人体内都有癌细胞。原癌基因主管细胞分裂、增殖，人的生长需要它。为"管束"它，人体里还有抑癌基因。平时，原癌基因和抑癌基因维持着平衡，但在致癌因素作用下，原癌基因的力量会变大，而抑癌基因却变得较弱。因此，致癌因素是启动癌细胞生长的"钥匙"，主要包括精神因素、遗传因素、生活方式、某些化学物质等。

我们可以从致癌因素去考虑，用中医的整体观去找到平衡支点，破解所有治疗法则来攻克癌症。现代医学对癌细胞的分类大致分为三大类：鳞癌、腺癌、未分化癌。从现代医学了解到癌细胞的生长环境温度，在零下39℃至45℃之间的阴冷环境，超过这个温度对癌细胞生长繁衍不利，这是一个很有力的证据说明癌细胞是属于阴性的病理产物，给我们中医人带来了极大的启发。

二、易患肿瘤人群体质和病理产物有哪些？

大致有以下几种体质之人易患癌症：情志抑郁之人；体质虚弱之人（包括

气虚、阳虚、血虚、阴虚）；痰湿体质之人；瘀血体质之人。

1. 情志抑郁之人

这类性格多愁善感，属于癌症敏感型的体质，也叫"气郁体质"。这样的人与社会因素和家庭因素有着密切关系，除了容易造成性格抑郁之外，由于自己性格的压抑不得发泄，气血对体内器官造成瘀塞，久而久之瘀积成瘤，形成癌症。

要知道人的心理活动与生理活动是相通的，一旦负面情绪长期得不到排解，身体也就同样处于压抑之中。从中医的理论来看，不顺不通、气结气郁正是得肿瘤的主要原因；气郁型体质的人对癌症比较敏感，一有外界条件就容易被癌症缠绕。

因此，这类人群易患肝癌、肺癌、甲状腺癌、消化系统和妇科癌症（如乳腺癌）。临床时我们应该多考虑用什么药，用什么方法去建立平和点。

2. 体质虚弱之人

这类人群的身体抵抗力比较差，三天两头容易感冒、疲倦、乏力、打不起精神、面色微黄、盗汗、舌淡而胖，此种体质我们可称为体质虚弱之人，包括气虚、阳虚、血虚、阴虚的病理因素。

这类人群是鼻咽癌的敏感体质，阳虚亦是其他癌症的敏感体质；血虚是白血病的敏感体质；且气虚状况贯穿于鼻咽癌发生、发展的全过程。因此，气虚型体质的人接触易引起癌变的物质和环境，最容易诱发鼻咽癌。

3. 痰湿体质之人

痰湿质的人偏胖，嗜睡，偏爱甜、辣、味重的食物，一般中医认为常吃这些东西就会困住脾胃，而困住了脾胃，体内的湿就排不出去，古代医书《丹溪心法·中湿》中就说"脾胃受湿，沉困无力，怠惰嗜卧"。说的就是人的脾胃如果被湿困住了，那就会出现浑身发沉、无力倦息、爱睡觉的症状，也表现为性格有点懒惰。

痰湿体质之人还有种"焦虑"的表现，表现出情绪上的紧张和焦虑，特别是工作压力大的人群，其焦虑情绪表现更加突出。这种焦虑会让体内免疫细胞失去活力，如果让焦虑情绪长期存在而不加排解，也是容易发生癌症的因素之一。这类人对癌症的敏感度也是非常大的，易患口腔癌、咽喉癌、食道癌、肝癌、结肠癌、直肠癌和乳腺癌。

4.瘀血体质之人

大多数瘀血体质之人偏瘦，极少数偏胖，平素面色晦暗，皮肤偏黯或色素沉着，性格内郁，心情不快，易烦，急躁健忘，这类人群的血管经常瘀阻不通。由于血液不是很通畅，器官里面的坏死细胞得不到清除，以致不断堆积，积滞成斑，慢慢地刺激器官产生癌变。此类人易患肝癌、骨癌、胰腺癌、淋巴癌、肺癌、皮肤癌。

话说回来，作为一个与癌症患者打交道的医生，我可以告诉您，任何癌症并不是都以体质为主要患病原因的，只不过不同的体质对不同的癌症敏感性不同而已。由于外部环境和精神压力与饮食习惯的不同，任何癌症都有可能发生在任何体质的人身上。但是，有一个总体的特性，癌症患者大致都是寒性体征，因为癌细胞需要阴寒的环境才能生长繁衍。所以，我们要做的，不应该仅仅是对号入座，而是广而防之。体质有先天性、个体性和可调性。先天性我们无法纠正，但可调性我们是可以控制的。遗传和环境（包括社会环境和自身）是影响体质的主要因素，也是我们可以控制的因素。只有充分认识体质的特征和病理产物，以及其他影响因素，制定个体化干预措施，及时纠正，才有可能找到治疗癌症有效措施。

三、我对肿瘤的用药证治见解

1.以毒攻毒之法选药

自拟消癥丸：白砒霜、水银、倭铅、硫黄、白矾、火硝、朱砂、皂矾、漳丹、纹银、雄黄之类。这些药都是剧毒的热性化学药物，经过高温提取，炼药成丹，专攻恶性疾病。肿瘤乃寒性毒物，需要热毒来克制，正所谓寒者热之。

附虫类药物：一般作为佐使药选用，白花蛇、蝉蜕、穿山甲、全蝎、蜈蚣、僵蚕、蟾蜍、守宫、地龙、土鳖虫、蜂房、九香虫、鼠妇、水蛭、虻虫等。

2.温阳散寒之法选药

桂枝、肉桂、附子、鹿茸、鹿角霜、吴茱萸、干姜、麻黄、细辛、葫芦巴、花椒、仙灵脾、仙茅根、荜拨、丁香、生姜之属。代表方：理中汤、四逆汤类（通脉、当归）、阳和汤、大温脾丸、大回阳饮、乌梅丸、回阳软坚汤或选择佐使药。

3. 益脾建中之法选药

白术、茯苓、炙甘草、山萸、白豆蔻、砂仁、党参、黄芪之属。代表方：参苓白术散、建中类汤 归脾汤、保济丸之类。

4. 燥湿化痰之法选药

生半夏、法半夏、清半夏、制南星、僵蚕、厚朴、土贝母、枳实、陈皮、石上柏、海浮石、青天葵、白芥子之属。代表方：二陈汤、苍附导痰丸、温胆汤、启宫丸、半夏厚朴汤、厚朴麻黄汤或选择佐使药。

5. 祛风散结之法选药

全虫、蜈蚣、花椒、蝉蜕、刺蒺藜、露蜂房、地龙、防风、独活、羌活、姜黄、僵蚕、白芷之属。多为佐使药物选择。

6. 活血化瘀之法选药

当归、川芎、茜草、莪术、元胡、红花、土鳖虫、鼠妇、丹参、郁金、三七、赤芍、自然铜、红孩儿、石见穿、蜈蚣虫、全虫、苏木、马鞭草之属。代表方：血府逐淤汤加减、补阳还五汤加减、桂枝茯苓丸、桃仁承气汤或为佐使药选择。

7. 舒肝解郁之法选药

柴胡、香附、枳实、青皮、佛手、八月扎、合欢皮、郁金、代代花、川楝子之属。代表方：四逆散、柴胡疏肝散、化肝煎、逍遥散、解郁软坚汤。

8. 软坚散结之法选药

穿山甲、鳖甲、荔枝核、牡蛎、昆布、浙贝母、猫爪草、海藻、白芍、夏枯草、海浮石、黄药子之属。代表方：多作为佐使药选用。

9. 扶正祛邪之法选药

人参、西洋参、高丽参、黄芪、太子参、党参、饴糖、灵芝、生黄精、熟地、阿胶、鹿角胶，炙甘草之属。代表方：补中益气汤、薯蓣丸、炙甘草汤、建中汤、茯苓甘草汤之类。

10. 清热解毒之法选药

黄连、黄芩、黄柏、大黄、栀子、雾水葛、白蔹、狗肝菜、半枝莲、半边莲、龙葵、天葵子、金银花、蜀阳泉、草河车、板蓝根、山慈菇、连翘、蒲公英、升麻、牛蒡子、鱼腥草之属。代表方：黄连汤、五味解毒汤、麻黄升麻汤或佐使选用。

11.利水消肿之法选药

猪苓、茯苓、泽泻、桂枝、滑石、麻黄、泽漆、大戟、震天雷、腹水草、汉防己、小茴香、木通、猪苓、大豆黄卷、车前草、金钱草、丑牛子、甘遂之类。

代表方：五苓散、猪苓汤、五皮饮、黄芪防己汤、苓桂术甘汤或佐使药选择。

12.忌服生冷食物

忌服：腌菜、萝卜、豆腐、扁毛之属。

四、临床举隅

1. 2013年11月2日初诊

雒某某，女，36岁，山东东营人。自述：停经半年之多，右胁乳腺、腋下有大小不等的肿块，有时候有疼痛感，还伴有乳头疼痛；易怒，情绪反常，时胁肋疼痛，难以入睡易醒，四肢感寒，口苦口干，纳差；四肢乏力，精神疲惫，脸色㿠白，体形匀称，四肢活动常可；二便正常，饮食无味，纳差，睡眠欠佳；经北京某医院确诊乳腺癌晚期，建议手术治疗，患者不愿意手术，后经朋友介绍来我院治疗。脉象舌象：左脉弦细而涩；右脉沉缓而滑无力；舌质淡白，边有齿痕。

病案分析：综上脉证合参，考虑以下几个病理病机：肝郁气滞所致的瘀血阻络，脉络不通；气血不足，少阴、厥阴虚寒，经脉无力；痰湿困脾，脾胃虚弱。

临床诊断：体质虚弱之人体征，情志抑郁之人；肝气郁结，气滞血瘀所致的乳腺癌晚期。

治疗法则：治宜疏肝理气，活血化瘀，清热解毒，燥湿化痰，温经散寒，软坚散结，益气健脾之法。

处方：黄芪120克、高丽参20克、预知子30克、葫芦巴15克

炙甘草12克、猫爪草12克、黄连3克、柴胡10克

郁金15克、威灵仙10克、白术15克、青皮10克

楮实10克、夏枯草30克、神曲15克、甲珠10克

石上柏60克、吴茱萸4克

给药1个月，水煎服。配合自拟消癥丸Ⅰ号和Ⅱ号，消癥丸Ⅰ号，一天3次，每次3粒，温开水送服（药丸绿豆大小）；消癥丸Ⅱ号，一天3次，每次30粒（药

丸绿豆大小），温开水送服。

2. 2014 年 1 月 19 日二诊

自述月经来潮，体能强健，睡眠正常，疼痛明显消失，诸症均见好转。去威灵仙、楮实，加当归 15 克、桂枝 15 克、半夏 15 克、白芍 15 克、元胡 20 克。给药 1 个月，水煎服。

3. 2014 年 3 月 20 日三诊

经医院检查各项指标正常，原有的症状基本消失，子宫肌瘤缩小，唯有肾积水。但休能恢复正常。为了巩固其疗效，按原计划治疗方案继续治疗。处方如下：

黄芪 120 克、高丽参 20 克、八月扎 30 克、夏枯草 30 克

炒白芍 30 克、川楝子 10 克、炒神曲 15 克、葫芦巴 15 克

黄连 3 克、黑附子 10 克、延胡索 20 克、炙甘草 20 克

吴茱萸 3 克、威灵仙 10 克、穿山甲 10 克、猫爪草 15 克

当归 15 克、楮实 10 克

给药 1 个月，水煎服，早晚各服 1 次。

4. 2014 年 8 月 20 日四诊

服用 5 个月的中药后，昨日到北京协和医院体检，各项指标正常，子宫肌瘤还存在，但比之前缩小许多，现经前心烦、乳房胀痛，量多，血色正常，少腹隐隐作痛，胸胁疼痛，畏风怕冷。处方如下：

黄芪 120 克、高丽参 20 克、葫芦巴 30 克、川楝子 10 克

炙甘草 15 克、吴茱萸 6 克、乌梅 10 克、合欢皮 15 克

生白芍 30 克、炒白术 15 克、茯苓 30 克、丹参 30 克

炒白芍 15 克、威灵仙 10 克、桂枝 20 克、丹皮 10 克

预知子 30 克、楮实子 15 克、延胡索 20 克

给药 1 个月，水煎服，早晚各服一次。

5. 2015 年 1 月 12 日五诊

北京某医院检查，子宫肌瘤尚存、卵巢囊肿缩小。以薯蓣丸善后调理：

淮山药 30 克、当归 9 克、桂枝 6 克、神曲 10 克

干地黄 15 克、大豆黄卷 10 克、炙甘草 6 克、党参 10 克

川芎 9 克、芍药 10 克、炒白术 10 克、麦门冬 10 克

杏仁 6 克、柴胡 10 克、桔梗 9 克、茯苓 10 克

阿胶 10 克、干姜 6 克、白蔹 10 克、防风 9 克、大枣 6 枚

给药 1 个月。

2015 年 5 月 13 日，停药 3 个月，来京复查各项指标正常，肌瘤、囊肿消失，体征强健，生理各方面恢复正常，大获痊愈，患者要求继续调理，建议继续服用薯蓣丸善后。患者的小姑子也患此症，来我院治疗，用药不同，欣喜的是同样治愈。

小结：凡各种早期、中期肿瘤，在临床中践行辨证论治理念，运用经方结合自拟消癥丸Ⅰ号和消癥丸Ⅱ号，治疗各种肿瘤有效率达 76.8% 以上，疗效满意。

▶▶ 作者简介

刘国轩，江西赣州人，中医执业医师，中国国学院高级国学文化讲师，现任北京国医圣轩中医炁针医学研究院院长，北京彭城堂中医馆首席中医专家。

名老中医临床经验与学术思想传承模式研究与思考

◆ 王树堂

一、中国大陆名老中医临床经验与学术思想传承模式的研究现状

我们知道，每一次国医大师包括一些著名的名老中医的去世，都会引起大家对于名老中医经验，以及学术思想传承紧迫感的担忧，实际上，从我们国家名老中医传承体系来说也正是因为这种紧迫感，从 1990—2015 年的 20 多年来已经形成一个相对完整的体系。

首先我来谈一谈，我们国家最基本的传承形式——院校教育。中国大陆地区自从中华人民共和国成立以后一直是以院校教育为主，进行中医的传承研究，层次从本科生、硕士生、博士生乃至于博士后，多个层次都有中医传承方面的院校教育。当然，对于本科生来说，接触名医的机会相对比较少，特别是名医上课堂的概率相对少，跟师的情况更少，所以本科教育对于名老中医的传承来说实际是比较少的。近些年，各个院校也推出了名医上课堂、名医面对面的形式，他们或直接上课堂，或名老中医以专科讲座的形式来与本科生进行交流。实际上近几年来院校教育的发展，形式多种多样，层次也越来越高，如在博士后传承方面，中医科学院很早就已经开展了中医传承博士后的研究，从 2013 年开始，从全国层面来说，就开展第一批的中医药传承博士后的工作。当然院校教育主要还是以硕士研究生和博士研究生为主，通过导师带研究生，跟师门诊、病房查房、听导师学术讲座等形式来进行中医药的传承，这些还是目前中国大陆名老中医传承的主要形式。

第二个主要传承形式，也是最传统的传承形式就是师徒传承。近些年来，特别是从 20 世纪 90 年代来说，师徒传承从个人形式，上升到了地方形式，甚至到了国家层面的传承形式。也正是因为许多名老中医专家年事已高，相继去世，才引起国家有关部门对于名老中医学术思想与临床经验传承的紧迫感，在1990 年国家中医药管理局联合人事部、卫生部发布了《关于采取紧急措施做好名老中医药专家学术经验继承工作的决定》，继而从全国遴选了第一批中医药专家及学术继承人。这种全国名老中医药专家学术继承工作的传承模式可以说是中医药传承模式发展史上的一个里程碑，这种传承模式除了对于学术继承工作的指导老师有严格的遴选条件，同时对于继承人做了相对比较高的要求，比如说指导老师要求有 30 年的工龄，学生要求有主治医师以上职称及 8 年工作经验。自 1990 年以来，目前已经开展了 5 批经验继承工作，第 5 批的继承工作是2013 年开始的。这种全国性的师传模式，特殊之处在于首次由人事部、卫生部联合国家中医药管理局来发布，对这种传承工作，不但给予专项经费，而且专门设立了临床医学中医师承专业学位，也就是说继承人毕业之后可以直接申请临床医学专业学位，可以直接申报上一层次职称，而且文件规定不受单位职位和数量限制，创新了高层次中医药师承人才培养模式。

上文给大家介绍了我国最基本的两种名医经验传承模式，这两种基本形式，近些年来都取得了创新性的发展，形式也变得多样，并不是一种单一形式，层次也越来越高。

第三种名医传承模式是科研立项，也是我国比较常见的名医传承模式，从地方级别开始，像北京、上海各大城市，较早就有名医传承的立项，但是从国家层面来说要从"九·五"开始，如果说国家科技攻关项目"九·五"后期出台的名老中医项目还比较仓促的话，到了"十一·五"，国家正式对名老中医项目进行了立项，"十一·五"国家科技支撑计划名老中医项目作为一个重点项目在全国大规模以科研立项的模式开展。"十一·五"国家科技支撑计划名老中医项目分为纵向和横向两条线进行研究。纵向课题就由全国各地遴选出来的一百多名名老中医来研究他们的学术思想和临床经验，横向课题就是建立一个国家级的电子数据平台，在名老中医子课题的基础上，利用这些数据进行一些横向的研究，例如，典型病例的分析、学术流派、养生等。"十二·五"国家科技支撑计划名老中医项目已经基本结束，"十三·五"国家科技支撑计划正在开展，是否还有其他名老中医项目，我们非常期待。

第四种名医传承模式是优秀中医临床人才研修项目，有的地方也称为中医名医培养项目。我们经方群中很多专家都是"三才"班的学员，"三才"班项目是全国形式的，实际上，各个地方不同层次、不同级别都有相应的优秀中医临床人才的研修项目。

第五种比较重要的传承形式，也是这些年发展比较快的新的传承模式——名医工作室的建设。名医工作室从地方层面来说，很多地方，特别是北京、上海、广州等大城市很早开展了名医工作室的建设。从国家层面来说，是从 2010年开始，国家中医药管理局联合人事部启动了全国名老中医药专家传承工作室建设项目，正是从这个项目开始，名医工作室正式提高到了国家级层面，可以说是中医传承模式发展史上又一个里程碑。全国名老中医药专家传承工作室建设项目从 2010 年开始每年遴选一批名老中医药专家建立工作室，项目对于名老中医工做室建设提出比较严格的标准，比如，建设的地点、工作室的硬软件条件等均作出了具体规定。名医工作室建设项目相对于全国名老中医药专家学术经验继承工作和国家科技支撑计划这些项目有更高的专项经费，比如，2010 年名医工作室的资金有 30 万元人民币。当然，相应地在工作室的建设条件等方面就有了更严格的要求，如工作室的面积，要有资料室、单独的专家门诊诊室等。名医工作室有的地方也叫名医传承工作站，有的地方升格为研究所、甚至医院，如广州中医药大学的邓铁涛研究所，还有已经仙逝的朱良春教授的良春医院。总的来说名医工作室这种传承模式建立了一种持久的可持续发展的名医经验、学术思想传承的平台，是一个非常重要的平台。相信名医工作室这种传承模式将会对未来名医经验学术思想传承起到一个非常重要的作用。

以上介绍了中国大陆几种主要的名医传承模式：院校模式、师徒传承模式、科研立项模式、优秀中医临床人才研究项目，以及名老中医工作室建设项目。

二、周岱翰教授经验与学术传承的形式与实践

接下来我从自身的经历与感受，谈一谈周岱翰教授临床经验与学术思想传承的几种形式。可以说周岱翰教授经验与学术传承形式基本涵盖了中国大陆所有的传承模式，在某些传承模式上还有一些独特的创新。

在院校教育传承模式上，我们涵盖了从本科生到博士研究生乃至博士后的多层次的所谓的科班教育传承模式。另外，还有几种比较独特的、创新的传承形式，一种是在本科层次，较早地设立了肿瘤方向班，这个肿瘤方向班一般每年招收大约30名本科生。在本科层面，还有一种形式是周岱翰教授开设了肿瘤卓越班，每年招收大约十几人，都是从本科生中优选出来的，对于卓越班的学生还给予一定的经费补助。在2013年，周教授招收了第一批中医药传承博士后，从而形成了一个完整的科班教育传承模式的体系。

在师徒传承模式上，周岱翰教授是全国第三批、第四批名老中医药专家继承工作的指导老师，目前第三批、第四批继承人已经顺利毕业出师了。其中，第三批学术继承工作，林丽珠教授作为继承人还获得了"中华中医药学会全国首届中医药传承高徒奖"。上面是国家层面的一种师徒传承模式，实际上周教授在广东省许多地方特别是珠三角地区的很多医院采用了另外一种师带徒的形式，比如，在中山、广州不少家医院收了学术弟子。

在科研传承模式上，我们获得了"十一五"国家科技支撑计划名老中医重点项目的立项。名老中医项目历时3年，我们在2010年11月顺利通过国家中医药管理局组织的项目验收，完成了周岱翰教授"临证思辨特点和学术思想研究报告""成才之路研究报告""经方整理报告""临床经验推广运用方案"等撰写。

在优秀中医临床人才的研究项目上，林丽珠教授在2007年由广东省中医药管理局批准纳入"建设中医药强省中医名医培养项目"的培养对象，这个项目2010年已经顺利完成结业考核工作，目前我们还没有全国的优秀中医人才项目的培养对象。

第五种非常重要的传承模式就是名老中医专家传承工作室的建设项目。2010年国家中医药管理局启动了全国名老中医药专家传承工作室项目，周岱翰名老中医专家传承工作室成为首批正式立项的工作室建设项目。目前工作室的建设项目已经获得顺利验收，当然，项目验收的结束只是工作室建设的一个新的开始、新的起点。

第六种传承模式是专科培训教育的传承模式。周岱翰教授从20世纪80年代开始就长期举办广东省消化系统癌症专科班，以后又长期举办全国中医内科肿瘤高研班，特别是近年来又举办了港澳学术交流会议，为全省乃至全国基层医疗单位培养了一大批中医治癌专科人才。

三、名老中医经验与学术传承研究的思考

上文介绍了中国大陆几种主要的中医传承模式，从民间到官方、从地方到全国、从本科到博士后教育、从院校教育到科研立项、从师徒传承到设立工作室这样的正式机构，可以说是层次丰富、形式多样。我们国家从名医传承这方面来说已经形成了一整套多层次、多方面的一个立体的传承教育体系。从传承的形式来说，一直困扰大家的问题就是："传承什么？以什么样形式传承？怎么传承？"从国家层面来说，不管是从全国名老中医药专家学术经验继承工作、从科技支撑计划名老中医项目、还是从名医工作室项目来说，都强调一个原汁原味，特别是国家科技支撑计划，明确要求要"真实的还原、真实的反映"名老中医的临床经验。几乎所有的传承项目、传承的模式都要求有真实学习的部分，强调病案的收集和整理。在传承的内容方面，天津的王泓午教授有一个很有趣的三个层次论：医术、医学、医道。大家有兴趣可以找文献看一看。

这里要提到一个概念的区别问题，我们从国家支撑计划开始，强调临床经验和学术思想是分开的、有区别的。我们一般提到的是经验的传承或者学术的传承，但是从国家支撑计划开始就强调了临床经验和学术思想的区别，我想这可能是医术和理论升华的问题。当然传承并不代表拒绝创新，实际上创新才是一个更好的传承，我们传承的目的也是为了创新。传承的同时也并不排斥创新，我们继承、传承名老中医经验的最终目的还是要发展中医药，弘扬名老中医的临床经验和学术思想。

名医工作室建立之后出现的一个新问题，现在很多名老中医还有国医大师相继仙逝，名老中医去世后名医工作室如何传承，如何建设，以什么样的形式存在，这将是名医工作室传承模式的一个挑战。名医工作室建设还有一个问题就是不少名医院特别是一些大的中医院，存在有很多名医工作室项目的问题，由于地少工作室多，又不能降低建设标准，如何来建设名医工作室确实是一个问题。比如，广州中医药大学第一附属医院为名医统一设置了岭南名医工作室和诊区以及大师堂，从一定程度上缓解了地少人多这一尴尬局面。

另一个存在的问题就是，我们上面提到的很多传承模式都是一些所谓官方

的老中医，很多学者很早就提出民间中医如何传承的问题。中国传统就有句老话叫"高手在民间"，民间老中医的一些传承以什么形式存在？如何传承？这是非常实际的问题。从全国层面上，国家中医药管理局近年也开始了一些基层的名老中医传承项目，从总体来说，国家在名老中医传承模式上布局是多层次的、立体的，形成了一个相对比较完整的名医培养模式体系。从我个人认识来说，模式虽然比较多样，也覆盖了几乎是全方位、多层次的一种模式，但是从顶层设计的统一来说，我觉得还是不够。也就是说这么多种传承模式不可谓不丰富、不全面，如何统一规划、统一管理，从顶层设计上统一也是一个问题。当然从另外一个层面来说，名医传承不管是采用何种形式，师徒传承这种核心的形式还有收集整理临床病例、经验，原汁原味地收集，真实地反映名老中医的临床经验和学术思想，才是最重要的。

▶▶▶ **讲者简介**

王树堂，男，广州中医药大学第一附属医院肿瘤中心，副主任医师，2005年毕业于广州中医药大学第一临床医学院中西医结合临床（肿瘤）专业，获临床医学博士学位。师从著名中医肿瘤学专家周岱翰教授，参与"十一·五"国家科技支撑计划名老中医项目"周岱翰临床经验、学术思想研究"、国家中医药管理局2010年全国名老中医药专家传承工作室建设项目"周岱翰名老中医药专家传承工作室"等项目研究。任广东省中医药学会及广东省中西医结合学会肿瘤专业委员会委员、广州市医学会介入医学专委员会委员、广东省中西医结合学会肿瘤微创治疗专业委员会副主任委员、中国微创技术战略联盟中西医结合专业委员会常委、世界中医药联合会肿瘤经方治疗研究专委会委员等。主要从事肿瘤中西医临床工作，擅长各类肿瘤微创诊断与治疗技术，提倡局部微创治疗与中医药全身治疗相结合的中西医结合肿瘤治疗模式。

经方与肿瘤新药的研究

◆ 由凤鸣

中药新药开发，主要是指国家食品药品监督局颁发批准文号的，也就是众所周知的"国药准字号"的这类药物开发。我们传统的院内制剂不属于这里所说的中药新药开发的范畴，它的开发程序相对的也比新药开发要简单得多。

关于新药开发有一个总的原则需要交代的，即八字原则"质量可控，安全有效"。质量可控，是指我们每一种药品在生产出来的时候，它的质量指标是要能够得到控制的，这方面主要是由药学专业的人员来负责。安全而言，这个是指要确保患者在服用过程中不能出现一些安全事件。这个往往是在临床试验前研究，以动物途径获得的安全性评价来验证。关于有效性，可以是动物方面的研究结果来支持，也可以是在临床试验过程中获得的一些数据来支撑。

现在在我们的中医经方或者是复方中，有一个误区就是，我们认为这些经方或复方都是有效的。但是对于上市药品来说，因为它有可能面对的是广大人群，也就意味着获益人群很大，所以要明确交代获益人群。有一个词叫"广种薄收"，要避免出现很多人吃了以后只有少数人有效，这个不属于我们中药新药研究的范畴。

对于经方来讲，有广义和狭义两个方面。我们今天讨论的经方属于广义的范畴。可以是经典的名方、古代的名医典籍里记载的，也可以是当代中医的，也可以是民间的验方，也可以是大家的经验方。我们肿瘤医生，很多都有自己的经验方，它也属于广义经方的范畴。我们讨论的经方更多的属于中药复方的概念。

关于新药开发，有两个程序性的问题。第一个，需要做一个临床前研究，它有一个标志性的成果，就是国家食品药品监督局要给你颁发一个药品临床批件，也就是你临床前研究通过审批以后，同意你进入临床试验期。依据获得药品临床批件以后，就可以联系药理基地来做临床实验，往往复方是要经过二期、三期临床试验研究。第二个，把研究的结果按照要求申报，经过审批获得新药证书，同时，在具备生产条件之后颁发生产批件。我们一般把这个叫作"两报两批"。这个概念意思就是：报两次、批两次。也有个含义是指，省局来受理，国家局来审批。

一、临床前研究

临床前研究，首先是药学的研究内容，分为药学、药理毒理和临床三个板块。

关于临床前的药学研究，是要做胶囊、颗粒、口服液，还是传统的蜜丸，或者是外治剂型、膏药或者散剂等，这个需要药学专业者来定，有专业的操作性，作为我们临床医生是可以委托药学专业来做这项工作。相对新药开发来讲，各种剂型的工艺在我国都已经摸索的比较成熟，这方面不用过多探讨。就药理毒理来讲，实际上是两个内容，一个是药效学，就是在动物身上观察是否有效，第二个是安评，做长毒、急毒的评估。

临床的部分分为两个阶段，第一个阶段是临床前研究，主要是要提出立题依据，为什么有一个处方，想用其治疗某肿瘤病证的依据是什么，包括方解都在这个阶段，还要提出临床试验的方案，所以临床实验的重要性在新药开发的过程中。另一个阶段是立题依据，处方的合理性，这个是临床工作的要点。在临床基地做临床研究时，几乎全部的工作可以由临床工作者来承担，所以说在新药开发过程中，所有的问题都是围绕临床来展开的，药学也罢，药理也罢，都是在临床的指导和引导下，为临床服务的。

二、复方新药的开发

上文提到了新药开发一些共性的概念和前提性的问题。目前大家普遍的一种认识就是，肿瘤新药研发在我国关卡较多，这不是一件很简单的事，这可能是很多不从事我们这个行业没有深入了解情况的人会产生的一种认识。我先讲一下我个人的认识，我觉得肿瘤病证的中药新药是作为我们药品审评注册机构应该鼓励研发的一个方向。不仅仅是中药，应该说所有关于肿瘤的，不管是化药还是生物制品，都可以申请一些绿色通道，进入快速通道来审评，缩短审评时间，这也是我提出的我们肿瘤病证的中药新药是监管部门鼓励开发的一个方向。

新药研发是两报两批，第一个阶段是获得一个临床批件，第二阶段才是新药证书，也就是生产批件，因为我自己也兼职参加了一些新药的新药审评，我的体会是规范操作的前提下，要获得一个临床批件不应该是一件很难的事情，真正的难点是第二阶段临床试验的环节，就是拿到新药证书的环节，这个才是有难度。

这个难度并不是指国家审的问题，我的体会是，临床试验往往是在中医医疗机构做，或者是有我们中医背景的同道在做。但是中医医疗机构，在我们从事的行业中还是有不足的，在这一方面可以向西医多学习。我想表达的观点是西医很多药物的疗效是依靠数据来说话，相对而言，广大中医和中医医疗机构在规范性操作、严谨性研究、数据整理方面是和西医及西医医疗机构有差距的。

在我们中医新药的申报过程中，有一个很明确的现象，就是我们在申报过程中不是拿数据说话，往往是患者的感谢信，得了多少奖，我看了多少患者，获得多少课题，或者这个处方发明人的知名度，患者有多少，每天看多少个患者，或者很多描述性的、赞美性的语言，或者说主观性的比较多，以肺癌为例，当真正问到是对肺腺癌还是对肺鳞癌有效，你不能说我这就是治疗肺癌的药物，这很难让人信服。这就是刚才讲到的由于中医习惯于以例案、理论的方式来传承，在量化的操作方面和我们中医医疗机构管理方面的规范性问题，我觉得这些方面往往给临床实验研究带来很多困惑。

我本人参与了两会代表、委员，提案的一些回复工作，也能看到人大代表和政协委员都希望给我们中医药或者是民族医药一些特殊的政策。我自己作为中医工作者，为这些代表、政协委员关心我们中医药而感到振奋，但是作为医生，我认为不论中医、西医，疗效都应该作为一个评价标准。

这个疗效评价并不是一般意义上的疗效评价，跟西医比较，中医有我们的特色，但这个疗效要说清楚。如果对肺癌有效，我们中医是讲寒热燥湿的病机，以肺鳞癌和腺癌举例，他们寒热燥湿的病机是不一样的，那么很难想象一个处方对不同病理类型的肺癌患者都有疗效，或者如果说对肺鳞癌和腺癌都有疗效，疗效一定要在说明书里说清楚。如果笼统地说这个处方治疗肺癌有效，大家可以想象一旦上市以后，不了解中医理论的西医，或者广大肺癌的患者，大家都来用这一个药，但可能真正有效的只是很少的一部分患者，这也是我们中医工作者应该注意的一个问题。

从肿瘤新药的开发来讲，开发肿瘤新药是一个鼓励的方向，从临床批件的获得而言，不应该是太难的事情，难点主要是在临床试验的环节。接下来我结合几个处方进行具体分析。我们一般说的经方指的是经典的名方，是我们古代名医传承下来的处方。关于这种经典名方把它开发成新药针对肿瘤病证来讲，它的立题依据，有关部门在审评的时候，这些处方的合理性是毋庸置疑的，因为审评人都是我们中医院校毕业的，在他们眼里，对这些处方的来源是认可的。在立题环节，我们要说清楚，还以肺癌为例，我们不能用笼统的古代病例来说，在治疗肺癌时，我们要说清楚病理类型。中药开发有一个最大的好处是有在人身上使用的经验。如：以前在人身上，对一些肺癌患者以处方的形式，汤剂的形式使用时，观测到对哪一类，比方说对腺癌这一类人群是有效的，这个需要做一个交代，之前按照常规来说，以前发表过类似论文，或者同行也有用经典名方治疗过这些肺腺癌的案例，或者对这方面研究，这些是很有优势的。

经典名方，或者是经典名方变化出来的处方，审评时基本能够获得通过，很多审评环节不是一个人说了算，要经过多次会议，如所有中医审评专家来讨论，这个处方如果是出自经典名方，很容易让大家产生共鸣，大家都会有一种认识，这个经典名方对肺癌是否有效值得一试，如果临床前研究没有毒性的话，可以在人身上做一些实验。这个就很容易获得临床批件，进入二期临床试验这个环节。不是有毒性就不可以审批，如果安评有毒性提示的时候，可能大家都会很慎重，如果有依据，例如，动物实验时有肝脏毒性，专家往往会同意进入临床试验的同时，提示在人体试验阶段要特别注意肝脏毒性的观察。

经典名方的开发实际上有很大优势的，古代名医这些处方，在立题依据上获得认可的可能性很大，并不是说有毒，有安全警示，就一定不能在人身上做实验，而是它仅仅为临床实验提供警示而已。它在正常人身上有毒，不一定在肿瘤患者身上会有毒，有些处方，我们都知道中药能治病，但是它有偏性、毒性，但并不是它不可以获得临床试验批件。这就是经典名方确实容易获得审评专家们的青睐。如果说某人有一个自己的处方，动物实验时提示的警醒处又比较多，你肯定需要要反复说明，评审通不过的概率就会比较大。

还有一个就是院内制剂的问题，有些肿瘤病证的协定处方已经形成了院内制剂。这个在审评中也是容易得到认可的，因为它已经都是院内制剂，说明当地的审药监部门做过一些审查，它没有大量的不安全性事件，并且至少有数千例上万例治疗的一个过程，这个对它的立题依据和处方合理性也不会有过多反对的声音。

比较有难度的三种情况的复方：一种是民间验方；另一种是经验方，就是医生本人的经验方；还有一种就是科研工作者提出的科研复方，有大量实验数据的积累。

民间验方的难点在于，它肯定会有效，但由于是民间的，是否有人整理过它的应用经验，这是一个难点问题，特别是有些民间验方是没办法做成药品的。印象中比较深的就是用于妇科的蓖麻油煎鸡蛋，民间常用的，促进宫颈早熟或者妇女分娩的时候比较顺利，油煎鸡蛋可以说就是一个民间验方。这个验方要开发成新药，说白了就是要把油多一点的炒鸡蛋研究成一个新药，这个就不是我们临床的问题。首先从药学的角度来讲，油煎鸡蛋要有 1 年的有效期、保质期，这个是药学的一个难点，很多民间验方面临的最大问题是药学工艺上可行不可行。如果药学专家认为不存在这方面的问题，临床人员要分析整理这些经验方，把它进一步细化。

经验方可能是大家认可的，大家行医看了这么多患者，都会形成自己的风格，都有自己的经验方。我们一定要总结出我们的优势适应人群，我们确实应该注意，每一个处方都有它的偏性，每一个病都有适应的经验方，还以肺癌为例，中药处方一定有它作用的规律，我们一定要仔细描述观察，我觉得在肿瘤患者中相对还是比较容易辨别的。在中医的治疗里有寒者热之，热者寒之，湿者燥之，燥者润之，我们作为肿瘤医生来讲，应该说清楚一个肿瘤病证的寒热燥湿，新药审评不单单是新药的问题，实际上还有学科的问题，比如，以乳腺增生来举例，学科存在的问题就是乳腺增生的诊断很多都是一个主观标准，彩超这不是确信因素。学科如果解决不了这些问题，那么在新药研发过程中，审评员、专家对这个药物的疗效，就没有办法做出审评来。我们讨论的是新药开发的事情，把经验方能够转化成新药的事情。但是如果中医肿瘤工作者不把学科的发展继续推进，那么新药的审批也就存在很多不好操作的问题。学科的发展推动着新药开发的进展，学科发展是创新性为主，而新药开发是规范性为主，如果中医肿瘤工作者不注重我们学科系统性的发展，笼统地谈新药开发也没有意义。

临床经验总结有效的方子为什么得不到评审专家的认可呢？实际上是很多问题学科没解决，个人而言我经常想，如果认真把肿瘤的寒热燥湿说清楚，我相信很多处方不会出现方向性问题，很多处方只是进一步细化明确优势人群的问题，特点的归纳问题，就不会出现"广种薄收"，用机关枪来打蚊子，浪费一万发子弹，消灭一两个敌人，从新药的角度来讲，是不允许的。

有一种类型的科研方，有中医背景的肿瘤老师提出的比较少，往往是西医单位特别是综合性大学的研究者，经过很多实验，在这方面积累的科研数据比较多。这类型药物往往在临床前研究，它的立项数据比较多，药效上做了很多方面的实验，这些实验已经远远超出新药临床前研究技术指导原则的涵盖范畴，它做得非常多的内容来提供数据支撑。这种数据自身来讲往往对它获得临床实践批件有一定的帮助。但这类处方的合理性也有问题，我们的原则就是叫作处方合理性的一般认识。这类型的药物的特点就是进入临床以后，进入临床以后，往往会发现一个现象就是，动物身上有效，人体试验不一定有效。我记得以前看过一个降血压的药，是在川芎里面提取的一种成分，这个处方在动物实验有效，进入临床之后发现它不是降血压而是升血压，这种往往是缺乏中医理论的一些指导，科研方不属于我们经方的范畴，确实要注意有没有中医理论指导的问题，因为从开始的理论指导到最后的临床验证，这是它的生命力和它的优势所在，如果把动物实验过分放大的话，这个在新药开发中风险是比较大的。

实际上在新药审评过程中，我的体会是审评人员都是中医院校毕业的人，是认可临床经验为主导的，并不会单纯以动物身上的药效性做一个判断，特别是国务院去年推出的关于药品注册，文件里面有一点，在审评工作中的指导原则，不能把动物有效性与否作为审评的重要依据。药监部门和审评人员来讲，不会以动物有没有效来作为唯一衡量标准，也就是动物身上没效果，不影响进入临床研究。

总结一下，剂型工艺一定是要固定的，不能过几天又要加什么，又做什么变化。安全性评价，没有太多的警示信息，在动物身上有效性有没有，都不重要，这种情况下我个人认为肿瘤新药的开发是不难的，获得一个临床试验批件是不难的。关键环节是安评这个环节要选择经过认证的实验室，这种安评的数据，一是要求规范性、完整性、系统性，还要长时间的检验性，比如说报上去了，过两三年需要抽调动物安全性评价资料，有的研究机构病理切片找不到，原来的文档摧毁之类的，这是最大的问题，所以说安评是重中之重，一定要选好安评机构的合作伙伴。

三、关于复方的临床定位

然后主要说一下肿瘤新药的定位问题。关于肿瘤新药有一个指导原则，一般分成三大类：一类是肿瘤治疗用药；一类是治疗辅助用药；一类是改善症状用药。

什么是肿瘤治疗用药？就是说，疗效指标就是生存期延长，生活质量改善，可以有肿瘤病灶的缩小，或者持续稳定，也可以没有，但不能仅仅是改善症状，这就是治疗用药。第一种治疗用药，即医师单独使用中药，就是仅用中药就可以治疗，如肺癌。第二种是可以联合化疗、放疗起到临床疗效，中医的话说就是减毒增效，第三种是手术、化疗、放疗、靶向药物治疗之后，需要用中药来治疗或者维持。这三种笼统来讲都可以作为肿瘤治疗用药来申报。

第二类是肿瘤治疗的辅助用药，主要是在不影响原来的常规治疗，如手术、化疗、放疗这些疗效的前提下，可以预防或者减轻不良反应的药物。比如，放化疗以后的口干、呕吐，包括以复合症状群的改善为治疗目的，如很多胃肠的系列症状，可以选择预防用药，预防不良反应，再比如，放化疗之后的骨髓抑制等。提醒大家注意，如果做预防性用药，在临床试验过程中有操作难度，比如，针对化疗，化疗是哪一种方案？何时开始预防？预防用药的统计学比较复杂，操作有难度，跟验证疗效不一样，如果做验证疗效，可以做300例、400例；如果做预防，统计学有一个要求，我对统计学不是很专业，但是统计学的样本量是急剧增大的。一般来说调节免疫功能的药物不主张开发，因为免疫功能有很多评价指标还不过关，不建议往这方面走。

第三类叫作改善肿瘤症状用药，主要是改善主要症状，比如，癌性疼痛、发热、癌性乏力等都可以。

三个类别的肿瘤新药的研究方向，对我们复方的开发、经方的开发来讲，这个范围是很广的，只要有效都可以往这方面探索研究。我们也看过一些治疗肝癌的药，比如，平均生存期是 3 个月，用你的药物以后，经过观察，生存期变成了 4 个月，只观察一个总生存期，这个都可以获得批准。总生存期这样的指标，我们叫它金指标，这个观测检查也没有太多的检查费用，作为肝癌这样的本身生存期偏短的癌种来讲，这个疗效也没有太多的争议。

在肿瘤的中药复方开发方面，实际上从生存期到生存质量，从治疗用药到辅助用药，或单一的针对某一不良反应，作为一个肿瘤医生而言，我觉得这个尺度是很宽松的，允许我们大家做各种尝试的，这个政策应用在肿瘤研究方面，我觉得新药开发的门是开的很大的。

做临床研究总结经验的时候，我觉得对于有效性指标来讲也是一个值得探讨的话题。总生存期、无进展生存期、无复发生存期，临床操作中更容易实现，特别是总生存期。不论是整理我们现在的一些临床验方还是真正做临床研究的时候，注意一点，毕竟是治疗肿瘤病证，实体瘤大小这些可以不作为主要的指标测评，但是相关的检查数据还是应该有，次要疗效指标，如检测一下肿瘤标志物还是应该有，说到肿瘤标志物要注意，现在临床上对肿瘤标志物还是有依赖，要强调一点是，肿瘤标志物在学科体系中本身也不是一个决定因素，只是一个辅助决策因素。如果大家整理前期验方只对改善肿瘤标志物这一单一指标有效，没有其他指标的组合的话，可能这个结论也比较勉强。

我想说了这么多了，主要想跟大家交流探讨，我说的也不一定对，如果错的请大家指正，我们也一起来探讨，总之我觉得对于肿瘤中药复方来讲，一句话就是，你能够清晰准确地表达出患者的临床获益是关键，千万不能说我能治疗肺癌、胃癌，要说明白你能治疗肺癌、胃癌的哪个分型，或者说肺癌、胃癌患者吃了你的药，有什么确切好处。

我举一个例子：有一次在开新药专家会的时候，有一位教授举了一个中成药，说："医生就喜欢开这种中药，不是因为它的说明书写的有效果，而是上百名肿瘤医生都发现用了某化疗方案后的患者，一旦吃了这个中药之后，厌食症状得到了明显的改善，所以说在很多西医肿瘤医生来看，中药是有效的，它能让化疗患者的厌食、食欲不振这些症状得到明显的改善。"我们中医肿瘤医生，针对肿瘤患者面临的一些问题，把我们的药物复方能够用于什么样的肿瘤患者搞清楚，这是临床的一种成就，或者说可以把它转化成治疗肿瘤新药的动力吧。

互动问答

问题 1. 如何应对伦理委员会的审查?

答：一方面是受试者的保护，如果受试者签订了合约之后，对于药物的选择还是很低的；另一方面，如果治疗组和对照组都有一定的治疗作用的话，加载药一般更容易通过伦理委员会。

问题 2. 我在伦理委员会，会遇到一些疑惑，比如说，在复方里面有一些有毒的药物，如首乌，现在发现会出现一些肝毒性，如何去面对这样的一些问题?

答：可以从三点来看，一个是药典上有最大日服量，不要超过最大量；第二个是从疗程来看，药物服用的时间可以作为沟通；第三个是可以在检测指标中重点检测肝脏指标，并采取一定的应对措施，这个角度来说应该也是可以的。

▶▶▶ **作者简介**

由凤鸣，医学博士，教授、主任医师，博士研究生导师，四川省名中医。成都中医药大学肿瘤研究所所长 / 附属医院科研部部长、国家药品审评中心肿瘤临床专业外聘专家、中华中医药学会肿瘤分会常务委员、中国临床肿瘤学会（CSCO）中西医结合肿瘤专委会常务委员、四川省中医药学会肿瘤专委会主任委员。

第二章

恶性肿瘤及并发症的临床经方辨治

大肠癌的经方治疗

◆ 王三虎

一、结肠癌早期——薏苡附子败酱散

　　结肠癌有没有古代的诊断治疗？肯定是有的。结肠癌古代叫什么？中医上很少提到。我认为，张仲景指的肠痈就是结肠癌。很多人认为肠痈就是阑尾炎，肠痈是古代的病名，它可以涵盖阑尾炎。但是，由于古人对疾病的认识上不如现在诊断的那么清楚，所以张仲景的肠痈，主要指的是结肠癌。因为肠痈出自《金匮要略·疮痈肠痈浸淫病脉证并治》："肠痈之为病，其身甲错，腹皮急，按之濡，如肿状，腹无积聚，身无热，脉数，此为腹内有痈脓，薏苡附子败酱散主之"。这就是大肠癌的早期表现，也就可以说，肠痈就是结肠癌。条文中提到腹无积聚，说明这个病与积聚有关。只是病在早期，肿瘤还未影响到腹部更大范围而已，"其身甲错"和"身无热"，都是恶性肿瘤的早期表现。肌肤甲错是瘀血病，这是大家都比较熟悉的，著名的大黄䗪虫丸就是有肌肤甲错，两目暗黑的。那么结肠癌的肌肤甲错，它实际上也是瘀血在体表的表现。我们在临床发现，有许多结肠癌患者都有肌肤甲错的表现，但手术后，肌肤甲错都得到缓解，甚至消失。张仲景能认识到这一点，说明他真正是一个临床大家。那么张仲景在这一条说"身无热"是和身有热（发热）相对而言的。身无热是早期，身有热就比较晚期了。如果还要进一步证实肌肤甲错和身热的关系，我们可以看看《金匮要略·水气病脉证并治》："若汗出已反发热者，久久其身必甲错，发热不止者，必生恶疮"，张仲景明确提出"久久其身必甲错，发热不止者，必生恶疮"，这样对比的话，说明我们学习《伤寒论》《金匮要略》要前后穿插、全文贯通地学习，因为往往张仲景采取"互略"的方法，在《金匮要略·水气病脉证并治》讲了，

到《金匮要略·疮痈肠痈浸淫病脉证并治》就不讲，当我们把它联系起来的时候，证据就充分了。而脉数作为恶性肿瘤的常见脉象，在《伤寒论·脉法第一篇》就提到"数脉不时，必生恶疮"。张仲景提到肿瘤的不少，将肿瘤发热、肌肤甲错、数脉都明确与恶疮联系起来，可见恶疮几乎就是恶性肿瘤的代名词。我从事肿瘤后，发现许多患者脉数不好解释，在读张仲景原文的时候就深深记住了这样一句话"数脉不时，必生恶疮"。我用这么大一段话或许可以说明：肠痈就是结肠癌的表现。它有许多特殊的表现是阑尾炎解释不了的。更重要的是，薏苡附子败酱散，有几个是用它来治疗阑尾炎的？薏苡附子败酱散就是张仲景治疗肠痈，即治疗结肠癌的代表方。其中，薏苡仁作为康莱特注射液的原材料，抗癌效果被世界所公认。薏苡仁健脾渗湿，益肠排脓，有益于肠道，更有排脓的作用。《药品化义》中："薏米，味甘气和，清中浊品，能健脾阴，大益肠胃"。《本草新编》中："薏仁最善利水，不至耗伤真阴之气"，一语道破天机。实际上是治疗燥湿相混致癌的药物。燥湿相混致癌论是我提出的对于癌症病机的一个理论，认为燥湿相混，难分难解，才是形成恶性肿瘤（癌症）的重要病机。那么，薏苡仁既健脾利湿，又不耗伤阴液，甚至还能健脾阴，还有比这更适合肿瘤复杂病机的吗？所以它是君药。而我提出的另一个癌症的基本病机是寒热胶结致癌论。寒热相交，难分难解，所以，寒热胶结也是恶性肿瘤产生和发展的重要病机。对于寒热胶结来说应该怎么处理？张仲景用附子散寒，败酱草清热，寒热并用，共为臣药。《神农本草经》讲附子"破癥坚积聚"，就显示出其与肿瘤的密切关系，我觉得在社会上附子已经很有热度的情况下，讲"破癥坚积聚"的人还不是很多。之所以选附子，取其既能散寒，又能破癥坚积聚。而寒邪是形成癥坚积聚的重要病机，因为寒主凝涩、寒凝气滞、寒凝血瘀、寒凝津液积聚，所以寒凝也是形成肿瘤的重要原因。附子既能散寒，又能破癥坚积聚，所以是难得的、非常合适的药物。《药性论》讲败酱草时提到："治毒风顽疾，主破多年凝血，能化脓血为水"。"毒风"这一点我希望受到大家重视，因为肠道肿瘤有一个中医名词叫"肠风"，《药性论》讲败酱草治"毒风"，而是治多年凝血，而且能化脓血为水，是对我"风邪入里成瘤说"的最好补充。而"破多年凝血"是对恶性肿瘤瘀血病机的准确叙述。《大明本草》提到："败酱草治血气心腹疼，破癥瘕"就是点题之笔了。所以本方选药精当，紧扣病机，是经方治疗肿瘤的典范。从张仲景的描述看，薏苡附子败酱散证是结肠癌的早期阶段。

二、结肠癌中期——大黄牡丹汤

大黄牡丹汤就在薏苡附子败酱散条文下紧接着讲的。原文是："肠痈者，少腹肿痞，按之即痛如淋，小便自调，时时发热，自汗出，复恶寒，其脉迟紧者，脓未成也，可下之，当有血。脉洪数者，脓已成，不可下也，大黄牡丹汤主之"。可见本条是继上一条"肠痈之为病……薏苡附子败酱散主之"的进一步描述，也就是结肠癌病情的进一步发展，由"腹皮急，按之濡，如肿状，腹无积聚"到"少腹肿痞，按之即痛如淋"，由"身无热，脉数"到"时时发热，自汗出，复恶寒，其脉迟紧"，这其实就是结肠癌突破肠道，进而腹部转移的表现。病机是由寒热胶结向肉腐成脓转化，实际上似脓非脓。真正成脓了就是阑尾炎了。肿瘤的脓"将成未成"，实际上是肿瘤造成局部感染的表现，所以还不是真正脓液，所以"似脓非脓"，张仲景叫"脓未成，可下之"，可见张仲景对这个病认识还是深刻的。所以用大黄泻热通腑，推陈出新，活血化瘀，排毒外出，为君药。丹皮凉血活血，桃仁润燥活血，为臣药，冬瓜仁排肠中脓血，芒硝软坚散结，消肿块，使腑气下行，以通为用，为使药。

三、结肠癌晚期——大黄附子汤

读张仲景的书一定要前后对照，全面贯通地读。在《金匮要略·腹满寒疝宿食病脉证治》中讲道："胁下偏疼，发热，其脉弦紧，此寒也，以温药下之，宜大黄附子汤"。可以说，大黄附子汤就是结肠癌晚期最常见的方剂。结肠癌晚期，肿块增大，肠蠕动功能受到限制，出现肠梗阻。张仲景寒热并用，用大黄附子汤通腑散寒。传统认为大黄附子汤是温下剂，因为张仲景原文是"此寒也，当以温药下之"。实际上，张仲景的这个"寒"有时候还不能完全理解为寒，学经典的人都会知道，因为如果简单的寒疾便难，一味巴豆就可以了，何必三味同用，寒热相制呢？读张仲景的书往往要从无字处着眼。温经汤、黄土汤等传统的用药方剂，实际上是寒热并用的，这些方子的基本病机都是针对肿瘤的寒热胶结病机的。因为很少纯寒纯热形成肿瘤的。纯寒纯热要好诊治得多。

因为肿瘤的寒热胶结，似寒非寒，似热非热，或寒多热少，或热多寒少，甚至一时表现为热，一时表现为寒，证情变化无常，才导致肿瘤治疗的复杂性、持久性。我们要以复杂对复杂，绝对不能以简单对复杂。张仲景大黄附子汤寒热并用，用的是两个将军级的药物，这就是在病重病危，腑气不通，腹疼难忍的情况下的非常手段。至于方中为什么要用细辛，关键是取其辛香走窜之气，引药直达病所。张锡纯当年初学医的时候，他的老师用大承气汤加了一味威灵仙，他不懂这是什么意思，他老师说："导火索嘛"，他才真正从老师大承气加威灵仙这种走窜之品收到了意外效果才恍然大悟的。在这一点上讲，细辛和威灵仙应该是相同的。足见张仲景用药的精炼和老道。这就是我治疗结肠癌的三个主要经方。当然，疾病是复杂的，有主要就有次要，我们在疾病的诊疗过程中，尤其是肿瘤的晚期应用大黄附子汤证，我常常加人参、当归，甚至加了枳实、厚朴，实质上已经起到黄龙汤的效果了。我想，医生临证绝对不会抱残守缺，我们既要抓纲，也要识目，在实际过程中可能比我说的要复杂得多。

四、直肠癌早期——白头翁汤

直肠癌在古代书籍中是见于"肠风""脏毒"两个病。作为"脏毒"和"肠风"的共同点都是出血，只不过脏毒的血晦暗，肠风的血鲜明而已。实际上，古代不能诊断得那么准确。直肠癌既有"脏毒"的内容，也有"肠风"的内容。肠风常常是痔疮，尤其是内痔造成的大便出血，当我们排除了内痔，确诊它是直肠癌的时候，这种情况也比较多。直肠癌随着现代饮食结构的改变，越来越精细化，或者长期久坐少动，或者食物中的毒邪，或者有害物质增加，所以直肠癌这些年发病率逐渐上升，尤其是大城市。对于直肠癌的治疗，我们首先要看直肠癌的表现，出血、大便带血、大便有黏液、大便不畅，还有里急后重。一般来说，直肠癌的初期多半是体质壮实，舌红苔黄厚，见于嗜食辛辣、烟酒导致了大肠湿热成毒，气机不畅，气血凝滞，从这个病机上讲，它就是白头翁汤证，张仲景白头翁汤讲"热痢下重者，白头翁汤主之"就是这个意思。这个又牵扯到"热痢"，就是"疫毒痢"，传染性痢疾，细菌性痢疾。当然，白头翁汤证应该包含了细菌性痢疾，但是我们在临床上发现，直肠癌的初期表现就是白头翁汤证的表现。所以白头翁汤用白头翁、黄连、黄柏、秦皮清热燥湿解毒，就是直肠癌早期的代表方剂。当然，这样一比较，古代的"脏毒"也就是这个意思。古代把"肠风"和"脏毒"并论。认为风邪入肠，与湿热相合，损伤大肠脉络而成。所以我借助古人治疗"肠风"的经验，用防风、荆芥治疗"肠风"，生地、丹皮、地榆、槐花凉血。当然我还有刺猬皮作为直肠癌的辨病用药。椿根、桑白皮清热燥湿，对直肠癌引起的肛门渗液、潮湿也是可以加用的。尤其值得我们重点提出的是，对于里急后重的治疗，一方面，我们取芍药汤的芍药缓解挛急，芍药活血利阴，这是用芍药甘草汤；另一方面是香连化滞，木香、黄连来化滞，还有枳实、槟榔来化滞。大家不要忘记，枳实也好、枳壳也好，它是治疗直肠癌非常有效的药物，古人"肠风""脏毒"常常用的药。还有一个药，可能被大家忽略了，那就是薤白。可能瓜蒌薤白汤名气太大了，所以我们只想到薤白是治疗冠心病、胸痹的，就忽略了薤白是通大肠之气的。张仲景讲到四逆散加减法中，提到"下重者，加薤白"，可见薤白治疗里急后重是有历史渊源的，是不可取代的。张仲景在讲四逆散原方的时候提到是以（因为它是散，四味药是散剂）水 5 升，加薤白 3 升，煮水取 5 升。历代注家，包括现在的专家教授，没有任何一个对本条提出疑问。我提出疑问，因为薤白 3 升是绝对不可能的。横向比较，瓜蒌薤白白酒汤，薤白仅仅是半升，接着的瓜蒌薤白半夏汤，薤白仅仅是 3 两，而我们用四逆散，量也非常小，小到也就是几克，就不可能用 3 升薤白，3 升薤白是多大量？按现在考证算下来要 300 多克、400 克，所以几乎是不可能的。而且，用我的比例，四逆散就是轻取，也就是说打仗，我派班长去对剂就可以了，若再要派人去，也不可能派将军。主次颠倒如此之甚，可想就不可能。我们认为，这里，薤白是 3 两，我们平常临床用 10 克、12 克就够了。

五、直肠癌中期——三物黄芩汤

那么在中期用什么呢？或者说我们中医现在碰到的直肠癌，我一般很少不鼓励患者做手术，因为大小便可是人体的主要排泄通道。农村老一辈人都说："自己能送水火就不错了"，言外之意就是自己只要管理好大小便，不需要别人帮助，把大小便用"水火"来形容，已经足够看出其紧迫性。《黄帝内经》也讲："小大不利治其标"，所以其他部位的肿瘤不用西医方法，个别患者我也还愿意接受，直肠癌的能用手术不手术，我基本上不接受。因为一旦堵了，最后还是要做手术的。直肠癌之所以能形成直肠癌，是因为大肠热毒，湿热郁久，阴液受伤，阴虚和湿热并见，难分难解，我们以前只说"湿热相合，如油入面，难分难解"，事实上，比湿热更难解的是湿热未尽，阴液已伤，燥湿相混，形成肿瘤，这才是恶性肿瘤之所以成为头号疑难杂症的原因。直肠癌的中期常常是舌苔花剥，这是燥湿相混非常典型的舌象。手术后怎么防止复发，手术后肛门坠胀、里急后重还有大便性状的改变，臀、骶、会阴、肛门部的疼痛，怎么办呢？我认为，还是要抓住燥湿相混这个基本病机。基本病机确立了，它就有基本的方药，代表方剂是三物黄芩汤。三物黄芩汤是孙思邈《千金要方》的方子，宋代整理时放在《金匮要略》妇人病篇，治疗产后病的。是我首先把三物黄芩汤作为直肠癌燥湿相混型代表方剂的。应用多年，疗效确凿，选方精炼，用药准确。黄芩作为方中的君药，一药四用，黄芩既能清实热，也能清湿热，还能清虚热，更能清血热，所以它对于直肠癌的大肠热毒，耗血伤阴，血热成毒、出血动血而言是非常难得的君药。再用生地凉血养阴，用苦参燥湿解毒清热。三药合用，互相抵消不良反应，相反相成。

六、直肠癌晚期——黄土汤

直肠癌晚期，多半是大便出血时间长，误认为是痔疮。后来贫血了，这才发现是直肠癌。这就是黄土汤证。讲黄土汤证的时候我们说是阳虚便血。说得轻巧，黄土汤仅仅是治阳虚吗？仅仅是治虚寒吗？黄土是治虚寒的，附子也是治虚寒的，但是生地、黄芩这两味药大家怎么能置若罔闻、视而不见呢？这是以前没有寒热胶结致癌论的原因。古人治学有个方法叫孤证不立。说黄土汤就治寒热胶结，这只是一面之词，有没有其他证据呢？我说有证据。黄土汤这一条的上一条是"吐血者，柏叶汤主之"，下来才是"下血先便后血，此远血者，黄土汤主之"。如果光说先便后血，我们能只用黄土汤吗？也说明，黄土汤只是针对寒热胶结的病机。也就是说，吐血（柏叶汤）是上消化道肿瘤的话，黄土汤就是下消化道肿瘤。张仲景的条文排列的意义，难道这不是一个有力的证据吗？伤寒大家刘渡舟教授在《陕西中医》1980年创刊号的第一篇文章就是《伤寒论条文排列法的意义》，连载了两期，非常罕见，我当时感动、激动、体会深刻，当然，他没有讲到《金匮要略》条文排列的意义，这就是留给我们做的。

七、验案举例

案例 1：直肠癌

阎某某，女，52 岁。陕西省蒲城县椿林乡椿林村人。2000 年 7 月初，因大便出血半年，在某医院经肠镜及活检，确诊为直肠癌。因家庭经济困难，无力手术，转求中医治疗。刻诊：大便干结，二三日一次，每次均夹带暗红色血液，肛门下坠，面色萎黄，气短乏力，口干喜饮，自己尚不知病情的严重程度。舌淡红，舌体胖有齿痕，脉细数（96 次 / 分钟）。此属热毒壅于直肠，气血凝滞，正气大伤。法当扶正祛邪，解毒抗癌，调和气血。以白头翁汤加减化裁，方用：

白头翁 15 克、秦皮 12 克、白芍 12 克、黄连 3 克

玉片 10 克、木香 10 克、当归 10 克、人参 10 克

槐花 18 克、生地 30 克、龙葵 30 克、白英 30 克

生地榆 30 克、仙鹤草 50 克、半枝莲 40 克、紫草 15 克

莪术 10 克、山慈姑 12 克、五倍子 10 克

12 剂，每日 1 剂，水煎服。二诊自述诸症均减，气力增加。察其舌，齿痕似乎没有上次明显，脉已不数（84 次 / 分钟）。仍与原方 12 剂。此后失去联系。2001 年 12 月，其子之友（当初正是此人介绍来诊）为妻看病之时，才说此人尚健。因实在经济匮乏，再想来而不能，也未再用他药。这使我更加认识到人与人不一样，病与病不一样。即使病愈，也不敢夺天工为己有。作为医生，唯有认真细致，尽心尽力而已。

按语：本案是笔者早期病例。从早年熟读伤寒到伤寒专业的研究生毕业，笃信古人所谓"读伤寒者，医门之过半也"的名言，长期的临床实践，更深刻认识到经方的超值魅力。1992 年笔者主编由科学技术文献出版社出版的《经方各科临床新用与探索》中，虽然还未提到经方治疗癌症的问题，但对经方扩大应用的熟悉和兴趣确为日后的临证发挥奠定了基础。以白头翁汤加减治疗直肠癌获得较好疗效，从一个侧面再次说明古老经方的生命力。《黄帝内经》云："善言古者，必有合于今"，此之谓乎！

案例 2：结肠癌

王某，女，67 岁。西安市人。结肠癌术后 4 月余。患者 2005 年 12 月在西京医院结肠癌切除术，化疗 1 次，因不良反应太大而停用。2006 年 4 月 3 日初诊，面色无华，自述乏力腰酸，久站后腰痛，大便每日 2 次，舌红、苔薄、脉弱。病系脏毒，证属脾肾两虚，大肠湿热毒邪未尽。治宜补脾益肾，清大肠湿热。方选四君子汤合三物黄芩汤。

处方：

红参 10 克、白术 12 克、茯苓 12 克、杜仲 12 克

生地 20 克、黄芩 12 克、苦参 12 克

每日一剂。每月 1～2 诊，基本以上方予服，药效和缓，自觉药证相符。

2007 年 7 月 6 日，自觉夜半心悸，目干、大便干、头晕、舌红苔薄、右脉弦、左脉沉。证属心脉失养，肝肾亏虚。方选炙甘草汤加味。

处方：

炙甘草 10 克、党参 15 克、桂枝 10 克、麦冬 12 克

生地 30 克、火麻仁 15 克、菊花 10 克、女贞子 12 克

白芍 12 克、桑葚 12 克、黄芩 10 克

每日一剂。每月 1 诊，约 15 剂，我在上方基础上加当归、防风治疗手指僵硬，片姜黄、羌活治疗肩痛。2008 年 11 月 3 日改为初诊方。

2009 年 5 月 1 日就诊，生活如常人，未有不适，仍原方继续，以防复发。

2011 年 4 月 1 日就诊，生活如常人，未有不适，改原方为中药颗粒剂各 1 袋，30 剂，冲服。

按语：辨病论治和辨证论治结合才是中医的长处。结肠癌属中医的脏毒病，虽经手术，大肠湿热毒邪未尽，就是在辨病前提下对疾病基本病机的认识。三物黄芩汤出自《备急千金要方·卷第三》，由黄芩、苦参、干地黄三味药组成。功能清热泻火，燥湿凉血。该方以黄芩为君药，黄芩善清湿热，又能清血热、虚热，一药三用，惟黄芩能当此任，《神农本草经》论黄芩，首言"主诸热"，一语道尽机宜。生地助黄芩清血热，苦参助黄芩清湿热，生地减少了苦参的苦燥性，苦参减少了生地的腻滞性，配伍精练，药少效宏。三物黄芩汤是临床治疗结肠癌、直肠癌的基本方。

▶▶▶ **作者简介**

　　王三虎，医学博士，陕西省名中医、广西名中医。曾任第四军医大学教授，现为深圳宝安中医院特聘专家、西安市中医院首席中医肿瘤专家、淄博市特聘中医肿瘤专家、渭南市中心医院中医专家。兼任世界中医联合会肿瘤经方治疗专业委员会副会长、欧洲经方学会顾问、瑞士华人中医学会顾问、美国加州中医药大学博士生导师等学术职务。先后招收、培养硕士研究生、师带徒100多人。多年来坚持理论与实践结合，继承与创新并重的治学观，提出了"燥湿相混致癌论""寒热胶结致癌论""人参抗癌论""把根留住抗癌论""肺癌可从肺痿论治""风邪入里成瘤说"等新论点。许多观点上大报、进教材、入指南。年诊国内外患者2万人次。共发表论文230余篇，主编、参编书籍30余部，其中5本专著畅销。近年多次在国内外成功举办经方抗癌学习班。2017年获"最具影响力中医人奖。"中医在线"经方抗癌"系列课程也被评为2017"中医十大好书好课"。2018年获陕西杰出名中医奖。已在西安、渭南、深圳、淄博、台州、佳木斯等地设立经方抗癌工作站（室）。

经方治疗胃肠道肿瘤

◆ 马文辉

一、三部六病的理论框架

三部六病学说包括了三个部分：1.整体，即把人看作一个整体；2.整体之下，分为表、里、半表半里三个系统；3.系统之下又分局部组织器官。具体如图 2-1 所示。

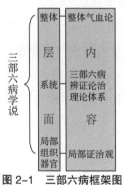

图 2-1　三部六病框架图

1984 年，我还在上学期间，接触"三部六病"并拜刘绍武老先生为师的。研究三部六病 30 多年来，对三部六病在临床应用上有一些心得体会。

如图 2-2 所示，三部六病基础框架下最核心的部分是《伤寒论》三阴三阳辨证体系。表、里、半表半里把人体分为三个系统。表部得病叫表证，里部得病叫里证，半表半里部的病叫半表半里证。

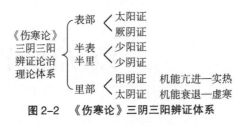

图2-2 《伤寒论》三阴三阳辨证体系

在人体的三个系统内，"孤阴不生，独阳不长"。每一个部一分为二，即"一阴一阳谓之道"。表部发生病变，有表阴表阳。在《伤寒论》中的表阳证，称之为太阳证；表阴证，称为厥阴证。同样，半表半里也有半表半里之阴阳，即少阳证和少阴证。

接下来是"里部"系统的辨证论治。里部系统发生病变，里阳证《伤寒论》称为阳明证，里阴证称为太阴证。里部脏腑机能亢进，里热里实即为阳明证；里部机能衰退，里虚里寒即为太阴证。

二、阳明证的辨证论治

《伤寒论》180条："阳明之为病，胃家实是也"。阳明证作为里部阳性病其主证即：胃家实，发潮热，自汗出，大便难；治疗方法为下法，泄热除实。主方为大承气汤，主药大黄，副主药芒硝。

在《伤寒论》中，里部的阳明证，根据阳明热实的类型不同，又分为食、血、痰、水四种不同类型。

（一）阳明实证

1.燥屎内结

不同类型的阳明实证—食

小承气汤（大黄、枳实、厚朴）：除胀。

第209条："若不大便六七日，恐有燥屎，欲知之法，少与小承气汤，汤入腹中，转矢气者，此有燥屎也，乃可攻之；若不转矢气者，此但初头硬，后必溏，不可攻之，攻之必胀满不能食也。欲饮水者，与水则哕。其后发热者，必大便硬而少也，以小承气汤和之，不转矢气者，慎不可攻也。"

第214条："阳明病，谵语，发潮热，脉滑而疾者，小承气汤主之，因与承气汤一升，腹中转气者，更服一升；若不转气者，勿更与之。明日又不大便，脉反微涩者，里虚也，为难治，不可更与承气汤也。"

调胃承气汤（大黄、芒硝、甘草）：泻热。

第 70 条："发汗后，恶寒者，虚故也；不恶寒，但热者，实也，当和胃气，与调胃承气汤。"

第 105 条："伤寒十三日，过经谵语者，以有热也，当以汤下之。若小便利者，大便当硬，而反下利，脉调和者，知医以丸药下之，非其治也。若自下利者，脉当微厥，今反和者，此为内实也，调胃承气汤主之。"

第 248 条："太阳病三日，发汗不解，蒸蒸发热者，属胃也，调胃承气汤主之。"

临床应用：顽固口腔溃疡。

如果里部形成燥屎内结的阳明里实证，以胀满为主要表现者用小承气汤主治，以发热为主要表现的用调胃承气汤主治，小承气汤证偏于气滞，以腹胀为主证，调胃承气汤偏于郁热，以潮热为主证，大承气汤则二者兼具。

2. 瘀血内结

不同类型的阳明实证——血

桃仁承气汤（调胃承气汤＋桂枝、桃仁）：泻热祛瘀。

第 106 条："太阳病不解，热结膀胱，其人如狂，血自下，下者愈。其外不解者，尚未可攻，当先解其外，外解已，但少腹急结者，乃可攻之，宜桃核承气汤。"

临床应用：非风湿性腰疼（扭伤）、胃下垂、脱肛、牙痛、头痛、月经不调。

抵当汤（水蛭、虻虫、桃仁、大黄）：行瘀逐血。

第 125 条："太阳病，身黄，脉沉结，少腹硬，小便不利者，为无血也；小便自利，其人如狂者，血证谛也，抵当汤主之。"

第 237 条："阳明证，其人喜忘者，必有蓄血。所以然者，本久有瘀血，故令喜忘，屎虽硬，大便反易，其色必黑者，宜抵当汤下之。"

在《伤寒论》中还有一种阳明里实证，是血瘀于里部所形成的。第一种情况是桃核承气汤，第 106 条是血瘀阳明里实证的表现形式。另外一种情况，叫抵当汤证，由水蛭、虻虫、桃仁、大黄组成，行瘀逐血，第 125 条、237 条是抵当汤证在阳明胃肠道蓄血的表现形式。

3. 痰热内结

不同类型的阳明实证——痰

瓜蒂散（瓜蒂、赤小豆、香豉）：涌吐痰实。

第 166 条："病如桂枝证，头不痛、项不强、寸脉微浮、胸中痞硬、气上冲喉咽不得息者，此为胸有寒也。当吐之、宜瓜蒂散。"

大陷胸汤（甘遂、芒硝、大黄）：泻热散结，攻逐痰饮。

第 135 条："伤寒六七日，结胸热实，脉沉而紧，心下痛，按之石硬者，大陷胸汤主之。"

参考：第 134 条至第 137 条、第 149 条。

在《伤寒论》中阳明胃肠还有一种形成实证的表现形式，就是痰淤积于里部，形成瓜蒂散证，治疗方法为涌吐痰实。第 166 条是在胃肠道形成痰实证的表现形式。同样是在里部形成的痰实证，还有一种是《伤寒论》大陷胸汤证，第 135 条即痰实结于胃肠道形成的里实证。张仲景使用大黄、芒硝、甘遂来泻热散结，攻逐痰饮。

4. 水饮内结

不同类型的阳明实证——水

十枣汤（芫花、大戟、甘遂、大枣）：攻逐水饮。

第 152 条："太阳中风，下利呕逆，表解者，乃可攻之。其人漐漐汗出，发作有时，头痛，心下痞硬者，引胁下痛，干呕短气，汗出不恶寒者，此表解里未和也，十枣汤主之。"

服法：平旦服。若下少病不除者，明日更服……得快下利后，糜粥自养。

使用注意：

忌数脉，忌心力衰竭等心脏病，忌虚证。

宜和滑脉或平脉。

肝硬化腹水加木香 10 克、沉香 10 克，一周服一次。

以水饮结在胃肠道为主的，张仲景在治疗时用十枣汤、芫花、大戟、甘遂、大枣来攻逐水饮，第 152 条是十枣汤在里部阳明的一个水饮内停的证型。

如表 2-1 所示，同样是阳明里实证，有食、痰、水、血的性质不同，形成了不同的里实证。同样是实证，燥屎内结，会有大承气汤、小承气汤、调胃承气汤的不同。同样是血证，会有桃核承气汤、抵挡汤、抵挡丸的不同。同样是痰在胃肠道的积聚，有瓜蒂散、大陷胸汤、大陷胸丸的不同。这样可以看出，在里部胃肠道蓄积不同的病理产物，根据性质的不同，分成四大类，使用不同方剂治疗。

表 2-1　不同类型的阳明实证

	方剂	功效	主治
食	小承气汤	消胀除满，排除燥屎	腹大满不通
	调胃承气汤	泻热	发潮热、谵语
	大承气汤	泻热除满	
血	桃仁承气汤	泻热祛瘀	少腹急结，舌紫暗者
	抵当汤	行瘀逐血	舌紫斑，小便自利，喜忘如狂，小腹硬，大便色黑，虽硬反易者
痰	瓜蒂散	涌吐痰实	胸脘痞塞胀满，气上冲咽喉，呼吸急促，泛泛欲吐复不能吐
	大陷胸汤	泻热散结，攻逐痰饮	脉沉紧，心下痛，按之石硬者
	大陷胸丸	泻热逐痰，破结缓下	大陷胸汤证伴见项强如柔痉状，喘鸣迫塞者
水	+枣汤	攻逐水饮	物腹腔积水者

（二）阳明热证

1. 食道热证

不同类型的阳明热证———食管

栀子豉汤（栀子、淡豆豉）：清宣郁热。

第 76 条："发汗吐下后，虚烦不得眠；若剧者，必反复颠倒，心中懊憹，栀子豉汤主之。"

第 77 条："发汗若下之，而烦热胸中窒者，栀子豉汤主之。"

第 78 条："伤寒五六日，大下之后，身热不去，心中结痛者，未欲解也，栀子豉汤主之。"

第 228 条："阳明病，下之，其外有热，手足温，不结胸，心中懊憹，饥不能食，但头汗出者，栀子豉汤主之。"参考：第 221 条。

阳明胃肠部里实证以实为主，阳明里实会出现不同的方证，同样阳明里热也会出现不同的方证。《伤寒论》里第 76、第 77、第 78、第 228 条，都是讲热在食管时，出现的栀子豉汤证。这个证型其实是反流性食管炎，胸中窒，心中懊恼，其实是体表投影相关症状，影响到晚上不能够平卧，平卧的话反流的症状会加重。心中懊恼，实际上就是我们今天所讲的嘈杂，即老百姓平日所说的反酸，胃酸刺激食管引起的神经症状。《伤寒论》中采用栀子豉汤两味药这样一个小方子来治疗，我们在临床上使用非常广泛。

2. 胃脘热证

不同类型的阳明热证——胃

小陷胸汤（半夏、黄连、瓜蒌）：清热涤痰开结。

第 138 条："小结胸病，正在心下，按之则痛，脉浮滑者，小陷胸汤主之。"参考：第 141 条。

同样是里部胃肠道的热，通过食管下移到胃，这就形成了《伤寒论》中第 138 条小陷胸汤证——"心下痞硬，按之痛"。就是胃脘部位的疼痛、压痛、烧灼感。用小陷胸汤治疗胃中痰热互结证。

大黄黄连泻心汤（大黄、黄连、黄芩）：泻热消痞。

第 154 条："心下痞，按之濡，其脉关上浮者，大黄黄连泻心汤主之。"

第 164 条："伤寒大下后，复发汗，心下痞，恶寒者，表未解也，不可攻痞，当先解表，表解乃可攻痞，解表宜桂枝汤，攻痞宜大黄黄连泻心汤。"

同样是胃热，再往下走，从心下即贲门口位置下移，到达胃底部，出现胃黏膜充血，水肿甚至出血。这个黏膜出血、糜烂，张仲景使用大黄黄连泻心汤治疗，大黄黄连泻心汤这个方子张仲景熬药方法和其他方子不一样，就用开水，滚开的水，泡一泡，浸泡后使用。张仲景书中第 154 条、第 164 条对此进行了描述，大黄黄连泻心汤就是一个胃热证。

3. 小肠热证

不同类型的阳明热证——小肠

葛根芩连汤（葛根、黄连、黄芩、甘草）：清热止利，兼以解表。

第 34 条："太阳病，桂枝证，医反下之，利遂不止，脉促者，表未解也。喘而汗出者，葛根黄芩黄连汤主之。"

第 163 条："太阳病，外证未除而数下之，遂协热而利，利下不止，心下痞硬，表里不解者，桂枝人参汤主之。"

正误：太阳病，外证未除而数下之，遂协热而利，喘而汗出，表里不解者，葛根黄芩黄连汤主之。

葛根芩连汤证，其实也是里热证，热从食管、胃下移到小肠形成一种叫协热下利的证。对应《伤寒论》中的第 34 条和第 163 条，这两条是错简条文。第 34 条桂枝汤证误下以后不可能形成葛根芩连汤证，同样，第 163 条不可能形成桂枝人参汤证。我们把他改成"太阳病，外证未除而数下之，遂协热而利，喘而汗出，表里不解者，葛根芩连汤主之"。"太阳病，外证未除"的外证实际上是麻杏石甘汤证，误下之后，引热入里，如果表证不解，还使用麻杏石甘汤；如果表证解，引热入里，形成里部的下利，我们用葛根芩连汤，叫协热下利证。

4. 大肠热证

不同类型的阳明热证—大肠

白头翁汤（白头翁、黄连、黄柏、秦皮）：清热解毒凉血止痢。

第 371 条："热利下重者，白头翁汤主之。"

第 373 条："下利欲饮水者，以有热故也，白头翁汤主之。"

同样是热，由小肠到大肠，就形成了《伤寒论》的白头翁汤证。第 371 条和第 373 条的热利下重。这种热同样是在里部胃肠道，但是他从小肠到了大肠，成了大肠热，张仲景用白头翁汤主治。

如表 2-2 所示，对阳明里热在不同部位的方证做出一个简单的归纳。在食管的热用栀子豉汤；在胃的热用大黄黄连泻心汤、小陷胸汤；在小肠的时候用葛根芩连汤；在大肠时候用白头翁汤。同样是里部阳明热证，但是部位不同，会形成不同的方证。

表 2-2 不同类部位的阳明热证

部位	方剂	功效	主治
食管	栀子豉汤	清宣郁热	心烦不得眠，心中懊憹，反复颠倒，胸中窒，心中结痛
胃	大黄黄连泻心汤	泻热消痞	心下痞满，心烦，口渴，小便短赤
	小陷胸汤	清热涤痰开结	心下痞硬，按之则痛，胸闷喘满，咳吐黄痰

表 2-2（续）

部位	方剂	功效	主治
小肠	葛根芩连汤	清热止利兼以解表	下利不止，利下臭恶稠粘
大肠	白头瓮汤	清热解毒凉血止痢	热利下重欲饮水，下痢赤多白少，腹痛，里急后重

三、太阴证的辨证论治

太阴证的证治

第 273 条："太阴之为病，腹满而吐，食不下，自利益甚，时腹自痛。若下之，必胸下结硬。"

第 277 条："自利不渴者，属太阴，以其藏有寒故也，当温之，宜服四逆辈。"

《金匮·五脏风寒积聚病》："肾着之病，其人身体重，腰中冷，如坐水中，形如水状，反不渴，小便自利，饮食如故，病属下焦，身劳汗出。衣里冷湿，久久得之，腰以下冷痛，腰重如带五千钱，甘姜苓术汤主之。"

在《黄帝内经》中讲："实则阳明，虚则太阴"。在里部，整个胃肠实热是阳明，虚寒就是太阴。太阴在《伤寒论》里面，对应第 273 条、第 277 条。我们对于里部太阴虚寒证给出一个主方，就是《金匮要略》里所讲的肾着汤、甘姜苓术汤作为他的主方。

太阴证的证治

主证：腹满，或吐或利，时腹冷痛。

治则：温里健中。

主方：甘草干姜茯苓白术汤。

主药：苍术。

副主药：干姜。

太阴虚寒证主证就是腹满、吐利、时腹自痛，刚才的条文里面都有了，他的治疗方法为温里健中，主方就是苍术干姜汤。苍术是主药，干姜是副主药。

1.膈肌食道寒证

不同发病部位的太阴证——食管、膈肌

旋覆代赭汤（旋覆花、代赭石、人参、半夏、生姜、炙甘草、大枣）：平痉温中，涤饮镇逆。

第 161 条："伤寒发汗、若吐、若下，解后，心下痞硬，噫气不除者，旋覆代赭汤主之。"

里部虚寒证，都叫太阴，他们是整个里部的共性。由于虚寒的部位不同，在《伤寒论》中也有不同的方证。在膈肌以上形成虚寒，表现出以呃逆、嗳气不除为主，即 161 条，旋覆代赭汤证。这个方证的部位偏于食管，即膈肌以上。

2. 胃脘寒证

不同发病部位的太阴证——胃

吴茱萸汤（吴茱萸、生姜、大枣、人参）：温中平痉，止痛止吐。

第 243 条："食谷欲呕，属阳明也，吴茱萸汤主之。得汤反剧者，属上焦也。"

第 309 条："少阴病，吐、利，手足逆冷，烦躁欲死者，吴茱萸汤主之。"

第 378 条："干呕吐涎沫，头痛者，吴茱萸汤主之。"

同样是里部太阴证，从食管下移到胃的幽门部位，形成痉挛，导致呕吐，条文见第 243 条、第 309 条、第 378 条。三个条文都是吴茱萸汤证，是里部虚寒证，太阴证。他主要病变为幽门部痉挛，临床上在胃癌、食管癌术后经常出现。

3. 小肠寒证

不同发病部位的太阴证——小肠

理中丸（人参、干姜、白术、炙甘草）：温中散寒，补气健脾。

第 386 条："霍乱，头痛、发热、身疼痛、热多欲饮水者，五苓散主之；寒多不用水者，理中丸主之。"

第 396 条："大病差后，喜唾，久不了了，胸上有寒，当以丸药温之，宜理中丸。"

同样为里部虚寒证，但是部位以小肠为主，张仲景在《伤寒论》中有理中汤、理中丸，温中散寒，补气健脾，第 386 条和第 396 条。

不同发病部位的太阴证——小肠

小建中汤（桂枝、白芍、炙甘草、大枣、生姜、胶饴）：温中补虚，和里缓急。

第 100 条："伤寒，阳脉涩，阴脉弦，法当腹中急痛，先与小建中汤；不差者，小柴胡汤主之。"

第 102 条："伤寒二三日，心中悸而烦者，小建中汤主之。"

《金匮·血痹虚劳》："虚劳里急，悸、衄，腹中痛，梦失精，四肢酸痛，手足烦热，咽干口燥，小建中汤主之。"

《金匮·妇人杂病》："妇人腹中痛，小建中汤主之。"

同样是小肠的虚寒证，小建中汤以疼痛为主症，张仲景用小建中汤即芍药甘草加饴糖，来温中补虚，和里缓急止痛。小建中汤证以小肠平滑肌痉挛为主要表现，《伤寒论》中第100条和第102条是小建中汤证的条文。在《金匮要略》中，小建中汤也有他的表现，都是胃肠痉挛引起的里部虚寒证，和之前所讲理中汤证相对比，同样是在小肠，理中汤证以虚为主，表现为吐泻，而小建中汤证则以寒为主、表现为疼痛。

4. 大肠寒证

不同发病部位的太阴证——升结肠

五苓散（桂枝、白术、茯苓、泽泻、猪苓）：健脾利水。

第71条："太阳病，发汗后，大汗出、胃中干、烦躁不得眠，欲得饮水者；少少与饮之，令胃气和则愈。若脉浮、小便不利、微热、消渴者，五苓散主之。"

第72条："发汗已，脉浮数、烦渴者，五苓散主之。"

第73条："伤寒，汗出而渴者，五苓散主之……".

第74条："中风发热，六七日不解而烦，有表里证，渴欲饮水，水入则吐者，名曰水逆，五苓散主之。"

参考第141条、第156条、第386条。

同样是里部虚寒，往下走，到达升结肠后，使得结肠对水的吸收功能受到抑制，形成胃肠道蓄水证，即五苓散证。五苓散证在传统思维上来讲是膀胱蓄水证，但实际上呢，水是蓄积在胃肠道的，主要以升结肠为主。

《伤寒论》的五苓散证条文较多，我不再一一赘述了。由于发热，饮用大量凉水或物理降温法，抑制胃肠道功能形成水逆证，胃中蓄水，水喝不进去，口又渴。为什么形成如此矛盾之证呢？实际上就是水蓄积在胃肠道中，影响了胃肠道吸收水分。但是组织间缺水，导致口渴和抗利尿激素分泌旺盛，进而形成小便不利。组织间缺水和胃肠道积水形成矛盾，用五苓散治疗，增强肠道吸水功能。

肠道吸水功能增强后，大量的水从肠道进入半表半里，进入循环系统。这个时候把多余的水用茯苓、泽泻、猪苓等排出体外。这就解决了组织间缺水，小便不利、口渴的症状。胃肠道水液吸收功能恢复后，水入则吐的水逆证也会得到解除。

不同发病部位的太阴证——降结肠

桃花汤（干姜、赤石脂、粳米）：温涩固脱。

第306条："少阴病，下利便脓血者，桃花汤主之。"

第307条："少阴病，二三日至四五日，腹痛，小便不利，下利不止，便脓血者，桃花汤主之。"

病变部位继续往下走，从升结肠到横结肠和降结肠，在降结肠形成的里部虚寒太阴证便是下焦虚寒了。此时会出现滑脱，下坠，黏液便等症状。这时用《伤寒论》中第306条、第307条桃花汤证，或者用赤石脂禹余粮汤这类方剂，或后世的四神丸。四神丸也是治疗里部虚寒在结肠引起的滑脱，用固摄的治法，即温涩固脱来治疗里部降结肠的虚寒证。

对于里部虚寒证的简单总结如表2-3所示。不同部位形成不同方证（在食管、膈肌，形成的旋覆代赭汤证；在胃形成吴茱萸汤证；在小肠形成理中汤证、小建中汤证；在升结肠形成五苓散证；在降结肠形成桃花汤证）。

表2-3　不同发病部位的太阴证

部位	方剂	功效	主治
食道膈肌	旋覆代赭汤	平痉温中 涤饮镇逆	大明证兼噫气不除
胃	吴茱萸汤	温中平痉 止痛止吐	太阴证兼呕吐或干呕吐涎沫
小肠	理中丸	温中散寒 补气健脾	太阴证兼寒不用水，喜睡，久不了了
小肠	小建中汤	温中补虚 和里缓急	太阴证兼腹中急痛，心中悸烦
升结肠	五苓散	健脾利水	太阴证兼小便不利
降结肠	桃花汤	温涩固脱	太阴证兼下利，便脓血，而非痢疾

四、里部部证的辨证论治

里部部证的证治

生姜泻心汤（生姜、半夏、黄连、黄芩、干姜、人参、炙甘草、大枣）

第157条："伤寒汗出解之后，胃中不和，心下痞硬，干噫食臭，胁下有水气，腹中雷鸣下利者，生姜泻心汤主之。"

里部"实则阳明，虚则太阴"，但还有一个特殊证型，矛盾双方共存于一个统一体，就会形成矛盾的统一性。在里部就会出现寒热错杂，虚实互见的不阴不阳的证型，中医叫寒热错杂证，三部六病把他叫作里部部证。常用方剂即第157条的生姜泻心汤证。生姜、半夏温里；黄芩、黄连清热；人参、甘草、大枣补虚，形成的寒热错杂，虚实互见这样一个证型。

里部部证的证治

半夏泻心汤（半夏、黄连、黄芩、干姜、人参、炙甘草、大枣）

第149条："伤寒五、六日，呕而发热者，柴胡汤证具，而以他药下之，柴胡证仍在者，复与柴胡汤。此虽已下之，不为逆，必蒸蒸而振，却发热汗出而解。若心下满而硬痛者，此为结胸也，大陷胸汤主之；但满而不痛者，此为痞，柴胡不中与之，宜半夏泻心汤。"

《金匮要略·呕吐哕下利》："呕而肠鸣，心下痞者，半夏泻心汤主之。"

区别：生姜泻心汤－干噫食嗅；半夏泻心汤－呕而不食。

甘草泻心汤（半夏、黄连、黄芩、干姜、人参、炙甘草、大枣）

第158条："伤寒中风，医反下之，其人下利，日数十行，谷不化，腹中雷鸣，心下痞硬而满，干呕心烦不得安。医见心下痞，谓病不尽，复下之，其痞益甚。此非结热，但以胃中虚，客气上逆，故使硬也。甘草泻心汤主之。"

《金匮要略·百合狐惑阴阳毒》："狐惑之为病，状如伤寒，默默欲眠，目不得闭，卧起不安，蚀于喉为惑，蚀于阴为狐，不欲饮食，恶闻食臭，其面自乍赤、乍黑、乍白。蚀于上部则声喝，甘草泻心汤主之。"

区别：甘草泻心汤－下利臭秽；四逆汤－下利清谷。

同样是在里部形成的寒热错杂证，我们叫部证，还有其他不同证型。如果以干噫食臭为主要表现，我们用生姜泻心汤；如果以呕吐为主，我们用半夏泻心汤。如果以下利为主，我们用甘草泻心汤。三个方证的区别在于下利、呕吐、干噫食臭。同样都为里部寒热错杂证，却有不同的方证。这是张仲景的精准治疗，方证运用是非常严格的。虽然都辨证为里部虚寒证，但是不同部位有不同的方证来治疗。这也就是有时候辨证不准确，会导致疗效大打折扣的原因。

上文我把里部实则阳明，虚则太阴，以及不阴不阳，非寒非热，非虚非实形成的里部寒热错杂证，矛盾统一性的部证三种类型，用《伤寒论》的方剂做了一个简单的梳理和归纳。这就涉及里部病的共性问题，观其脉证，知犯何逆，随证治之。

五、胃肠道肿瘤的治疗原则

1.肿瘤的形成原因

现代医学认为肿瘤不仅仅是局部病，还是整体病。现在，又认为不仅仅是整体病，还是慢性病——带瘤期很长。我个人的看法，肿瘤病还是心身疾病，与心理及精神因素有很大关系，这也是很多肿瘤专家的共识。

图 2-3 展示了三部六病对肿瘤发生发展的认识，三部六病认为肿瘤是整体病、慢性病、心因性疾病。胃肠道出现肿瘤首先影响到系统，即里部。同样在里部，食管癌、胃癌、小肠癌、结肠癌是不一样的。由于部位不同，他会影响到局部组织结构，影响到功能，因此三个方面——整体、系统和局部都会受到影响。

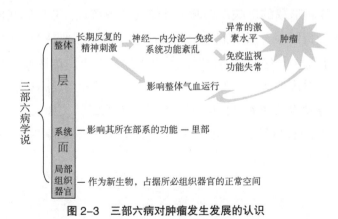

图 2-3　三部六病对肿瘤发生发展的认识

2. 肿瘤的整体治疗

三部六病有一套整体的脉证，叫"四脉（溢脉、紊脉、聚脉、覆脉）"，如图2-4所示为四脉的形成机理，我们结合"四脉"，使用协调疗法，协调整体。

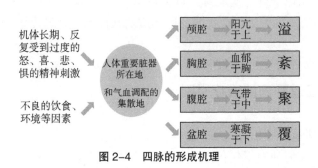

图2-4　四脉的形成机理

四脉的形成，是整体的，人体长期受到社会因素、环境因素的影响，导致人体的气血功能紊乱，引起人体的气机升降出入异常，三焦功能紊乱。

三部六病将人体三焦从解剖结构上分为四腔——颅腔，胸腔，腹腔，盆腔。不同部位气血的紊乱，会在寸口脉上有不同的脉象表现——我们称之为溢、紊、聚、覆四脉。分别对应阳亢于上、血郁于胸、气滞于中、寒凝于下四种病机。四脉对应四腔，对应四个病机。

图2-5比较形象的反映出四脉在寸口的表现形式。寸口脉我们用寸、关、尺、寸上（上鱼际）、尺下五部取脉法。《素问·脉要精微》中，叫"上竟上""下竟下"，上竟上即上鱼际，尺以下即下竟下，这样形成五部取脉法。分别将四脉，对应四腔（溢脉对颅腔；聚脉对腹腔；紊脉对胸腔；覆脉对盆腔）。当四腔发生功能紊乱的时候，会对应出现四脉，如表2-4所示，分别用调神平亢汤、调胃舒郁汤、调心理乱汤、调肠解凝汤来解决溢脉证、聚脉证、紊脉证、覆脉证。

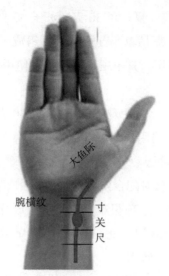

图 2-5　四脉在寸口的表现形式

表 2-4　四脉脉形与协调方剂

	协调基方	柴胡 15 克、黄芩 15 克、党参 30 克、苏子 30 克、川椒 10 克、炙甘草 10 克、大枣 10 枚
溢脉	调神平亢汤	协调基方加石膏 30 克、牡蛎 30 克、桂枝 10 克、大黄 10 克、车前子 30 克
紊脉	调心理乱汤	协调基方加百合 30 克、乌药 10 克、丹参 30 克、郁金 15 克、瓜蒌 30 克、五味子 15 克、牡蛎 30 克
聚脉	调胃舒郁汤	协调基方加陈皮 30 克、白芍 30 克、大黄 10 克
覆脉	调肠解凝汤	协调基方加陈皮 30 克、白芍 30 克、川楝子 15 克、小茴香 10 克、大黄 10 克

3. 肿瘤的局部治疗

整体的问题也就是引起肿瘤的土壤问题，即气血升降出入逆乱问题，我们三部六病用协调疗法来解决。但是针对局部肿瘤在不同部位形成的局部肿块，影响到局部功能的时候，我们就要对局部进行治疗。局部的治疗，西医可以用手术、微创等各种方法，把肿瘤切除，但是中医的保守疗法呢？刘绍武老先生创制了三个方子。

攻坚汤：王不留30克、夏枯草30克、苏子30克、牡蛎30克，水煎服。

攻坚汤由王不留行、夏枯草、苏子、牡蛎组成，方子是共性的方子，只要人体有肿物增生，均可使用。其中王不留行可以使用到60克、90克、120克。大剂量使用也是安全的。

鸡甲散：鸡内金30克、炮甲珠30克、鳖甲30克，将三药焙干，研极细末为散，单用或合入他方中同用，每服3克，日3次。现在使用中药免煎颗粒剂后取该方1/3量，日1剂冲服。

鸡甲散是肿瘤顽固不愈时配合使用的，有增强攻坚汤的作用。此方中诸药，鸡内金也好，炮甲珠也好，水煎很难熬煮出有效成分，故用散剂形式，把药物粉碎，利于药物吸收和充分利用。此三味药，有软坚散结，加强攻坚力量的作用。一般以攻坚汤和鸡甲散联合使用。

解郁攻坚汤：柴胡15克、黄芩15克、苏子30克、党参30克、川椒10克、炙甘草10克、大枣10枚、银花30～100克、白花蛇舌草30～60克、半枝莲30克、王不留行30～100克、夏枯草30克、牡蛎30克，水煎服。

为了预防（肿瘤转移）或已经转移的情况下，西医会以毒攻毒，用放疗、化疗等方法清除肿瘤；中医同理，用黄药子、白花蛇舌草、半枝莲等，针对性不是太强，作用较西医弱，不良反应较小。

4. 肿瘤的系统治疗

上文从局部和整体两个角度谈肿瘤治疗，整体用四脉辨证，整体协调；局部用攻坚汤、鸡甲散、解郁攻坚汤，对局部肿瘤进行针对性治疗。因为我们谈的是里部胃肠道的肿瘤，那么无论是局部还是整体病变，都会对系统功能产生影响。此时还要考虑系统治疗，即《伤寒论》的精准治疗，上文已经对阳明实热证、太阴虚寒证、里部寒热错杂证已经做了一个很详细的方证介绍了，不再赘述。

5. 中医治疗肿瘤的几点思考

肿瘤患者因瘤体阻滞气血生化，手术及放化疗等治疗手段伐伤正气，虚证或虚实夹杂证普遍存在，临床常需使用扶正补虚之品，其中人参、党参、黄芪、灵芝等药物可改善患者精神、饮食状况，紫河车则会促进肿瘤生长。

气滞血瘀或气虚血瘀日久可致肿瘤发生，瘤体影响气血运行加重血瘀，形成恶性循环，活血化瘀药物在肿瘤治疗过程中必不可少，其中丹参、三七、王不留常用，桃仁、红花、乳香、没药、三棱、术不宜使用。

同属于扶正补虚药和活血化瘀药，有的促进病愈，有的导致病重，这与肿瘤细胞和正常细胞代谢所需物质不同有关。肿瘤增殖旺盛，主要需要构建细胞结构的 DNA 和结构蛋白；正常细胞增殖并不旺盛，主要需要完成其生命活动的能量物质和功能蛋白等。党参等提供了正常细胞代谢所需营养物质，丹参等改善了正常组织的供血状况，处于良好状态的正常组织可能会释放某些抑制细胞生长的物质，抑制肿瘤生长，肿瘤在机体正反馈机制下不能快速生长甚至凋亡。

临床中许多病例显示，患者肿瘤消退后大量进食动物蛋白会导致肿瘤复发，治疗最终失败。现代研究也提示偏食动物蛋白是某些肿瘤的危险因素，这种现象应该也与机体正反馈机制有关，即动物蛋白相对于植物蛋白更利于肿瘤生长。结合上述理论和经验，三部六病学说主张肿瘤患者忌食包括肉、蛋、奶在内的动物蛋白，相应的补充豆类、菌类、果蔬类食物。

三部六病在治疗胃肠道肿瘤疾病时有一个基本思路。在治疗中，整体、系统、局部三个系统的治疗要有机结合在一起，从整体上把握，局部的瘤体上把握，涉及里部胃肠道一个系统的把握。

在中医治疗肿瘤的用药上，我想谈一下自己的体会。中医讲究扶正祛邪，怎么样来扶正？如何做到扶正而不扶邪？这是我们需要思考的。

在临床上，一个负面的现象，患者使用补益药物后，如果使用不恰当的话，肿瘤会出现疯长，人体的正常组织细胞无法与肿瘤细胞进行竞争，机体越来越衰竭，肿瘤越长越快。这是临床用药时必须注意的一点，肿瘤患者的膏方里面要避开某些滋补剂。

在饮食上，也要注意到什么能吃，什么不能吃。比如，有的患者认为，自己身体差，反复放化疗，是不是要使用大量的营养品来补？怎么来补？这也是我们需要思考的。有很多食材，如香菇、灵芝、豆制品对于肿瘤有抑制作用。但是大量的肉、蛋、奶对肿瘤细胞可能会促进肿瘤生长。

还有一点，关于活血化瘀药。我们中医治疗肿瘤，常用软坚散结、活血化瘀药。良性的肿瘤，我们可以大量运用三棱、莪术、乳香、没药等活血破血之药；如果是恶性肿瘤，在使用此类药物时，则应注意防止转移。因此，在选择活血药时，要选择既活血化瘀，又不会诱发转移的药物。这是肿瘤科医生和内科医生需要注意的方面。

无论活血化瘀还是软坚散结，都是中医的正治法。也就是说，身体长了一个肿瘤，应该用攻的方法。我们用扶正的方法，既要消除肿瘤，又要避免风险。实际上就是现在的一个正反馈思想。

6.肿瘤治疗的疗程问题

在治疗肿瘤的过程中，一定要有定证、定方、定疗程的思想。因为肿瘤是一种全身性疾病，影响到全身系统功能的疾病，因此，局部和系统都要照顾到。另外肿瘤是慢性病，所以要有疗程这个概念，不是一个月、两个月就可以治愈的。需要 1 年、2 年、3 年、5 年的长期治疗。因为肿瘤发展过程中，本质是不变的，故要定方、定疗程，这是极为重要的。

在肿瘤发生发展过程中，在不同的时间节点上，会突然出现急剧的变化，此时我们就要应用纠偏疗法，即对抗疗法——"实则阳明，虚则太阴"。例如，表现出阳明热实证当用清热攻下的方法；如果表现出太阴虚寒证，我们用温补的方法来解决。有时甚至出现少阴、少阳、厥阴等表现，需要采取相应的纠偏疗法。但是对于慢性病，在稳定期长期存在的过程中，形成了矛盾统一性，形成非寒非热、非虚非实这种情况的时候，我们采用协调疗法，单纯的系统协调时，我们采取三个泻心汤；如果整体不协调的时候，我们采取四腔四脉整体辨证，用四个方子来进行整体的气血调理。这就是我们在治疗肿瘤病时需要把握的基本原则。

最后，肿瘤多虚实夹杂，病理产物多种多样，矛盾错综复杂，不可能单用一法（温阳、化痰、补虚）治疗。此时，对于肿瘤治疗必须要有宏观的、统筹的、长远的思路，我们叫协调疗法。因此，三部六病从整体、长远角度来确定治疗方案，达到定证、定方、定疗程全面治疗。对于具体的不同药物的加减，就是纠偏疗法，根据临床需要进行中医的辨证论治。

我们还极为重视心理疏导问题。我们把肿瘤视为心身疾病，很多肿瘤患者是吓死的，因此，树立战胜肿瘤的信心是非常重要的。患者有良好的心态和较高的配合度，对于我们治疗肿瘤，延长生存期是非常有帮助的。

六、互动问答

问题 1：如何理解厥阴病属表部疾病？

表部有表阴表阳，表部的阳是太阳，表部的阴是厥阴，这个有争论，有人认为是少阴。三阳中太阳主开，少阳主枢，阳明主阖，三阴中太阴主开，少阴主枢，厥阴主阖。里部的阳是阳明，阴是太阴，半表半里的阳是少阳，为三阳之枢，半表半里的阴是少阴，为三阴之枢。剩下的太阳是表阳，厥阴就是表阴了。表部太阳为开，厥阴为合，里部太阴为开，阳明为合，一开一合，对立统一。正所谓："一阴一阳之谓道"。这里的太是开始，合是结束的意思，枢是中枢，交通、连接的意思。阳气起于表之太阳，终于里之阳明，阴气起于里之太阴，终于表之厥阴。

七、典型病例

周某，男，62 岁。

初诊：2008 年 11 月 10 日。主述：食管癌术后半年复发转移 1 月余。

患者因吞咽困难于半年前在肿瘤医院行食管癌切除术，手术病理报告显示：食管中段磷癌 II 级，部分为原位癌，平坦型，侵及黏膜肌层。术后患者未行放化疗，半年复查：复发转移。现症见患者纳可，二便调，腿软，小腹凉，失眠，口苦。舌淡红苔白腻，脉细滑。

中医诊断：噎嗝（痰气瘀阻，本虚标实）。

西医诊断：食管癌术后复发转移。

患者有痰、气、瘀血交阻于食管，日久则发为噎膈；气郁化热，故见口苦、失眠；有肿物作祟又兼手术初愈，属本虚标实，阳气不足，故见腿软、小腹凉。舌脉亦是气滞痰阻血瘀之征象。治以行气化痰散瘀补虚。

鸡内金 15 克、炮甲珠 10 克、人参 10 克、鳖甲 10 克

酸枣仁 30 克、清半夏 20 克、苡仁 30 克、乌梅 15 克

半枝莲 15 克、蛤蚧 1 对、夏枯草 15 克、王不留 15 克

牡蛎 20 克

7 剂，水煎服，日一剂。

二诊：2009 年 3 月 17 日。患者药后小腿不凉，口不苦，近来入睡难。初诊处方加黄连 1 包、阿胶 1 包、知母 1 包、白花蛇舌草 1 包、夜交藤 3 包。15 剂，水冲服，日一剂。

三诊：2009 年 11 月 27 日。患者现纳呆，肩锁关节痛，腹泻，头闷，咽部不适。

鸡内金 1 包、穿山甲 1 包、红参 1 包、夜交藤 1 包

姜半夏 1 包、肉桂 1 包、黄连 3 包、黄精 1 包

茯神 1 包、郁金 1 包、丝瓜络 1 包、酸枣仁 1 包

远志 1 包、小蓟 1 包、白花蛇舌草 1 包、牡蛎 1 包

王不留 1 包、薏米 2 包、桔梗 1 包

15 剂，水冲服，日一剂。

四诊：2010 年 3 月 17 日。患者维持良好，近来反胃，吐白沫，头晕，二便调。

吴茱萸 2 包、红参 1 包、干姜 1 包、鸡内金 1 包

穿山甲 1 包、白花蛇舌草 2 包、王不留 1 包、牡蛎 1 包

夏枯草 1 包、苏子 2 包、酸枣仁 3 包、夜交藤 2 包

远志 1 包、石菖蒲 1 包、苦参 1 包、土茯苓 1 包

15 剂，水冲服，日一剂。

五诊：2011 年 3 月 1 日。患者术后 2 年余，于 1 周前在山西省肿瘤医院复查未见异常。食欲可，量少，大小便调，食多则矢气多，失眠，易腹泻，无烧心反酸，无反胃，头晕，出冷汗。

鸡内金 1 包、茵陈 1 包、王不留 2 包、夏枯草 2 包

苏子 1 包、牡蛎 1 包、党参 3 包、茯苓 1 包

白术 1 包、炙甘草 1 包、百合 2 包、乌药 1 包

五灵脂 1 包、川楝子 1 包、穿山甲 1 包、黄芪 2 包

莱菔子 1 包

15 剂，水冲服，两日一剂。

备注：上述包为广州一方免煎颗粒剂小包装。

按语：

患者罹患噎膈，痰气瘀血交阻，本虚标实，故选用三部六病的鸡甲散合攻坚汤行气化痰，攻除肿物，同时根据患者的临床症状配伍益气、安神、养阴、清热、解毒之品治疗。

▶▶▶ **作者简介**

马文辉，山西中医药大学附属医院，主任医师，硕士生导师，全国首批名老中医刘绍武先生弟子，第二批全国中医临床优秀人才，三部六病学术流派学科带头人。山西省中医药学会肿瘤专业委员会常委。山西省卫生厅高评委专家组成员。荣获"山西省优秀青年科学技术奖"、中华中医药学会"科技之星"荣誉称号。北京中医药大学首届临床特聘专家。山西省"三晋英才"支持计划拔尖骨干人才。世界中医药学会联合会古代经典名方临床研究专业委员会副会长。中华中医药学会仲景学说分会常务委员。中华中医药学会仲景学术传承与创新联盟常务理事。中国中医药信息学会全科医学分会副会长。山西省专家学者协会医学分会副会长、中医药专业委员会主任委员。

放射性肠炎的辨治及体会

◆ 李伟兵

一、概述

放疗技术的临床运用挽救了大量的肿瘤患者,但同时也出现了许多并发症,放射性肠炎就是其中之一。最早的放射性肠炎的报道出现在 1897 年。国内数据显示接受过盆腔肿瘤放疗的患者,放射性肠炎的发病率约在 8% ～ 13%;英国的最新临床统计表明,其放射性肠炎的发生率可高达 20%。

放射性肠炎是指因盆腔、腹腔、腹膜后恶性肿瘤经放疗后引起的肠道损害,可累及小肠、结肠和直肠,故又称为放射性直肠、结肠、小肠炎。表现为腹泻、便血、腹痛及水电解质紊乱,症状轻微者经保守治疗可以痊愈,严重时出现贫血、营养不良、肠梗阻、穿孔甚至死亡。肠道的不同部位对照射的敏感性不同,其耐受性:直肠＞小肠、结肠＞胃。

那么放射性肠炎的发病与哪些因素相关? Montana 等对宫颈鳞癌全量放疗患者研究发现,直肠炎的发生率在全盆腔外照射剂量＜ 20 Gy、20 ～ 40 Gy、＞ 40 Gy 组分别为 3%、12%、14%,差异有显著性。Cho 等对 101 例前列腺癌患者用 10 ～ 24 MV 直线加速器照射,每次 175 ～ 200 cGy,每周 5 次,持续 7 周,平均剂量为 6795 cGy。其中 51 例患者行直肠灌注钡剂拍 X 光片,计算直肠壁最大剂量,发现 19 例放射性直肠炎患者与治疗前或治疗中其他因素无明显关系,而与直肠剂量有明显关系。直肠剂量＞ 50 Gy 时,直肠炎发生率明显增加。说明放射性肠炎与放射剂量明显相关。

放射性肠炎可分为两类,一类是急性放射性肠炎,一类是慢性放射性肠炎,急性放射性肠炎通常在接受放疗几天甚至几小时内出现,几周内可缓解。慢性放射性肠炎则在放疗后 2 个月后才出现症状，也有时隔 30 年才出现症状的临床案例。与急性损伤相比，慢性放射性肠炎具有更加明显的隐匿性和进行性，并引起比较严重的后果。临床症状可以在放疗后持续数周、数月，甚至数年。直肠放射性病损分为四级，通常有临床分级和肠镜分级，给大家介绍一下肠镜分级。Ⅰ级：黏膜局限或弥漫充血，血管扩张，组织变脆，容易出血或接触出血，可伴糜烂但无溃疡。Ⅱ级：溃疡形成，表面附灰白色苔样痂皮或坏死物，边缘平坦，无周堤形成，若边缘隆起，需活检除外肿瘤可能。Ⅲ级：除溃疡及各种程度的直肠炎外，尚有直肠狭窄。Ⅳ级：形成直肠阴道瘘或直肠膀胱瘘或直肠穿孔。

接下来介绍一下放射性肠炎的病理生理，肠道慢性放射损伤主要是由于进行性闭塞性末端小动脉炎和广泛的胶原蛋白沉积和纤维化引起。肠壁终末血管损伤和数量的逐渐减少导致肠壁血供的逐渐减少和肠壁缺血。继而在肠壁慢性缺血及蜂窝织炎引起的黏膜下玻璃样变和纤维化的基础上，出现进行性的黏膜萎缩和黏膜毛细血管扩张。扩张的毛细血管管壁薄弱，可以成为肠道慢性出血的来源。随着血管炎的进行性加重，可以发生肠壁的坏死、溃疡和穿孔。其中溃疡最为常见，可以穿透肌层，并引起腹膜炎或腹腔内脓肿。溃疡的愈合和修复可以导致纤维化和瘢痕形成，引起肠腔狭窄和肠梗阻。部分患者可以形成内瘘或外瘘，但不是很常见。后期也可出现放射线诱发的癌肿。目前尚无有效的方法进行治疗，西医多采用肠道保护、抗炎止泻、营养支持和促进肠上皮再生等为原则进行治疗，有一定效果。肠梗阻或穿孔者需手术治疗。中国医学则根据放射性肠炎的临床表现进行辨证施治，效果显著，优于前者。

二、中医病名

放射性肠炎一般归属中医"泄泻""肠澼""肠风""脏毒""便血"等范畴。有人提出应将中医病名统一为"肠澼"为宜。源于《黄帝内经·素问·太阴阳明》云："饮食不节，起居不时者，阴受之。阳受之则入六腑，阴受之则入五脏，入五脏则腹满闭塞，下为飧泄，久为肠澼。夫肠澼者，为水谷与血另作一派，如唧桶涌出也"。《黄帝内经·素问·通评虚实论》列其症状有"肠澼便血""肠澼下白沫""肠澼下脓血"。

《古今医鉴》卷八更明确指出："夫肠澼者，大便下血也"。

三、病因病机

病因是放射线损伤，相关因素包括禀赋不足，感受外邪，饮食所伤，情志失调，病后体虚等。病机总属本虚标实，虚实夹杂，既存在正气亏虚之本，同时有癌毒结聚之实，加之外邪放射线——"热毒"侵犯，故脾气亏虚，水湿不化，痰瘀互结且肠络灼伤而湿热毒邪结聚，血瘀痰凝，湿热下注，腐肉败血及大泻导致津气耗伤。疾病后期，正气耗伤，往往有虚实夹杂、寒热并见的表现。

四、治则治法

对于放射性直肠炎的中医证型，总结文献，主要集中在热毒、湿滞、血瘀、脾虚、气阴两虚和脾肾两虚等方面。常用治法有：

清热解毒燥湿：葛根芩连汤、白头翁汤等，有报道该型占 65.8%。

益气健脾补肾：参苓白术散等。

调和肝脾：痛泻要方等。

益气活血养阴、凉血。

1. 清热解毒燥湿

魏开建治疗组 32 例用葛根芩连汤治疗；对照组 20 例给予氟哌酸、蒙脱石散治疗。结果治疗组疗效、临床治愈时间均明显优于对照组。赵坚祥等观察组放疗加白头翁汤加味，对照组单纯放疗。结果：观察组较对照组能有效降低急性放射性肠炎的发生率及肠道损伤程度。苏德庆等治疗组用白秦汤加减治疗，对照组用黄连素加腹可安片治疗。治疗组有效率 92%，对照组有效率 69%。

2. 益气健脾补肾

王耀邦用参苓白术散加减（黄芪、党参、茯苓、山药、白花蛇舌草、重楼、半枝莲各 30 克，白术 10 克，薏苡仁 50 克，陈皮 5 克，黄连 3 克，藿香、佩兰各 5 克）治疗 36 例放射性肠炎，治愈 24 例，有效 8 例，无效 4 例，有效率 88.89%。郭峰等观察组 45 例泄泻方加减（白茯苓 30 克，党参 15 克，炒白术 15 克，陈皮 10 克，砂仁 10 克，泽泻 15 克，白头翁 15 克，炒麦芽 20 克，神曲 15 克，黄连 6 克，炙甘草 10 克），对照组 42 例常规西药治疗。结果：治疗组有效率为 91.1%，对照组有效率为 71.4%。

3. 调和肝脾

崔宇等予行盆腔放射治疗肿瘤患者，试验组在放疗同时口服加味痛泻药方；对照组单放疗。结果：试验组发生放射性肠炎的时间明显推后，且Ⅰ级以下放射性肠炎比例明显大于对照组。吕文增等用放射治疗缓解汤加减治疗放射性肠炎32例，并与谷参肠安对照组36例、中西医结合组36例对比分析，结果：有效率治疗组93.75%，对照组72.22%，中西医结合组94.44%，治疗组及中西医结合组疗效均明显优于对照组。

4. 益气活血养阴、凉血

王静波等以益气活血养阴、凉血清热解毒为本，采用中药口服并联用表皮生长因子灌肠，防治放射性肠炎患者83例，疗效优于常规西医治疗。许晓英等以凉血解毒之法治疗疗放射性直肠炎45例，总有效率治疗组86.67%，提示清热解毒之法对放射性肠炎具有较为显著的临床疗效。

五、本人体会

本病病因为毒瘀痰湿，损伤肠络，病机为虚实夹杂，寒热互结。治疗宜清温并举，攻补兼施。主方宜甘草泻心汤加减。切勿一味地苦寒清热或妄用温补固涩之剂，使正气耗伤，或邪恋不去，加重病情。治疗本病除口服外，还可灌肠治疗，为减少麻烦，可用口服药液直接灌肠。本病中医药早期干预效果好，尤其是放疗期间，一旦出现急性肠炎症状就应治疗，后期发生慢性放射性肠炎概率会减少，程度会减轻。有数据显示放疗期间发生肠炎，后期发生便血概率很大。放射性肠炎与其他肠炎不同，在于肠道损伤机制不同，其中慢性放射性肠炎的溃疡出血，是在肠壁纤维化和缺血性改变的基础上发生的，因此，有些患者很容易复发，需要长期治疗，同时还要注意调摄生活起居。

主方及加减

主方：炙甘草12克、黄芩10克、黄连3克

党参15克、法半夏12克、干姜或炮姜10克

生地榆15克、白芨10克、仙鹤草30克

大生地20克、大砂仁（后下）3克、大枣7枚

加减：热重者酌加清热药（如黄芩、黄连）药量，寒重者酌加温中药（如炮姜）

药量。气虚者加生黄芪，血虚者加阿胶。每晚可另取上方 50～80 毫升灌肠。

六、病案举例

张某，女，67 岁。反复便血 6 月。2014 年 3 月 14 日初诊。诉 2013 年 5 月因宫颈鳞癌腹腔转移，在我院行放疗 Dt：52Gy/26f，放疗中曾出现腹泻，放疗停止后泻缓。2013 年 10 月起患者开始出现便血，量多，用中西药对症治疗未效。2014 年起腹泻便血加重，便稀，每解时夹有大量暗红色血块，日行 3～5 次，伴神萎，面色苍白，头晕乏力，食欲不振，寐差，少腹及会阴坠胀作痛、里急后重，进食生冷后加重，舌淡，有瘀斑，苔薄白，脉细数。证属毒瘀痰湿互结，寒热虚实夹杂，治宜清温并举，攻补兼施。方选甘草泻心汤加味。14 剂，每日 1 剂，煎服。

二诊：患者诉服药 1 周后，大便夹杂血块次数及量明显减少，大便成形，日 1～2 次。服药 2 周后便血明显减少，仅每隔 3～5 日出现一次，腹痛、纳差、乏力诸症减轻。守方继进，并嘱每晚取上煎剂 50～80 毫升灌肠。3 月后复诊告愈。

▶▶▶ **作者简介**

李伟兵，男，江苏省肿瘤医院中医、中西医结合科主任，主任中医师。从事肿瘤临床治疗 30 余年，擅长恶性肿瘤的中医药治疗、内科治疗（化疗）及超声聚焦刀治疗等综合治疗，擅长中西医并举在手术、放疗、化疗前后的增敏、增效、减毒、康复的治疗。发表专著及论文多篇，主持并参与国家级、省级课题多项。现任：江苏省抗癌协会传统医学专业委员会副主任委员、世界中联肿瘤经方治疗研究专业委员会第一届理事会副会长、江苏省中医药学会肿瘤专业委员会常务委员、南京中医药学会理事等。

半夏泻心汤在脾胃病治疗中的运用

◆ 刘长发

我本科学习的是针灸，硕士学习的是神经内科，博士学习的是方剂，博士后学习的是皮肤，工作之后我主要是在消化内科，所以可以看出来这一路学习的内容很杂，但是这恰恰符合中医的整体观念。也正是因为学的杂，所以有了一些自己的想法。

刚开始做临床工作的时候，对消化内科并不是十分了解，几年之后发现消化内科的疾病很多，在临床工作中一直在针对不同的疾病开不同的处方。但根据多年所学，一直很想用一个药方来治疗整个系统的疾病，这样符合中医整体观念。临床中一直按照这个思路来研究，在看过一本焦树德先生关于中医内科的书之后，他关于脾胃病的想法给了我一个思路，在临床中应用半夏泻心汤来治疗脾胃相关疾病。当然确定主方之前，对于脾胃病的病机做了一番总结，在了解病因病机之后才能确定最后的主方，这也是我选择半夏泻心汤的基础。

我认为脾胃病的病机病因主要是以下几个方面：脾胃疾病的患者，肯定是脾胃虚弱，从中医上来讲，病之所在，皆为不足，这是虚证的表现；在脾胃虚弱之上，脾胃阳虚的较多；脾胃阳虚，运化能力会不足，进而导致饮食积滞，这就变成了实证。其病因主要是寒邪犯胃较多，因为阳虚易遭遇外寒侵袭，外寒侵袭时间长了之后，食积容易化热，这是第一个热的出现；同时脾胃病多见肝脾不和，所以肝气容易犯胃，而肝气犯胃导致肝郁化热，影响脾胃，这是第二个热；还有第三个热，是心火下移小肠，这是来自李东垣《脾胃论》的观点。以上一共七个病机，从这七个病机中可以看出脾胃病的病机是寒热虚实，这和半夏泻心汤的主治证型相吻合，而这也是采用半夏泻心汤作为主方的前提基础。

脾胃病的主要症状表现包括：脘腹胀满和脘腹疼痛。而其伴随症状主要是嗳气、烧心、反酸、口苦、小便黄、畏冷饮、舌淡苔白厚、脉弦缓或缓滑。伴随症状中重点症状是口苦、小便黄、畏冷饮、舌白厚、脉弦缓或缓滑。其症状中口苦是肝火，小便黄是心火，而苔白厚是胃中有寒湿，而畏冷饮更是表现了胃是寒的，不管是阳虚导致得内寒还是外感寒邪，这些情况都可以使用半夏泻心汤，也是在临床应用半夏泻心汤主要症状表现。在临床主要应用于复发性口疮、口腔溃疡、反流性食道炎、急慢性胃炎、萎缩性胃炎、糜烂型胃炎、十二指肠炎、胃溃疡等。

临床加减的情况：若患者嗳气重，可以用旋覆代赭汤；腹泻重者，加入白头翁、诃子；噎塞重者，即患者有心口堵、吃饭噎感者，加入白芍、元胡，根据情况也可以加入木瓜、吴茱萸、槟榔；烧心、反酸重者，加入乌贼骨、牡丹皮、紫草，反酸重多见于糜烂性胃炎患者，牡丹皮和紫草起到了清热凉血的作用；口苦重者，加入龙胆草或夏枯草；小便黄重者，加入木通；舌苔白厚者，加入苍术、羌活和独活；食少者，加入砂仁、肉豆蔻或焦三仙；若患者小便不黄、胃怕冷、口不苦，减掉黄连、黄芩；胃重能吃凉食物，但胃中烧灼感强烈或反酸很重，减掉干姜、肉桂、良姜等热性药物。在临床中治疗脾胃疾病中，从整体观上来说，以半夏泻心汤为主方来进行加减变化，进而化繁为简。

当然其他相关脾胃的疾病也可以使用半夏泻心汤，下面讲解一个病例：患者平时爱喝酒，年前11月检查出来是下段食道癌，吃饭已经出现症状，由于家里的经济情况及患者个人的意愿，并未进行化疗，最后决定做保守治疗。临床是使用中医的诊断治疗，最后基础方就是使用半夏泻心汤，在此基础上加用穿山甲和做豆腐的卤水，卤水3天喝1次。因卤水有刺激性，患者坚持了1个月。患者现在吃饭恢复正常，体重增加，脸色红润。现在还未做进一步的胃镜检查，但是从症状来看患者病情得到了缓解，生存的质量也得到了提高。

典型病例：李某，男，32岁，2018年3月9日初诊。患者胃脘部隐痛嘈杂不适3个月，近1周来过饮生冷啤酒胃脘痞满胀痛，伴有烧灼感，泛酸，嗳气，口臭，口干，口苦，食少纳呆，小便黄，肠鸣，大便溏泄，伴有不畅感，脘腹部发凉，饮凉加重，舌红苔厚腻，脉弦缓。在我院做胃镜：胃黏膜充血，红白相间。诊断慢性浅表萎缩性胃炎；肠镜：乙状结肠黏膜充血，诊断乙状结肠炎；胃肠电检查：胃蠕动缓慢，肠蠕动紊乱。中医诊断：痞满。中医辨证：脾胃阳虚，寒热错杂，积滞内停，胃失和降。治则：温运脾阳，降逆和胃，清热燥湿，消食化积（寒热并用，攻补兼施）。方剂：半夏泻心汤加减。半夏 15 克、陈皮 15 克、茯苓 25 克、炙甘草 15 克、干姜 15 克、香附 15 克、枳实 15 克、厚朴 15 克、黄连 15 克、黄芩 15 克、草果 25 克、白芍 25 克、党参 25 克、黄芪 30 克、木香 15 克（后下）、乌贼骨 30 克、生姜 15 克。7 剂，水煎服，日 1 剂，早饭前及晚饭后分服。3 月 16 日复诊，自述药后诸症减轻，脘腹不胀，偶有嗳气、烧灼、泛酸，口苦口干已无，食量增加，舌苔已变薄，舌淡红，脉弦缓。续服前方 7 剂，诸症消失，饮食继续调养。

《黄帝内经》："谨察阴阳所在而调之，以平为期"，张仲景关于寒热并用，攻补兼施的运用正是遵循《黄帝内经》的宗旨，临证时详察脏腑气血阴阳的多少，邪气寒热之性。治则上采用虚则补之，实则泻之，寒者热之，热者寒之。寒热并用，攻补兼施皆在识证精准，方药配伍精当，才能诊之不失，治之不殆，使虚得补，邪得祛，寒得温，热得泄，阴阳平衡，脾胃调和。

互动问答

问题 1：卤水怎么用？

卤水分为两种，一种是工业性卤水，是白色的；一种是做豆腐剩下的卤水，色淡黄。因为是在农村，我就让患者去做豆腐的家里要些卤水，用汤勺每次大约服用 2 毫升。因为卤水的刺激性很大，所以让患者使用 3 天之后休息 1 周，这样一般使用 5 个疗程，患者实在接受不了，就停药。因为我主要研究脾胃病，肿瘤治得不多，用卤水治疗的是隆起型的，溃疡型的没有用过。

问题 2：半夏如何应用？

治疗脾胃病一般使用清半夏，在治疗失眠的时候使用姜半夏或者法半夏，可以用到 30 ～ 50 克，一般用在小便不黄，口不苦，睡眠时睡时醒的失眠，此时常和高粱米同用，也就是《黄帝内经》上的"半夏秫米汤"，对于入睡困难，舌苔少，舌质红的患者，我一般使用黄连阿胶鸡子黄汤治疗，效果比较好。

问题 3：肉桂怎么用？

在临床上主要用于脾肾阳虚型，而且在肾阳虚的时候用，在脾阳虚的情况下一般用干姜，良姜和生姜，在半夏泻心汤中也使用肉桂，因为有黄连黄芩的佐制，所以不怕引发龙雷之火。

▶▶▶ 作者简介

刘长发，黑龙江省中医药大学针灸学硕士，方剂学博士，黑龙江省中医研究院皮肤病学博士后。国家中医药管理局第三批优秀中医临床人才研修项目。肝胆、脾胃（消化）病科主任医师。对慢性萎缩性胃炎、浅表性胃炎、反流性胃炎、各种肝炎、肝硬化、胆囊炎、胆结石等消化系统疾病的中医药治疗经验丰富，有独到的见解。多年来主持或参与共承担省级科研课题6项，取得1项省部级科技进步奖，2项局级中医药科学技术进步一等奖。近年来参与编写著作3部，在国家及省级学术刊物发表论文20余篇。

三辨三法与三忌三要相结合治疗肝癌

◆ 储真真

我们知道肝癌是在正气亏虚的基础上，受邪气的侵犯，导致气滞血瘀，痰瘀毒相互搏结而成，故在治疗上要宜早宜好。早期是攻中寓补，以攻为主；中期以攻补兼施为主；晚期由于患者正气大虚，所以要以补为主，补中有攻。但是，在临床也有不容易分期的，因此，在治疗肝癌的时候要因人、因病、因情况而灵活应用，才有更好的治疗效果。

一、肝癌的辩证用药思路：三辨三法

在肝癌的治疗上，我认为还是要以辨证论治为基础，重点从以下三个方面来进行辨证，即三辨三法，同时依据这三方面辨证来选择三大方法。

（一）辨虚扶正

每当发现肝癌时，大部分患者都已经是中晚期了，所以虚证的患者很多，更应该以补虚为主，扶正以祛邪。正如张元素所曰："养正积自除"。肝癌的虚证主要包括气虚、血虚、阴虚、阳虚，那么怎样来辨证用药呢？

1.气虚证的辨治

气虚的患者主要表现为倦怠乏力、气短自汗、语声低微、面色㿠白、舌淡，尤其是脉象沉弱无力。在临床上我常使用人参补气，但是由于人参很贵而且需要患者自费，所以我往往用生晒参或红参来代替，另外还常用黄芪、党参、太子参、白术、山药、炙甘草等。由于人参这一类药有一定副作用，比如心律失常等，所以用量不宜过大，红参我一般用 3～5 克，生晒参用 10 克左右。大量研究证明黄芪具有增强免疫力的作用，补气时是必用的，我多用生黄芪，用量多为 30～60 克，如果患者气虚明显无热象，可以用炙黄芪，常用 30～50 克，党参常用 20～30 克。但是用补气药往往会导致气机壅滞，所以我常加莱菔子、香附、木香等理气药，与补药共用就可以防止滋补药的壅滞所导致的食欲减退等，而且其中莱菔子可行气、理气、消食，现代研究也证实其有抑癌作用。

2. 血虚证的辨治

临床上血虚患者主要表现为心悸少寐、头晕、面色苍白、爪甲无华、乏力、舌淡白、脉细弱等。常用药物是阿胶、鹿角胶、紫河车、当归、白芍、熟地、龙眼肉等。但是，补血药更容易滋腻碍胃，患者会出现腹胀、便秘、食欲减退等症状，所以我常与焦三仙、陈皮、焦槟榔等药配伍，既可以防止药物的壅滞、不易吸收、易上火，又可以促进补血药的消化和吸收，提高补血的疗效。

3. 阴虚证的辨治

临床上阴虚患者常见口干欲饮、虚烦不寐、潮热盗汗、五心烦热、头晕耳鸣、舌红苔少或无苔、脉细数等。肝癌患者手术、介入、放疗后都可以出现肝阴虚证，还有两目干涩、视物模糊、急躁易怒等症状，可用补肝汤治疗；但也要根据临床表现，进行脏腑辨治，如还伴有干咳无痰、声音嘶哑症状的为肺阴虚，可以配合沙参麦冬汤加减；如还伴有心烦失眠、口舌生疮症状的，说明还有心阴虚，可以配合天王补心丹加减；如还有腰膝酸软、失眠多梦、女子经少、男子梦遗的为肾阴虚，可以配合六味地黄丸加减治疗。中药我往往用生熟地、枸杞子、白芍、女贞子、旱莲草、鳖甲、龟板、沙参、玉竹等药滋补阴液。

4. 阳虚证的辨治

在临床上阳虚患者多见畏寒肢冷、面色无华、大便溏泄或完谷不化、舌淡胖、苔白腻、脉沉迟或沉浮。肝癌手术后或者化疗治疗后，或者晚期患者有可能出现阳虚证。临床也要辨别病变脏腑。主要辨是心阳虚、脾阳虚、肾阳虚及脾肾阳虚等。临床多用制附子、肉桂、淫羊藿、仙灵脾、补骨脂、鹿角胶等药。补阳药容易上火，出现大便秘结等症，可以适当配合黄芩、重用当归、瓜蒌。

事实上，肝癌的患者在临床上病证复杂，单一的病证不多见，往往是两个虚证或者三个虚证并见。一般，临床上往往介入治疗后气虚比较明显，化疗后气阴两虚比较明显。如果是手术后的患者，则气血两虚更为明显。肝癌的后期患者骨瘦如柴，往往表现为阴阳大虚。因此，在临床上扶正补虚的时候，要根据患者具体病情，综合辨证，合理用药。

（二）辨证祛邪

肝癌在治疗中祛邪的目的主要在于化积块，包括行气散结、活血消肿、化痰软坚以及虫类药的搜逐攻毒、清热解毒等方法。正如《黄帝内经》中所说："结者散之，留着攻之。"肝癌患者在临床上以邪实为表现的主要是气滞、痰湿、血瘀，邪毒。

1. 气滞证的辨治

临床表现主要是平素急躁易怒，表现为两胁胀满、攻窜疼痛、脘腹胀闷、善太息，容易出现嗳气、矢气，且嗳气、矢气后腹中胀满、疼痛症状减轻，舌苔白或微腻，脉弦等。可以选用柴胡疏肝散、加味逍遥丸加减，常用药物是川楝子、玉蝴蝶、郁金、木香、柴胡、香附等。

2. 血瘀证的辨治

临床表现主要是胁肋时有刺痛，可以触及包块，腹部刺痛，压之更痛，时有夜间明显，舌紫暗有瘀斑，脉涩等。可以选用血府逐瘀汤加减，中药我常用莪术、当归、红花、乳香、没药、三棱、延胡索等，但要注意用药剂量。如果患者血瘀非常严重，也可以使用蜂房、壁虎、铁树叶、虎杖、天葵子等药。

3. 痰湿证的辨治

临床表现主要是脘腹满闷，肢体沉重，恶心呕吐，舌苔白腻，脉滑。如果以湿为主，患者会表现为大便溏泻，严重者会有肢肿，腹部胀大，舌腻。临床上多选用平胃散、二陈汤加减；中药可选用陈皮、青皮、苍术、厚朴、枳壳、猪苓、茯苓、土茯苓、车前草等。舌苔厚腻者可选用薏苡仁、藿香；恶心呕吐明显者可以用姜半夏、姜竹茹、旋覆花。如果患者一方面表现为舌苔厚腻，脘腹痞满，同时还伴有大便秘结，可以用瓜蒌，枳壳。瓜蒌这个药我感觉治疗肿瘤便秘疗效较好，而且不会导致腹泻。还可针对肝癌，选用山慈菇、黄药子这类化痰散结的药物。如果患者表现为疼痛明显，由于痰湿阻滞、气滞不通导致的，也可以用徐长卿。

（三）辨病选药

我在治疗肿瘤时，主张辨病与辨证相结合，治疗肝癌也要辨病来选药，我们认为癌毒是肿瘤发病的重要因素之一，肝癌一般来说也有癌毒，正如古人所言："凡是痞结之处，必有阳火郁怫之中"。因此可适当加上抗癌、清热解毒的药物，例如，青黛、败酱草、半枝莲、石见穿、白花蛇舌草、蒲公英、龙葵等药，但要注意根据患者体质用药。

由于肝癌患者病情复杂，邪实常两种或三种同时存在，往往表现为气滞血瘀、气滞痰湿壅滞、气滞痰凝血瘀内结、瘀毒内蕴或气痰瘀内蕴等证。因此，在临床上，祛邪的药物往往是综合使用，根据具体辨证灵活运用。

二、肝癌的治疗方法：三忌三要

1. 一忌破血

肝癌的治疗在祛邪化积的过程中，要活血而不要破血以防治患者出现吐血、便血。选用破血的药物一定要慎重，破血的药物主要有三棱、水蛭、穿山甲、皂角刺等，如果一定要选用宜选用小剂量应用。

2. 二忌烟忌酒

我们知道，吸烟不仅可以导致肺癌的发生，同时也可以导致肝癌、喉癌、食道癌、膀胱癌、腺癌等的发生。酒对肝脏的影响更大，酒又为辛热、湿热、有毒之品，可以导致酒精性肝炎，酒精性肝硬化，从而发生癌变。因此，肝癌患者必须戒酒忌烟。

3. 三忌讳医

一定要嘱咐患者不要有病乱投医，一定要到正规医院去接受肿瘤专科的中医医生的正规治疗。

还有一个值得注意的问题是：有一些清热解毒、抗癌的药物可能有一定的肝毒性，我们该如何应用比较好呢？我记得冯会长曾经说过："我们可以先查患者的肝功能，如果患者的肝功能是正常的，我们可以用抗肝癌有一点肝毒性的药物，通过中药配伍就可以缓解其毒性；如果患者肝功能不正常，一定慎用有肝毒性的药物，避免没有必要的医疗纠纷。"这段话对我们是一个启发。我们现在认为，中药的配伍是可以减少毒性的，并且中药抗癌是以毒攻毒，但还是谨慎为好。如果肝癌患者肝功能不正常的，比如，山慈菇等对肝有损害的药物还是避免使用。

还有就是三要，我往往嘱咐患者肝癌的治疗是三分药七分养，即我们的药物治疗只占三分，患者的生活调理更为重要。

要食疗。这个大家都知道，我就不详细说了，主要是多吃富含维生素 C 和抗癌的食物，比如，苹果、猕猴桃、柠檬等，另外注意保护肝脏，少食油炸、高脂肪的食物，尤其是注意不吃变质、腐败的食物，减轻肝脏的负担。

要养生。肝癌发病与劳累、情绪密切相关，肝癌患者中过劳和急躁易怒的患者很多，因此，要注意休息、劳逸结合，保持好心情，这样才有利于疾病的康复。

要练功。由于肝癌患者在做了手术、介入、放化疗之后，体质虚弱，免疫力差，而不能手术、放化疗的患者多为晚期，也是表现为乏力倦怠、食欲差，患者不能每天只是卧床休息，还应适当锻炼，比如，练习站桩、练太极等。

三、互动问答

郭朝虎：因为肝癌在我们国家发病也很高，病情机制复杂，死亡率高，在这方面储教授给了我们她非常精细的经验，值得我们学习，给我的启发很大。肝癌患者表现为痰湿，化热后，变成湿热，用什么药治疗好？

储真真教授：痰湿的实邪会郁而化热，患者会表现为口苦，脘腹满闷，舌苔黄腻，脉滑数。在临床上可以加上清湿热的药物，比如，黄芩、龙胆草等药。但是由于龙胆草较苦，患者喝了可能反而会恶心呕吐，所以要慎用，药量不能过大，一般 3～6 克为宜。

郭朝虎：关于这些，除了少剂量服用龙胆草以外，还有其他的治疗湿热的方案吗？

储真真教授：在临床上治疗肝胆湿热的代表方是龙胆泻肝汤，如果患者痰热比较明显，比如，患者表现为胸脘痞满比较重的也可以用温胆汤。在治疗湿热时，一方面用清利湿的药物；另一方面加健脾祛湿、健脾醒胃的药物，这样有利于肝胆湿热的清除。此外，在临床上，对于肝胆湿热的患者，如果过度的清湿热也可能会导致阴虚，如果患者的舌苔从厚腻苔逐渐转成了薄白苔少津时，可以加少量滋阴药物防止因为苦寒燥湿而伤阴。

肝癌患者的确很多发现之后就是中晚期了，死亡率比较高，治疗上比较棘手，特别值得研究，如何缓解肝癌的疼痛，如何控制黄疸的发生，我觉得这是临床上比较疑难的和关键要解决的问题。

郭朝虎：在体悟过程中，肝病往往会有湿热的表现，因为很多肝癌患者往往是乙肝和酒精肝发展而来，所以湿热的表现非常多，用燥性的药祛湿，用清润的药祛热，这个时候往往就会出现矛盾，滋阴太过会助湿，燥太过则会伤阴，怎样恰到好处的处理，还是需要好好思考、深入研究的，顺肝之性是一个非常严谨的事情。

储真真教授：我体会肝癌湿热的产生，它的热往往是患者的急躁易怒，心情不好，和肝火有关；而且很多患者平素爱喝酒，是湿热体质。还有一个是因为肝郁化火、横犯脾胃，导致脾虚生湿。所以在祛肝胆湿热时，一方面要用清利湿热的药物；另一方面，健脾祛湿也是一个思路。郭老师，您还有什么好的方法吗？

郭朝虎：在经典名方中，不管是哪个处方都体现了肝体阴而用阳的特点。小柴胡汤的配伍就是用柴胡疏散肝散，符合肝喜舒展恶抑郁的特性，同时生姜和大枣相配，因为大枣本身就有养血的作用，古人是清湿热与养肝阴养肝血配合起来应用的。

储真真教授：在疏肝气的同时加上养肝血的药物，比如，当归、白芍，或者在清肝湿热时加上疏肝理气的药，同时加入当归、白芍等养肝血的药物，可以防止苦寒、清利湿热的药物伤阴。

病例分享

患者男性，50岁，慢性乙肝病史10年。患者2015年8月因右上腹疼痛行上腹部增强 CT 示：肝右叶占位。查 AFP：588.17 ng/mL。临床诊断为原发性肝癌，予介入栓塞治疗后患者为求中医治疗来诊。患者2015年10月6日初诊时症见：右上腹时隐痛、时刺痛，食后腹胀，倦怠乏力，急躁易怒，偶有口干口苦，纳眠可，大便3～4次/日，色黄质稀，小便黄。舌黯红苔白腻，脉弦。辨证为肝郁气滞，气虚血瘀证；治以疏肝理气，补气活血，软坚散结；方用柴胡疏肝散加减：柴胡10克、莪术10克、香附10克、枳实10克、白芍10克、当归10克、生黄芪30克、党参15克、夏枯草15克、石见穿15克、鸡内金30克、炒白术15克、茯苓30克、陈皮10克、炙甘草6克。

2015年10月20日二诊：腹胀腹痛减轻，仍乏力，口干欲饮，纳眠可，大便一日2次，质软成形，小便可，舌黯红苔少，脉弦。守方加仙鹤草15克、炙鳖甲30克、玄参15克。迄今患者仍坚持服中药，病情稳定。

本例患者正气不足，平素急躁易怒，肝气郁结，气机不畅，日久致脉络受阻，导致气滞血瘀而成肝积。当治以扶助正气，疏肝理气，活血散结为主。方中柴胡、当归、白芍疏肝气而养肝阴，体现了肝体阴而用阳的特点；柴胡、枳实合用一升一降，疏理气机；莪术、香附、陈皮理气活血消胀；夏枯草清肝散结，炙鳖甲软坚散结；生黄芪、党参、白术、茯苓补气健脾，扶助正气。上方诸药合用可以扶正补虚，理气化瘀消积。

▶▶▶ 作者简介

　　储真真，中医肿瘤学博士，留日研究生，现任北京中医药大学第一临床医学院东直门医院教授，主任医师，硕士研究生导师。世界中医药联合会肿瘤经方治疗委员会常务理事兼副秘书长，中国抗癌协会中西医结合肿瘤分会常务理事兼副秘书长，世中联肿瘤外治法常务理事，中华中医药学会肿瘤专业委员会委员，北京中西医慢病防治促进会中医消化肿瘤防治全国专家委员会副主委，北京乳腺癌整治专业委员会常务委员。从事中医及中西医结合临床医疗 30 余年，临床经验丰富，擅长中西医结合治疗多种恶性肿瘤及血液病。作为主要成员参加国家自然科学基金 5 项、主持省部级课题 4 项，主持校级课题 5 项，获省部级优秀奖 4 项。

"有故无殒亦无殒"在肿瘤治疗中的应用探讨

◆ 张　青

治疗肿瘤亦可"有故无殒，亦无殒"。肿瘤自古就有论述，如积聚、岩、肠癖、息贲、癥瘕、瘤、失等多达30余种。肿瘤不同于其他疾病，以毒性猛烈，不易祛除为特点[1]，是正气内虚与"癌毒"侵袭相互作用的结果，正气内虚是肿瘤发生、发展的根本原因，"癌毒"[2]是肿瘤发生发展的必要条件。因此，扶正祛邪是中医治疗肿瘤疾病的基本治则。在肿瘤疾病的发展过程中，正气与"癌毒"相互消长。正邪之间的博弈常常处于动态变化，在不同过程和阶段有所不同。因此，我们在肿瘤疾病的治疗中首先要甄别"正"与"邪"的力量对比，然后选择究竟是以扶正固本为主，还是以祛邪抗癌为主。

一、扶正祛邪

从矛盾分析的角度来看，肿瘤疾病是由一系列的病理、生理矛盾交错组成。在不同发展阶段中，常有某个或某些矛盾起着主导作用，影响甚至决定其他矛盾的发展、转化，决定着疾病的转归，即疾病的主要矛盾。因此，在临床治疗中，我们应当抓住疾病的主要矛盾，或"扶正"，或"祛邪"，或"攻补兼施"。也就是说，在辨病的同时，根据患者当下疾病特点，选择有针对性的治疗。正如《医宗必读·积证》指出："初者，病邪初起，正气尚强，邪气尚浅，则任攻伐；中者，受病渐久，邪气较深，正气较弱，任受且攻且补；末者，病魔经久，邪气侵凌，正气消残，则任受补。"提出了积证分初、中、末三个阶段的治疗原则。即积证初期属邪实，应予消散；中期邪实正虚，予消补兼施；后期以正虚为主，应予养正除积。肿瘤初期，正气的防癌、抗癌能力尚强，此时应以祛除邪气为主，扶助正气为辅。随着疾病的进展，肿瘤出现侵袭和转移，正气耗散严重，机体处于邪实正虚的状态。这个时候，一般以正气亏虚为主要矛盾，应以扶助正气为主要治疗原则。有研究表明 [3、4]，扶正祛邪法有较显著的免疫增强和免疫调节作用。扶正不仅是可以扶益本源，亦可以调动人体本身的抗病能力，抗御"癌毒"。应注意要根据患者的不同症状表现，分别应用益气养阴、健脾补肾、益气养血等扶正培本的药物对机体的生理功能进行调节。然而，也有一种情况，毒邪异常亢盛，快速消耗正气，此时需要"有故无殒亦无殒"。事实上，临床治疗中，也只有根据疾病进程，根据正气邪气的偏盛，有针对性的扶正、祛邪，才能收到较好的疗效。

二、"有故无殒，亦无殒"

在肿瘤疾病过程中存在着一种特殊情况，患者邪气异常亢盛，正气明显受损，病情加速进展。此时疾病的主要矛盾为邪气亢盛，正虚是由邪气异常亢盛造成，应首先祛除亢盛的"癌毒"，控制病情进展，不能拘泥于正气内虚保守治疗，否则会贻误治疗疾病的时机，使疾病进一步恶化。这个时候就要遵循"有故无殒，亦无殒"的原则，大胆治疗。

"有故无殒，亦无殒"起源于《黄帝内经》，发展于仲景。《黄帝内经·素问·六元正纪大论》："黄帝问曰：妇人重身，毒之何如？歧伯曰：有故无殒，亦无殒也"。原意为：妊娠病邪实积聚，在临床用药时，只要有相应病症，药证相符，就可以跳出"常规用药原则"的束缚，使用大寒、大热或峻猛的药物。即在辨证论治的思想指导下，有是证便可用是药，所谓"有病则病当之"，这样既不伤胎儿，也不伤母体。"有故无殒，亦无殒"的治疗原则不仅适用于妇科的妊娠疾病，亦适用于其他各科疾病 [5]。

肿瘤患者是否也可遵循这种治疗原则，进行积极的抗肿瘤治疗呢？临床上有这样一类肿瘤患者，虽为疾病初起，但疾病进展极快，短时间内瘤体增长迅速，正气极度虚弱；细胞学检查可见分化差的肿瘤细胞，其恶性程度极高，但对细胞毒性药物敏感。这时不应因患者身体虚弱放弃放疗、化疗及抗癌解毒的中药等攻邪手段，而一味采用补法或等待患者体质恢复后再攻邪。病情进展阶段，邪实为疾病的主要方面，"癌毒"的致病力超过患者自身的内虚程度。且"癌毒"耗散正气，又可以加重正虚。等待只会延误时机，使患者错过治疗的最佳时间。"有病则病当之"，这时采用有效的抗肿瘤治疗，只要治病对症，严格掌握用药剂量和方法则可"直攻其邪"，减弱"癌毒"的致病力。事实上，祛邪在某种意义上也是一种"补法"，可起到恢复正气的作用。正如《伤寒论》中所提"急下存阴"法，初始误认为"急下"就是峻烈的泄下作用，而峻烈的泄下可能进一步加剧患者的脱水和电解质的紊乱。但通过临床观察，"急下"非但没有加剧脱水与电解质紊乱，相反却达到了保存阴液，扭转病情的目的[6]。

"扶正"和"祛邪"本是一对相互矛盾的概念，在一般情况下，"祛邪"法可能会损伤正气。在一定的条件下，矛盾着的对立双方可能会相互转化，这个条件即正气虽虚但邪气异常亢盛，且邪气亢盛程度大于正气内虚。在这个条件下用"祛邪"之法去除病因，祛除了消耗正气的原因，就可以达到"扶正"之目的。由此可知，祛邪一法，当用即用，不必徘徊瞻顾，以免有误患者生命。抓住关键、及时扭转、挽救生命。这也是仲景"急下存阴"法的最大临床意义[7]。

三、衰其大半而止

近年来，临床疗效评价的理念发生了根本性变化，以"疾病为核心"，最大限度的杀伤肿瘤的治疗模式正向以"患者为核心"，谋求最好生活质量的人性化治疗模式转变，突出"以人为本，带瘤生存"的观念[8]。

无论外感疾病或内伤疾病，其病机均为机体之阴阳失衡，出现阴阳的偏盛偏衰。如《黄帝内经·素问·生气通天论》所云："阴平阳秘，精神乃治；阴阳离决，精气乃绝"。中医药治疗疾病主要是通过调整阴阳，使机体达到"阴平阳秘"的平衡状态。国家名老中医、国医名师郁仁存教授认为[9]，五脏功能保持平衡，机体的内在环境保持相对稳定的状态（内稳态），就会处于健康状态。反之，平衡失调，机体内环境出现紊乱，则会发生病理变化，导致疾病的甚至死亡。因此，在治疗疾病的过程中，以平衡理论为指导，从机体阴阳失调病机分辨出邪气的性质是阴邪还是阳邪[10]，从而纠正亢盛的邪气。当机体已达到或将要达到"阴平阳秘"的平衡状态时就要"衰其大半而止"。如《黄帝内经·素问·阴阳应象大论》所云："谨察阴阳所在而调之，以平为期。"

"衰其大半而止"语出《黄帝内经·素问·六元正纪大论》："大积大聚，其可犯也，衰其大半而止，过者死。""衰大半"可理解为邪实作为疾病的主要矛盾，已被有效化解，暂时退居于次要矛盾。与之相对，原来的次要矛盾，如正气虚弱，转而上升为疾病的主要矛盾，治疗重点亦应随之转变，变攻逐邪气为扶助正气。由此可知，攻邪治疗如果达到了矛盾主次的转化程度，即可中止，此种程度可视为适度[11]。只有恰当掌握祛邪的方法和用量，才能在祛邪的同时起到扶助正气的作用。祛邪治疗后亦应对患者疗效进行评估，谨守"大毒治病，十去其六；常毒治病，十去其七；小毒治病，十去其八"的原则，中病即止，一味追求完全去除病邪会使机体由于过度治疗而陷入另一种失衡的状态。

四、典型病例

病例 1：乙状结肠癌

姜某，女，50 岁，乙状结肠癌，肝多发转移、多发骨转移。患者无明显诱因出现便血、间断发热 1 月余，最高体温：39.3℃，大便 1 ～ 2 次 / 天，色暗红，成形，味腥臭，便后不尽感，肝区隐痛，腹部不适，有压痛。舌暗，苔白腻，脉沉细。卡式（KPS）评分：50 分。PET–CT：乙状结肠考虑恶性病变，考虑肝多发转移、骨多发转移，双侧少量胸腔积液。结肠镜查病理示：（直乙交界）腺癌；KRAS 基因为野生型。肿瘤标记物：CEA 为 310.8 ng/mL，CA19–9 为 1025 U/mL，CA19–9 为 12520 U/mL，AFP 为 3.81 ng/mL。血常规：WBC 为 17.15×10^9/L，NE% 为 85%，PLT 为 325×10^9/L，Hgb 为 80 g/L，RBC 为 5.16 g/L，白蛋白为 25.5 g/L。西医诊断为：乙状结肠恶性肿瘤；肝继发恶性肿瘤；低蛋白血症。予抗感染治疗后仍持续发热，白细胞及中性粒细胞虽较前有所降低，但仍较高。在积极抗感染的配合下，行 FOLFOX4+ 爱必妥治疗。中医诊断为肠癌病。中医辨证：气虚血瘀、湿毒内蕴；治以益气活血、祛湿解毒治疗。

具体方药为：龙葵 20 克、蛇莓 15 克、草河车 15 克、白花蛇舌草 30 克、生黄芪 30 克、太子参 20 克、生薏米 20 克、生白术 10 克、当归 10 克、猪苓 20 克、藿香 10 克、佩兰 10 克、藤梨根 30 克、鸡血藤 30 克、砂仁 6 克、焦鸡内金 10 克、焦三仙 30 克。此后根据患者身体情况变化，在上方基础上加减变化中药。化疗 5 周期后患者精神、体力较前明显好转，CA19–9 下降至 67.86 U/mL，肝转移灶明显减少，发热消失，卡式（KPS）评分：80分，疗效评价为PR，生活质量得到显著提高。

按：患者肿瘤晚期，全身多发转移，肠道肿瘤引发感染状态，由于便血及肿瘤消耗，已出现贫血、低蛋白血症等症状，按一般情况不符合化疗条件。但各种检查提示肿瘤在加速进展，"癌毒"的致病能力异常亢进，治疗原则应以攻邪为主，补虚为辅。在正邪的消长过程中当"邪实"为矛盾的主要方面时，我们大胆地以"抗肿瘤"的治疗方法。只有药力直达病所，祛除病邪，正气才可能迅速恢复。但对待晚期肿瘤患者，既要积极，又要慎重。

病例2：卵巢癌

许某，女，52岁，2013年4月无明显诱因出现进食后恶心呃逆，伴腹胀，乏力明显，偶有耳鸣，无呕吐、无腹痛、无头晕头痛、无胸闷喘憋。纳差，眠欠安，大便1次/日，小便可。舌暗苔厚，脉沉细弱。卡式（KPS）评分：60分。

全腹B超示腹腔积液。腹水病理示腺癌细胞。上腹部CT示肝脏、脾脏及腹腔、腹膜、大网膜多发占位性病变。CA125＞600.0 U/mL，腹胀，偶有耳鸣，纳差，眠欠安，精神差。西医诊断为：卵巢癌，肝转移、脾转移、腹腔转移、腹膜转移、腹腔积液2个月余。虽患者出现乏力明显、腹胀、纳差、眠欠安等正气虚弱表现，但肿瘤进展迅速，"癌毒"异常亢盛。权衡利弊，在大量引流腹水后行化疗，控制肿瘤进展，减缓腹水生成。6月21日、7月16日分别行2周期紫杉醇全身化疗，顺铂腹腔灌注化疗，8月13日行紫杉醇＋顺铂腹腔灌注化疗，化疗过程顺利。中医诊断为癥瘕病。中医辨证：证属脾肾两虚、痰瘀毒阻，治以温肾益脾、化瘀解毒。

具体方药为：白英30克、龙葵20克、蛇莓15克、炒白术10克、泽泻10克、茯苓10克、桂枝10克、焦鸡内金30克、鸡血藤30克、北柴胡10克、生黄芪10克、太子参10克、川楝子10克、陈皮10克、法半夏10克。随患者身体情况加减上方变化。化疗后患者腹水明显减少，腹胀明显减轻，病情稳定。化疗3周期后，CA125：31.30U/mL，上腹CT示肝内及脾内多发低密度结节灶，与前相比明显较小；胃底、胰腺尾部及脾脏间囊性占位，较前明显较小；肝前腹膜结节灶，较前明显较小；少量腹水。患者病情得到有效控制，疗效评价为PR。

按：患者中老年女性，脏腑功能逐渐衰退，正气内虚明显，且有大量腹水，此时不应行化疗。但肿瘤进展迅速，已发生多处转移，腹水增长明显，严重影响患者生活质量。"癌毒"的致病力已超过自身的内虚程度，应以削弱"癌毒"的致病力为主。若保守治疗不进行化疗，则会"闭门留寇"。化疗后患者情况有明显好转，可理解为"瘀血去而新血生"，说明了"邪去正安"的道理[13]。虽然化疗对该患者有明显疗效，在治疗过程中亦应遵守"中庸"的原则，根据患者病情进展情况合理应用化疗，切勿过量、长时间用药，以免对患者造成额外伤害[14]。

病例3：小细胞恶性肿瘤

患者蔺某，女，75岁，左肺小细胞恶性肿瘤，肝多发转移、右肾上腺转移、少量腹水。患者2018年1月无明显诱因出现咳嗽咳痰，伴有反酸、恶心，2018年6月查胸部CT示左肺下叶基底段见柱状软组织密度影，较大截面约36 mm×31 mm；双肺内多发6 mm以下小结节影，后行CT引导下穿刺活检，病理结果回报：（左肺）小细胞恶性肿瘤，免疫组化结果支持小细胞癌。查PET/CT考虑左肺下叶恶性肿瘤可能性大；肝多发转移性病变。予依托泊苷胶囊口服化疗2天后因不能耐受，拒绝继续化疗。胸部放疗25次。后复查CT示双肺感染性病变；肝内多发占位性病变；肝门、腹膜后淋巴结增大；少量腹水。腹部MRI提示肝内转移瘤；肝门区及腹膜后多发淋巴结转移；右肾上腺转移瘤；少量腹水。入院进一步查血常规：WBC为$5.82×10^9$/L，NEUT%为81.7%，LYMPH%为12.6%，Hgb为104 g/L，PLT为$168×10^9$/L。生化指标显示：ALT为181.6 U/L，AST为258.3 U/L，LDH-L为1347 U/L，Cr为98.4 umol/L，Na为122.1 mmol/L，CL为89.7 mmol/L。血凝指标：PT为10.9 s，INR为0.960 R，FIB为2.52 g/L，APTT为30.3 s，TT为15.8 S，D-D为4.83 mg/L，FDP为30.08 mg/L。症见：腹胀明显，乏力，恶心，怕冷，四肢不温，胸闷气短喘憋，时有咳嗽，痰少，偶有心慌，无头晕头痛，纳眠差，二便尚可，面色暗黄，舌暗红，苔腻、色白，脉弦。近两月体重下降明显（未测）。西医诊断：左肺小细胞恶性肿瘤，肝继发恶性肿瘤、右肾上腺继发恶性肿瘤、多发淋巴结转移、肝功能异常、少量腹腔积液。西医治疗：因患者既往依托泊苷不能耐受，遂调整为二线化疗方案伊立替康联合卡铂。伊立替康周疗（50 mg/m²，d1、8、15），患者慢性肾功能不全，经公式计算eGFR 34 mL/min左右，按照卡铂药物说明书剂量应用为200 mg/m²。具体化疗药物剂量为：伊立替康80 mg/m² d1、8、

15，卡铂 0.3 克。中医诊断为肺癌，辨证：毒邪蕴结，寒热错杂，治以扶正祛邪，清上温下，予乌梅丸加减。处方：乌梅 20 克、黑顺片 6 克、桂枝 10 克、细辛 3 克、干姜 6 克、党参 10 克、黄连 10 克、黄柏 10 克、青花椒 6 克、当归 10 克、预知子 15 克、生薏米 30 克、金钱草 15 克、垂盆草 30 克、焦三仙 30 克、焦鸡内金 15 克，随患者身体情况加减上方变化。患者行全身化疗后，化疗后不良反应耐受可，无明显不适。化疗后复查生化指标示：ALT 为 112.8 U/L，AST 为 200.7 U/L，LDH–L 为 510.0 U/L，Cr 为 89.0 umol/L，Na 为 130.7 mmol/L，CL 为 98.2 mmol/L，提示肝肾功能较前有所好转。

按：患者小细胞肺癌晚期，伴肝脏多发转移，由于肿瘤进展及消耗，已出现肝肾功能异常，按一般情况不符合化疗条件，但检查提示肿瘤在快速进展，此时的"癌毒"致病能力异常亢进，如果可尝试应用小剂量化疗控制肿瘤，若化疗取效后反可一定程度上保护肝脏功能。此案例提示我们当"邪实"为矛盾的主要方面时，我们只有祛除病邪，才可使正气恢复。但对待晚期肿瘤患者，既要积极，又要慎重，注意把握好用药用量。

五、结语

人体自身正常情况下始终维持着动态平衡，即"阴平阳秘"。其中正气是发病与否的内在根据，所谓"正气存内，邪不可干""邪之所凑，其气必虚。"肿瘤疾病的发生发展更是与正气的充实与否有着密切的关系。"癌毒"则是疾病发生的必要条件。正气内虚与"癌毒"相互作用导致了肿瘤疾病的发生，因此扶正祛邪的治疗方法贯穿整个肿瘤疾病治疗过程。"有故无殒，亦无殒"是疾病过程中正邪斗争时存在的一种特殊情况下的治疗原则。当邪气亢盛为疾病发展过程中的主要矛盾，正气内虚相对为次要矛盾时，首先要抑制壅盛的邪气，控制病情继续发展。亢盛的邪气得到有效控制后再针对正气内虚进行治疗。符合上述情况的肿瘤患者可有以下特点：肿瘤疾病初起，疾病进展迅速；患者体力消耗明显，正气极度虚弱；肿瘤本身对化疗、放疗、抗癌解毒中药等攻邪治疗敏感。治疗过程中亦应谨守"衰其大半而止"的原则，不可过度攻邪。化疗药物极易引起人体严重的不良反应，因此，每一种化疗药物剂量均有严格限制，需要根据患者的体质或体表面积计算用量，疗程也有严格的界定。临床研究证实[12]：具有消除"癌毒"的中药，如壁虎、蜈蚣、斑蝥、蟾蜍等，均有大毒，剂量也必须严格控制，使用不当同样可以导致蓄积中毒；即使是临床常用的具有治疗肿瘤作用的药物，如白花蛇舌草、半枝莲、龙葵、蛇莓、山慈菇等，也必须在辨证的基础上恰当运用才能使患者从中受益，否则，同样会导致不良反应的发生。《黄帝内经》提出"生病起于过用"，治疗中亦强调"以平为期，而不可过"。张仲景在使用十枣汤时，当其"得快利后"，疾病的主要矛盾由邪实转化为正虚，及时扶正，嘱"糜粥自养"。因此，遵从"无使过之，伤其正"的指导思想，对于指导临床治疗、提高疗效、防止不良影响等，具有十分重要的现实意义。

参考文献

[1] 杨帆，孟静，贾宁.试论癌毒瘀滞导致癌瘤发生的理论基础.天津中医药，2010，27（3）：213-214.

[2] 郁仁存.郁存仁中西医结合肿瘤学[M].中国协和医科大学出版社，2008：23-23.

[3] 包芳芳.中医药治疗恶性肿瘤的策略和体会.天津中医药.2011，28（4）：351-352.

[4] 岑冰，史哲新.扶正祛邪法治疗微小残留白血病探析.天津中医药.2012，29（3）：260-261.

[5] 胡晓华.试论《黄帝内经》"有故无殒，亦无殒也"[D].第九次全国中医妇科学术研讨会论文集，2009（11）：420-424.

[6] 沈艳莉，何力.结合病案论仲景急下存阴法的临床意义[J].中国中医药信息杂志.2011，18（11）：86-87.

[7] 张亚菊.《伤寒论》"急下存阴"法临证体会[J].中国社会医师，2007，9（24）：141-141.

[8] 郑文科，商洪才.中医药在防治肿瘤中的特色和优势.天津中医药大学学报.2010，29（3）：166-168.

[9] 唐武军，郁仁存.中医平衡观在老年肿瘤防治中的指导意义[J].北京中医药.2013，32（5）：361-363.

[10] 张国霞，莫芳芳，张媛媛.基本病机与病症关系探讨.天津中医药大学学报.2010，

29（4）：169-170.

[11] 苏洁.《内经》"衰其大半而止"详解.[J]. 中医研究，2002，15（5）：4-5.

[12] 苏丽瑛，宋凤丽，吴晓丽，等.也论"衰其大半而止"[J]. 中华中医药杂志（原中国医药学报），2012，27（3）：644-646.

[13] 何若苹，徐光星，顾锡冬，等.何任教授扶正祛邪思想研究 [J]. 天津中医药，2009，26（4）：268-270.

[14] 金磊，刘喜明.论《黄帝内经》"有故无殒，亦无殒"的含义及临床意义 [J]. 陕西中医，2013，34（2）：206-207.

▶▶▶ **作者简介**

张青，首都医科大学附属北京中医医院主任医师，教授，博士研究生导师。世界中医联合会肿瘤经方委员会副会长；中国肿瘤微创治疗技术创新战略联盟中西医结合微创专业委员会副主任委员；中国医疗保健国际交流促进会医疗环保专业委员会常务委员；世界中医药学会肿瘤外治法专业委员会常务理事；中国老年学学会老年肿瘤专业委员会委员；中国医师协会中西医结合分会肿瘤病学专家委员会委员；北京中西医结合学会肿瘤专业委员会；北京中医药学会仲景学说专业委员会委员。

三阴性乳腺癌中医药治疗探讨

◆ 张 青

近年来乳腺癌的发病率及死亡率均明显增加，已位居我国女性恶性肿瘤的第一位，且发病年龄呈年轻化趋势，发病中位年龄为 48 岁，比西方国家早10 年。

三阴性乳腺癌（triple-negative breast cancer，TNBC）是指雌激素受体（estrogen receptor，ER）、孕激素受体（progesterone receptor，PR）、人表皮生长因子受体 -2（Human epidermal growth factor receptor-2，HER -2）均为阴性的乳腺癌[1]。三阴性乳腺癌与非三阴性乳腺癌相比，缺乏有效的治疗方法，复发、转移率高，且复发、转移的高峰通常在术后 3 ～ 5 年内。化疗是 TNBC 主要的治疗方法，但临床疗效有限，且存在很多不良反应。近年来的临床研究证明，中医药在防治三阴性乳腺癌复发、转移方面取得了显著的效果。

一、TNBC 的临床特点

三阴性乳腺癌是一种特殊类型的乳腺癌，约占乳腺癌发病率的 15.2%[2]，其临床特点为：①发患者群多为绝经前的年轻女性；②组织恶性程度高，侵袭性强；③临床分期晚，以 III 期居多，而非三阴性乳腺癌临床分期以 II 期居多，Ki-67、p53 等预后指标通常高表达，表明 TNBC 的预后较差；④易较早发生局部复发和远处转移，且以内脏转移为主，内脏转移率高于骨转移；⑤ TNBC 复发转移的高峰约在术后 3 年内，3 年后复发转移率迅速下降，如果 5 年内肿瘤未进展，则 5 年后复发转移的概率很小，还有可能获得长期生存[3]。所以，我们要重视 TNBC 术后 3 ～ 5 年的巩固期的治疗，这对患者的预后是极其重要的。

由于 TNBC 的病理特殊性，既不能接受针对 ER、PR 的内分泌治疗，也不能接受针对 HER-2 的靶向治疗，因此，放疗、化疗成了 TNBC 术后的主要治疗方法。临床研究显示，TNBC 对化疗的敏感性高，临床缓解率较高，但预后较差[4]，因为放疗、化疗结束后多为随诊观察，没有更多的后续治疗，复发率在有残存肿瘤细胞的患者中很高。TNBC 较高的复发转移率对患者的心身都会产生极大的负担，但也只能无奈的等待。所以，我们探讨 TNBC 巩固期的证型规律及中医药治疗方法，具有重要的临床意义。

二、TNBC 巩固期中医证型规律

《黄帝内经》曰："上工治未病，不治已病，此之谓也。"此处的"治未病"即"既病防变"，根据中医"治未病"的思想，三阴性乳腺癌术后进行积极预防复发转移的做法是正确而且必要的。中医药在"治未病"思想理论的指导下，辨证与辨病相结合，在 TNBC 防治复发、转移方面都有可能取得良好的疗效。

1. 发病机制

乳腺癌总的发病机理为：正气不足，加之外邪侵袭、七情内伤、冲任失调等，导致肝气郁结、气滞血瘀、痰瘀互结、阻滞乳络、积久成块，久蕴癌毒，最终发为乳腺癌。

乳腺癌在古代中医文献中称为乳岩、奶岩、乳石痈等。《疡科心得集》曰："乳疡之不可治者，则有乳岩。夫乳岩之起也，由于忧郁思虑，积想在心，所愿不遂，肝脾气逆，以致经络痞塞结聚成核，初如豆大，渐若棋子，不红不肿……后肿如堆粟，或如覆碗，紫色气秽，渐渐溃烂，深者如岩穴，凸者如泛莲，疼痛连心，出血则臭，并无脓水，其时五脏俱衰，遂成四大不救。"讲述了乳岩的病因病机和发病趋势。《景岳全书》对乳岩的描述中说："乳岩属肝脾二脏郁怒，气血亏损，故初起小核结于乳内，肉色如故，其人内热夜热，五心发热，肢体倦瘦，月经不调……若积久渐大，色赤出水，内溃深洞为难疗。"说明了乳腺癌多为本虚标实之证，因虚致实，虚实夹杂。虚者多为脾肾不足，实者多为气滞、痰毒、血瘀，发病初期多见标实之证，久病则以本虚证为主。

2. 证型规律探讨

肿瘤的"巩固期"通常是指手术后、辅助放疗、化疗后的阶段。我们在临床实践中，通过总结乳腺癌巩固期的证素特点发现，三阴性乳腺癌与非三阴性乳腺癌都以气虚证、气滞证、癌毒证多见，说明乳腺癌患者普遍存在着肝郁脾虚证、癌毒内蕴证，但TNBC比非三阴性乳腺癌更多见，进一步说明TNBC患者更容易出现焦虑抑郁情绪和疲倦、乏力等脾虚的表现。

TNBC的恶性程度更高，说明患者体内的癌毒更深重，癌毒内蕴，也会导致气机不畅；毒邪程度的差异，治疗手段的缺乏，预后不良，使患者更容易出现情志不畅，进而加重肝气郁结。临床上我们可以告知患者：虽然TNBC复发转移率高，但如果巩固期积极治疗，术后3～5年内肿瘤未进展，则以后复发转移的概率比非三阴性乳腺癌低很多，甚至还有可能获得长期生存，从而提高患者治疗的积极性和战胜疾病的信心。

中医认为肿瘤的产生是正虚和癌毒相互作用的结果，正虚是肿瘤产生的病理基础，癌毒是必要条件[5]。癌毒是在正气亏虚的基础上，内外各种因素共同作用产生的一种强烈的特异性毒邪，也即"致病因子"。癌毒之性不同于其他外感六淫、内生邪气，它是一种特殊的毒邪，性质更强烈、顽固、黏腻不化，常与痰、瘀互结、缠绕，容易随气血流窜，出现复发和转移[5]。毒邪沿经络播散的过程中为诸邪所主、局部气血失和、痰瘀毒聚，形成转移瘤。癌毒在肿瘤的不同阶段有不同的程度体现，沉伏于体内的我们称之为"伏毒"，残留于体内、余而未净的我们称为"余毒"。

乳腺癌患者也容易出现血瘀证，此证型非三阴性乳腺癌比TNBC更多见，可能与非三阴性乳腺癌巩固治疗期应用了大量的内分泌治疗相关，通常内分泌治疗后患者容易出现月经失调、内分泌紊乱的情况，可以导致体内瘀血阻滞，所以不能接受内分泌治疗的TNBC血瘀证更少见。

3. 辨证分型和治疗

TNBC中医药治疗的核心是辨证与辨病相结合，同时要兼顾既往的治疗方法，灵活运用中药。根据名老中医郁仁存对三阴性乳腺癌的诊疗经验总结[6]，以及临床工作中对术后、放化疗后三阴性乳腺癌患者的证型分布规律分析，将本病证型大致分为以下四型。

（1）肝郁气滞型：患者平素急躁易怒，可见乳房及两胁胀痛，口干、口苦，乳房内或可扪及肿块，舌红，舌苔薄白或薄黄，脉弦滑或弦数。此型患者术前较多见。治以疏肝理气散结为法，方以小柴胡汤、逍遥散、柴胡疏肝散加减。肝郁乘脾，所以临床上肝郁脾虚证也多见，常加用山药、茯苓、白术等健脾之药；

若乳房结节多，可应用夏枯草、浙贝母、山慈姑、瓜蒌等化痰软坚散结药物。

（2）余毒内结型：此型患者可表现乏力、纳差、消瘦、发热等癌毒影响机体的相关并发症，肿瘤标志物升高或其他异常检查结果可作为参考。舌暗红，苔黄白或黄厚，脉沉滑或沉细弱，治以解毒清热、兼以扶正为法，解毒中药以龙蛇羊泉汤加减，如白英、龙葵、蛇莓、草河车、白花蛇舌草、半枝莲、半边莲等清热解毒中药；扶正可选四君子汤、补中益气汤、四物汤等加减。

（3）冲任失调型：患者常见经前乳房胀痛，或可扪及肿块，兼有月经失调，腰膝酸软乏力，口干，舌暗红，舌苔薄少，或中有裂纹，脉弦细或细数无力。治以滋补肝肾、调理冲任为法，方以六味地黄丸、一贯煎、左归丸加减治疗。

（4）脾虚痰湿型：可见胸胁脘腹胀满或疼痛，易嗳气，呕恶痰涎，纳差，大便粘腻不爽或便溏，或可见患侧上肢肿胀、健侧乳房肿块，舌淡胖，边有齿痕，苔白或腻，脉沉滑。治以健脾祛湿、化痰软坚散结为法，方用参苓白术散、六君子汤加减。

以上分型中以肝郁气滞型、余毒内结型多见。临床上还可见一些患者无证可辨，尤其在巩固治疗期，我们往往发现这类患者并无明显的不适，但为了预防复发转移，我们通常也需要应用一些抗肿瘤中药。

通过我们前期对 TNBC 术后无病生存期的影响因素分析发现："治疗方式""淋巴结转移情况"和"是否应用中药治疗"是最主要的影响因素。所以 TNBC 患者术后、放化疗后需要很长时间的中药巩固治疗，从而延长无病生存期。

巩固治疗期常会伴发一些特殊症状，如失眠、烦热、关节疼痛、手足麻木等，临床治疗在辩证与辨病基础上，随症加减，灵活运用方药。如关节疼痛者：加土茯苓、苏木、桂枝、怀牛膝、川芎等通经活络；烦热者：加丹皮、炒栀子等泻火除烦；失眠者：加柴胡、郁金疏肝解郁，炒酸枣仁、百合等养心安神。

4.TNBC 中西医结合治疗

手术治疗容易耗气伤血，术后早期应以益气养血为主，后期可加用一些活血通络之品。

放疗易耗伤津液，临床常见阴虚内热的表现，所以放疗后以益气养阴、调补肝肾为主，如一贯煎等。放疗也常会引起皮疹、瘙痒等皮肤反应，可加用一些外用药，如血余蛋黄油清热解毒、润肤止痒。

化疗最易伤及脾胃，常出现胃肠功能受损的表现如恶心呕吐、纳差、脘腹胀满、大便失调等；气血生化不足的表现如乏力、气短、骨髓抑制等。化疗期间及化疗后都当治以健脾补肾、益气养血为主，如生血汤、补中益气汤等。

5. 晚期 TNBC 的维持期治疗

晚期乳腺癌患者尤其是晚期三阴性乳腺癌患者，化疗是其主要的治疗方法，化疗的目标是延长生命，缓解肿瘤相关并发症，提高患者的生存质量。化疗结束后需要进一步的维持治疗，有用化疗维持治疗者，如应用希罗达；也有用中药维持治疗者。此期患者多属正虚邪实，治疗要以扶正祛邪相结合，采取积极的个体化治疗，进一步提高患者的生存质量，延长患者的生存期，扶正者多健脾补肾，祛邪者多活血化瘀。

6. 病例分析

病例 1：浸润型导管癌

患者，女，28 岁，2010 年 3 月 2 日初诊，2009 年行左乳癌改良根治术，病理结果：肿瘤大小为 2.0 cm×1.7 cm×1.1 cm，浸润型导管癌 II 级，ER（－），PR（－），Her-2（－），淋巴结转移 0/15，p53（＋），Ki-67（约 40%＋），AT 方案化疗 4 周期后，近期复查肝肾功能、血常规、肿瘤标志物均正常。现症见：潮热，容易汗出，伴有乏力，易气急、烦躁，怕风，纳眠可，二便调，月经 4 个月未至，舌暗，有瘀点，苔薄白，脉沉弦细。辨证：肝郁脾虚、余毒内蕴证，治以疏肝健脾、化瘀解毒，用柴胡 10 克、黄芩 10 克、郁金 10 克、炒白术 10 克、白花蛇舌草 30 克、草河车 15 克、莪术 10 克、龙葵 15 克、生黄芪 30 克、太子参 10 克、防风 10 克、焦三仙 30 克、焦鸡内金 10 克、砂仁 10 克、女贞子 10 克、枸杞子 10 克。30 剂，日一剂水煎服。

4 月 5 日二诊：患者汗出、乏力减轻，仍有潮热、心烦，伴口干，舌暗，尖红，苔薄黄，脉沉滑数。考虑患者中年女性，化疗后月经 4 个月未至，伴有更年期综合征，属肝肾阴虚、冲任失调证，上方基础上加山茱萸 10 克、怀牛膝 10 克补肝肾，麦冬 10 克养阴生津、鸡血藤 30 克养血活血。30 剂，日一剂水煎服。

5 月 7 日三诊：潮热、心烦、口干均减轻，汗出消失，复查结果未见复发转移征象，以上方加减应用 4 年，未出现复发转移。

病例 2：乳腺癌骨转移

患者，女性 45 岁，2012 年 7 月 10 日初诊，2011 年 4 月行右乳改良根治术，病理结果：浸润性导管癌 II 级，肿瘤大小为 2.9 cm×2.8 cm，ER（－），PR（－），

Her-2（-），淋巴结转移 4/15，CAF 方案化疗 6 周期，2012 年 4 月发现 L4、L5 骨转移，进行腰椎放射治疗，并间断使用唑来膦酸控制骨转移，近期复查肝肾功能、血常规正常，CA153 升高为 35.6 U/mL，现症见：腰部酸痛，情绪抑郁，纳食不香，眠可，无汗出烦躁，二便调，舌暗，有瘀斑，苔白，脉弦滑。考虑患者短期内既出现骨转移，伴有情绪不佳，辨证：肝郁脾虚、肾虚骨弱证，治以疏肝健脾、补肾健骨、化瘀解毒。用柴胡 10 克、郁金 10 克、黄芩 10 克、茯苓 10 克、炒白术 10 克、鸡血藤 30 克、赤芍 10 克、莪术 10 克、白花蛇舌草 30 克、白英 20 克、龙葵 15 克、山萸肉 10 克、透骨草 10 克、补骨脂 10 克、怀牛膝 10 克、焦三仙 30 克、砂仁 10 克。30 剂，日一剂水煎服。

8 月 12 号二诊：腰部酸痛减轻，情绪好转，但口干口苦，胸胁胀满，舌暗，苔白厚，脉沉滑。辨证：肝胆湿热证，上方基础上加龙胆草 10 克、泽泻 10 克清肝泄热。9 月 12 日三诊，患者情绪好转，整体症状减轻，血常规、肝肾功能正常，CA153 下降为 21.6 U/mL。10 月 28 日四诊：腰椎核磁检查骨转移未进展，余检查未见复发转移，病情控制平稳，以上方为基础加减治疗 4 年，现患者可以正常工作和生活。

本例患者为乳腺癌骨转移，已属晚期，出现局部骨转移后行积极的放射治疗，之后运用中药抗肿瘤治疗，控制了肿瘤的进展，这种情况临床上并不少见。所以我们要重视巩固期的治疗，即使期间出现了局部淋巴结转移或骨转移，我们也不要放弃，要积极治疗，如果 3～5 年内疾病得到控制或好转，则无病生存期或整体治愈率都会有很大的提高。临床上我们也发现当 TNBC 出现肝转移、肺转移等脏器转移时，即使行积极的放化疗或靶向治疗、综合治疗、维持治疗后，疗效仍不尽人意，所以我们要清楚地认识到，对于晚期 TNBC 患者要积极治疗，但疗效较差。

TNBC 的西医治疗方法有限，运用中医药辨证与辨病相结合，既符合肿瘤的个体化治疗要求，也有助于减轻放化疗的不良反应，达到抗肿瘤复发转移、提高患者生活质量、延长生存期的目的。临床上如何灵活使用中药，如何进一步提高疗效？需要我们进一步探讨研究，只有这样，我们才能充分发挥中医药在三阴性乳腺癌治疗中的优势。

参考文献

[1] 李索妮, 姚煜, 南克俊. 三阴性乳腺癌治疗进展 [J]. 现代肿瘤医学, 2014, 22（1）: 197-200.

[2] 高运宾, 冀学宁. 三阴性乳腺癌的生物学特点和治疗进展 [J]. 中国临床研究, 2012, 25（5）: 417-419.

[3] 范明华. 三阴性乳腺癌患者的临床特征与预后分析 [J]. 中国当代医药, 2014, 21（9）: 41-42; 45.

[4] Michaud LB. Treatment experienced breast cancer[J]. Am J Health Syst Pharm, 2008, 65（10）: 4-9.

[5] 徐兵河. 三阴性乳腺癌综合治疗中化疗方案选择及评价 [J]. 中国实用外科杂志, 2011, 31（10）: 934-937.

[6] 张青, 胡凤山. 郁仁存治疗三阴性乳腺癌经验 [J]. 中医杂志, 2013, 54（9）: 737-739.

作者简介

张青, 首都医科大学附属北京中医医院主任医师, 教授, 博士研究生导师。世界中医联合会肿瘤经方委员会副会长; 中国肿瘤微创治疗技术创新战略联盟中西医结合微创专业委员会副主任委员; 中国医疗保健国际交流促进会医疗环保专业委员会常务委员; 世界中医药学会肿瘤外治法专业委员会常务理事; 中国老年学学会老年肿瘤专业委员会委员; 中国医师协会中西医结合分会肿瘤病学专家委员会委员; 北京中西医结合学会肿瘤专业委员会; 北京中医药学会仲景学说专业委员会委员。

中医药治疗前列腺癌思考

◆ 赵文硕

随着我国人民生活条件的改善，生活方式、饮食结构都发生了巨大的变化，恶性肿瘤的发病谱也在不断地改变。以往认为是欧美发达国家发病率较高的前列腺癌在我国发病率也出现了逐年上升的趋势。当然，这也和我国人口的老龄化，以及老年人口定期体检得到普及，特别是前列腺癌相关抗原 PSA 检测得到重视有关，使得早期的患者的检出率大大的提升。

近年来早期适宜根治性手术的前列腺癌患者明显增多，同时前列腺癌的发病年龄也有年轻化的趋势，在临床上，45～55 岁的病例并不少见。虽然前列腺癌 5 年生存率较高，但对于这个年龄段的患者制定一个放眼长远，以提高生存期为目的的个体化治疗方案仍是一个棘手的问题。

在谈中医对前列腺癌的治疗之前，我们先简单回顾一下目前通行的现代医学治疗原则。

首先是根治性手术切除。虽然前列腺癌根治性切除的必要性，在不同人群的适用性仍有争议，但对于肿瘤局限于 T1–T2，Gleason 评分 8 分以下的患者，特别是年龄较轻，预计生存期较长的患者还是应该施行根治性切除。尽管手术不可避免地会导致或多或少的并发症，最常见的是小便失禁，但随着手术技术的提高，对患者康复锻炼的指导得力，大多数患者可以基本恢复，并不影响生活质量。放射治疗在前列腺癌治疗中的地位越来越得到重视。放射治疗又分为外照射和近距离放疗（即放射粒子植入）。Meta 分析表明，放射治疗的参与有利于提高患者的总生存期。放射治疗也有并发症产生，主要是放射性直肠炎、膀胱炎，表现为长期难治性的血便和间断肉眼血尿。

内分泌治疗的应用对前列腺癌具有里程碑式的意义，可以在短期内有效控制绝大多数前列腺癌患者的病情，疗效确切，不良反应轻微。但遗憾的是，该治疗大约可维持 3～4 年，一旦出现耐药，激素抵抗型前列腺癌患者的治疗对中西医来说都是难题。另外，内分泌治疗会给患者带来轻重不等的内分泌综合征表现，也需要给予相应的关怀和治疗。

化疗在前列腺癌的治疗中有一定的疗效，但由于该病的特点：一是患者年龄偏大，二是生存时间长，临床症状相对较少，多数患者不愿意接受化疗。化疗对于激素抵抗型的患者抑制肿瘤生长，改善临床症状仍有重要意义。当然化疗不可避免地会出现消化道反应、骨髓抑制等不良反应。

为什么要先谈西医治疗，因为目前临床上很难见到单纯中医治疗的患者，中医治疗往往是和西医治疗相伴而行的。上面简述了前列腺癌的现代医学治疗，言归正传，谈谈我对前列腺癌中医治疗的一些看法。

首先是前列腺癌的特点，由于该病病程相待较长，疾病进展相对缓慢，患者临床症状也较少，这为中医治疗赢得了时间。其次，我们不能寄希望于抛弃所有现代医学治疗，单纯应用中医中药治疗，而应当找到中西医结合治疗的契合点，针对患者治疗的不同阶段选取不同的治疗策略。

我个人认为，中医在前列腺癌的治疗中至少有以下几个切入点。

第一，尚未确诊的病例。这类患者大多患有前列腺增生，有或多或少的排尿困难等症状。随着 PSA 检测的普及，PSA 轻度升高，在 4～10 ng/mL，个别患者大于 10 ng/mL，有些患者影像上可见前列腺肿物，但穿刺病理未见阳性结果，不能确诊。西医一般建议患者密切观察，定期复查，必要时再行穿刺活检。这一类患者有要求中医治疗的愿望。从临床症状看往往是前列腺增生的症状，中医治疗以滋补肝肾、化瘀散结为法，基础方可用六味地黄丸＋西黄丸或小金丸。临床上确实见到加大剂量应用西黄丸使 PSA 恢复正常的病例。同时推荐全国名老中医印会河老师的疏肝散结方，印老应用该方治疗前列腺增生和多种以结节、肿物为表现的疾病。所用药物为柴胡 9 克、丹参 15 克、赤芍 15 克、当归 15 克、生牡蛎 30 克、玄参 15 克、川贝母 3 克（冲服）、夏枯草 15 克、海藻 15 克、昆布 15 克、海浮石 15 克、牛膝 9 克。

第二，根治手术切除的患者。这一类患者在根治术后 PSA 会迅速下降，理想状态是 PSA 持续稳定地控制在 0.04 ng/mL 以下或测不到。如果能长期恒定在极低的水平，即表明手术成功。但仍有相当多的患者会出现生化复发，甚至出现影像可见的复发转移。我们中医治疗的目的是尽可能地延长患者的无病生存期，可以想见，这会延长患者的总生存期，也可以提高患者的生存质量。

此时中医治疗的入手点可能包括以下几个方面：①是患者会出现轻度的内分泌综合征，如乏力、潮热、盗汗、烦躁、失眠、口干、腰痛等；②是手术带来的并发症，主要是小便失禁；③也是最重要的在邪去而未尽时解毒抗癌预防复发。

中药治疗以知柏地黄汤为基础方，自汗重者加煅龙骨、煅牡蛎固精敛汗，尿失禁者可加益智仁、金樱子、桑螵蛸，同时要进行辅助锻炼，也可配合针灸治疗。对于乏力明显者可以加生黄芪、党参。预防肿瘤复发仍以散结化瘀解毒为法，常用的抗肿瘤药物包括红豆杉、冬葵子、老鹳草、龙蛇羊泉汤，成药可用西黄丸、小金丸等。

典型病例

患者曹某，男，64 岁。2007 年 11 月 2 日就诊。主诉：前列腺癌根治术后半年。患者半年前体检发现 PSA：9.2 ng/mL，就诊友谊医院，经前列腺 MRI，及穿刺活检确诊为前列腺癌，Gleason 评分 3+4=7 分，行前列腺癌根治性切除。术后一月，复查 PSA：0.01 ng/mL，未行内分泌治疗。有轻度尿失禁，经锻炼，半年后基本恢复。现症见：轻乏力，腰酸，微汗出，偶有燥热，饮食可，夜尿 3～4 次/日，大便可。舌暗红，苔薄白，脉弦。该例为典型的前列腺癌根治术后患者，未行内分泌治疗，故内分泌紊乱症状不明显，中药治疗目的在于滋补肝肾，化瘀散结，解毒抗癌，延长患者的无病生存期。依患者症状结合病史辨证为肝肾亏虚，余毒未尽，治法为滋补肝肾，化瘀散结。方药：熟地黄 10 克、山茱萸 15 克、法半夏 10 克、陈皮 10 克、桑寄生 15 克、杜仲 10 克、盐知母 10 克、盐黄柏 10 克、煅龙骨 10 克、煅牡蛎 10 克、益母草 15 克、女贞子 15 克、枸杞子 15 克、老鹳草 20 克、益智仁 30 克、乌药 10 克、鳖甲 20 克、浙贝母 20 克、玄参 20 克、丹参 10 克。患者服用上方后燥热、汗出症状改善，夜尿次数减少。坚持服药，中间除因行冠脉支架植入术停药 2 个月外坚持服用中药。在上方基础上随症加减，间断加用红豆杉、穿山甲，目前已服药近 10 年，复查 PSA 在 0～0.3 ng/mL 之间，未出现复发转移，未应用内分泌治疗及放化疗。

第三，中药缓解内分泌综合征。内分泌治疗在中晚期前列腺癌患者治疗中占有重要的地位，是首选的治疗手段。LHRH 类似物的应用，可以有效地控制体内雄激素的水平，使睾酮水平迅速下降，这一变化常常使患者出现类似妇女更年期的症状，包括潮热、盗汗、自汗、烦躁、易怒、失眠、口干以及男性乳房发育等。治疗上可以仿照治疗妇女更年期综合征的用药，辨证以肝肾阴虚，虚热内生为主，治疗以滋阴养血，清热疏肝为法，用药可选用清代《医宗己任编》中所载的"滋水清肝饮"。药物包括熟地黄、当归身、白芍、枣仁、山茱萸、茯苓、山药、柴胡、山栀子、丹皮、泽泻。不难看出，次方仍以"六味地黄丸"为底方，加上清热的山栀子、安神的炒枣仁。同类方剂也可用知柏地黄汤加减，同时加用敛汗的煅龙牡，虚热重还可加鳖甲胶、地骨皮、薄荷。针对这一症状我们进行过临床观察，发现滋水清肝饮确实可以缓解前列腺癌内分泌治疗所致的内分泌综合征并发表了文章。

第四，中药治疗前列腺癌放化疗后出现的并发症。

①放射性直肠炎：有报道，963 例放疗后患者中 2 级直肠炎和溃疡发生率26%，表现为反复难治性血便，重者可导致贫血，肛门疼痛，腹泻反复发作，严重影响患者的生活质量，并可迁延不愈。

②放射性膀胱炎，表现为尿路刺激症状，尿频、尿急、尿痛，重者可出现间歇性血尿，膀胱炎发生率约为 12.5%，出血性膀胱炎发生率在 3% ～ 6%。放射性直肠炎其发病机制，我们一般认为放射线为热毒之邪，灼伤人体，热灼肉腐所致，治疗上对于没有热象的患者应用薏苡附子败酱散加减，对于下焦湿热的，可选用二妙丸和知柏地黄丸加减。放射性膀胱炎用八正散，止血加用仙鹤草、白茅根、侧柏炭、生地榆、三七粉。另外，我院特有的中药外用制剂血余蛋黄油 + 皮质激素保留灌肠对治疗放射性直肠炎有一定疗效。它是根据古方鸡子乱发膏制成，为我科独有的外用药，既往多采用其治疗放射性结直肠炎，效果显著。近年来我们使用黑降丹外敷治疗化学药物外渗所致皮肤损害，如皮肤炎症、溃疡等，疗效十分突出，皮损全部愈合，未发生感染、坏死及功能受损等，而且经其他兄弟单位验证，亦取得同样突出疗效。

典型病例

患者王某，男，70 岁。患者 2013 年 8 月因体检发现 PSA：91 ng/mL，前列腺超声提示前列腺增生伴低回声结节，行前列腺活检符合前列腺癌，Gleason 评分 5+4=9 分，2013 年 9 月起规律运用曲普瑞林联合比卡鲁胺内分泌治疗。2016年 9 月 PET/CT 提示：前列腺增大，左侧外周带葡萄糖代谢增高灶，符合前列腺癌表现，右髋关节葡萄糖代谢增高，考虑骨转移。行放疗控制肿瘤，放疗区域：前列腺、精囊腺、右髋骨，放疗累计剂量：70Gy/7 周，放疗后复查 PSA 下降至 32g/mL，并继续定期行曲普瑞林联合比卡鲁胺内分泌治疗。2017 年 12 月无明显诱因开始出现便血，呈鲜血，每日 10 次左右，每次 5～10 毫升，伴黏液、腹痛，于肛肠科就诊除外痔疮及肛裂等，查肠镜提示：乙状结肠溃疡，直肠散在黏膜充血。2017 年 12 月至 2018 年 4 月于外院先后行巴曲亭、云南白药、康复新液、蒙脱石散灌肠，效果不理想，血色素进行性下降。2018 年 5 月于我科就诊，入院症见：鲜血便，每日 10～15 次，每次 5 毫升左右，伴腹痛、黏液、里急后重，头晕心慌，周身乏力，口干，盗汗，纳差，眠差，小便可，舌红少苔，脉细。入院主要诊断，西医诊断为慢性放射性肠炎、前列腺癌。治疗：将血余蛋黄油 30 毫升制成灌肠液，温度以 30～35℃ 为宜，灌肠管（14 号吸痰管）截取前端 25 厘米。嘱患者灌肠前排空大小便，取左侧卧位，双腿弯曲，臀部垫高 10 厘米，灌肠管插入肛门前涂石蜡油，将肛管轻轻插入肛门 15～20 厘米使药液缓慢灌入，灌肠液通过灌肠管匀速推注，速度 10 毫升 / 分钟，并定时翻身，灌肠完毕后取膝胸卧位 30 分钟，1 次 / 天。治疗第 3 天：排便 10 次，量少质软成型，伴黏液，其中 6 次呈便中带血，每次出血量约 5 毫升，腹痛程度稍有缓解。治疗第 5 天：排便 7 次，其中 4 次呈便中血，每次出血量约 3 毫升，黏液明显减少，腹痛缓解约 50%。治疗第 7 天：排便 4 次，3 次便中带血，无明显黏液，腹痛缓解 80%。治疗第 9 天：排便 3 次，便中带少量鲜血，无腹痛，无黏液，无里急后重。治疗第 11 天：排便 2 次，质软成型，无便血，无腹痛或里急后重，无黏液脓血便。

③中药减轻化疗所致不良反应

化疗主要的不良反应表现为消化道反应和骨髓抑制。我科有多年应用中药配合化疗，减轻化疗不良反应的临床经验，老一辈创制的升血汤在实践中经一代代的验证和改进，被证实可以有效地减轻化疗所致的恶心、呕吐、食欲不振、血象降低等不良反应，其立法为益气养血，滋补肝肾，和胃降逆。主要方药组成包括：生黄芪、熟地黄、菟丝子、枸杞子、鸡血藤、女贞子。针对患者的不同症状可以有很多加减组合。比如，恶心呕吐重可加旋复花、代赭石、橘皮、竹茹、法半夏；食欲不振加木香、砂仁、香橼、佛手、焦三仙；骨髓抑制重者加血肉有情之品如鹿角霜、紫河车、阿胶等；如果血小板降低可加杠板归、石韦、大枣。总之，升血汤可以灵活应用，用药精确到一人一个升血汤，一种化疗方案一个升血汤，不同阶段用不同的升血汤，不过，万变不离其宗，皆是以益气养血，滋补肝肾为大法。

以上是我对中医药在前列腺癌治疗中的作用的认识。

▶▶▶ **作者简介**

赵文硕，医学硕士、主任医师。北京抗癌协会癌症及姑息治疗专业委员会委员，世中联肿瘤外治法委员会理事，世中联肿瘤康复专业委员会理事。

从事中医及中西医结合治疗恶性肿瘤的临床、科研及教学工作。先后跟随全国名老中医印会河教授学习内科常见疾病治疗，王禹堂教授学习中医肿瘤内科临证经验。在现代手段治疗的基础上充分发挥中医药整体观的优势，并博采众家之长，对临床常见恶性肿瘤的诊断治疗，化疗的减毒增效，肿瘤疼痛治疗及心理康复均有独到见解。

扶正治疗肺癌的临床实践

◆ 张怀宝

患者李某，男，50 岁，2013 月 10 月 30 日在山东省肿瘤医院确诊肺腺癌，双肺多发转移，EGFR 基因测定显示 20 外显因子突变阳性，突变为高丰度，给予易瑞沙治疗，治疗到 2014 年 5 月，患者疗效稳定，疗效评价为 SD，2014 年 7 月 CT 提示病情进展，疗效评价为 PD，患者恐惧化疗，家属担心生存期不长，随后找到我，查患者稍咳嗽，少痰，双下肢无力，舌暗红，苔白腻，脉滑。给予患者生黄芪、生白术、茯苓、陈皮、清半夏、杏仁、桔梗、象贝母、鱼腥草、石上柏、白英、龙葵、仙茅、淫羊藿、鸡内金、葫芦巴、八月札。患者回去后一直口服中药，2014 年 8 月自行复查 CT，与 14 年 5 月对比病灶明显缩小，现一直口服中药至今，病情较稳定。

什么是肺癌呢？肺癌是原发性支气管肺癌的简称，是指发生于各级支气管上皮细胞及细支气管肺泡上皮细胞的恶性肿瘤。肺癌早期常无明显的症状，部分患者会出现咳嗽，痰中带血，咯血，胸痛，发热，气急等临床症状，但是这些症状大多没有特异性，容易被忽视，所以肺癌一旦被确诊大多处于中晚期，随着病情进展，病变可侵犯邻近器官，也可通过淋巴管和血管转移到远处，出现相应的临床症状。特点为易复发、易转移，预后差。

在我国浩瀚的中医文献记载中并没有肺癌这个病名，但类似肺癌临床症状的可见于咳嗽、咯血、胸痛、痰饮、肺积、肺萎等的论述之中。《难经》中记载："肺之积，名曰息贲。在右胁下，如覆杯，气逆背痛，久则喘咳。"虽然都没有直接提出肺癌的病名和病因病机，但是前辈对于肿块的论述见于很多典籍中，比如，《黄帝内经·素问》中："正气存内，邪不可干。"《热病论》中："邪之所凑，其气必虚"；《火华论》："壮人无积，虚人则有之，脾胃怯弱，气血两虚，四时有感，皆能成积"；《医宗必读》中："积之成者，正气不足而后邪气踞之，正气与邪气势不两立。"《景岳全书》记载："劳咳，声哑，声不能出或喘息气促者，此肺脏败也，必死。"这些均说明了肿瘤的发生与人体正气强弱，脏腑功能虚损，状态有密切的关系，正气虚弱是肿瘤发生的关键环节，影响了疾病的发生、发展、恶化、转归。我的恩师刘嘉湘教授早在20世纪70年代初就提出肺癌是全身性疾病，而肺部肿块是全身性疾病的一个局部表现，通常是全身属虚，局部属实的现象。肺癌的基本病机是正气先虚，邪毒乘虚而入，肺脏失去正常的生理功能，肺气失司，气机不利，由气滞到血瘀、阻塞络脉，津液输布不利，凝结为痰，痰瘀交阻，逐渐形成肺部的肿瘤。肺癌是由虚而得病，因虚而致实，整体属虚，局部属实的病症。正气虚衰是病之本，气滞，痰凝血瘀是病之标。

那么，肺癌如何治疗呢？用中医如何治疗呢？我们从古典医籍中对肺的生理功能说起，"诸气者皆属于肺"，首见于《黄帝内经·素问·五脏生气论》；"肺主一身之气"见于《医门法律》；人身之气禀赋于肺，肺气清肃则周身之气莫不服从而顺行；《太平圣惠方》中记载："肺为四脏之上盖，通行诸脏之精气，气为阳流行脏腑，宣发腠理而气者皆肺之所主"；《黄帝内经》中记载："肺主气，气调则营卫脏腑无所不至。"肺主气，调节肺的出入运动，使全身的气机调畅。肺的另外一个功能是宣肃，宣是宣发和发散之意，气通于肺脏，凡脏腑经络之气皆肺气之所宣；肃是肃降，清肃下降。肺病清虚之体，主于降，以清肃下降为顺，宣发和肃降是气机升降运动的主要运动形式。《黄帝内经·素问·六微旨大论》中："出入废，则神机化灭；升降息，则气立孤危。"从这个方面可以说明肺的宣发肃降和主气功能在人的生命中的重要作用。没有肺的宣发肃降和主气功能则神机化灭。肺为娇脏，肺主皮毛，肺气易伤。因为肺为娇脏，喜润而恶燥，肺体受病，加之各种因素，比如，吸烟、房事不节皆可导致肺阴不足，邪毒瘀肺，久而化热，耗气伤阴，阴虚之症统于肺。既然肺癌是整体属虚，局部属实的病症，那么如何补肺呢，可以用中医基础理论中"培土生金""金水互生"等，但是整个过程中要照顾肺的天性和生理功能才能补肺。刘嘉湘教授在多年的临床实践中通过观察和归纳把肺癌的中医症型分为以下四种。

1.阴虚内热型，主症特点是咳嗽无痰，或痰少而黏，痰中带血，气急，胸痛，口干，盗汗，心烦失眠，舌质红或暗红，少苔或无苔，脉细数，治法是养阴清肺，软坚解毒,用沙参麦冬汤加减,常用的药物有南沙参、北沙参、天冬、麦冬、百合、生地、玄参、鳖甲、桑白皮、瓜蒌皮、川贝母、杏仁、百部等。

2.脾虚痰湿型,主要特点是咳嗽、痰多、胸闷气短、纳少便溏、面色少华、神疲乏力,舌质淡胖有齿痕,苔白腻,脉濡滑。治法是益气健脾,肃肺化痰,处方是六君子汤和导痰汤加减,常用的药物有党参、白术、茯苓、陈皮、半夏、天南星、生薏苡仁、紫苑、款冬、淫羊藿、补骨脂等。

3.气阴两虚型,主要特点是咳嗽少痰或见痰血,咳声低弱,神疲乏力,气短,自汗或盗汗,口干饮不多,舌质淡红或舌质红有齿痕,苔薄脉细弱,治法是益气养阴、清热化痰,处方是四君子汤+沙参麦冬汤加减,常用的药物有生黄芪、太子参、北沙参、南沙参、天冬、麦冬、五味子、杏仁、瓜蒌皮、百部、川贝母等。气阴两虚型也是肺癌里最常见的一个类型,因为肺主气,司呼吸,这是肺的一个生理功能。另外一个是肺为娇脏,恶燥喜润。

4.阴阳两虚型,主要症状是咳嗽气急,重则喘粗,胸闷乏力,耳鸣,腰酸膝软,畏寒肢冷,夜尿频多,口干不欲饮,面色潮红,舌质淡红或淡胖,舌苔薄,脉沉细。治法是滋阴温肾、消肿散结,处方为沙参麦冬汤加减,常用的药物有北沙参、天冬、生地、玄参、熟地、鳖甲、山萸肉、仙茅、淫羊藿、肉苁蓉、巴戟天、补骨脂等。

在肺癌的治疗中,刘嘉湘教授认为扶正和祛邪两者是辨证统一的关系,必须从临床实践出发,灵活使用攻补之法。在扶正的同时,祛邪也是非常重要,痰凝阻滞、热毒瘀滞、气滞血瘀的不同分别采用化痰软坚,清热解毒、理气活血的药物。化痰软坚常用的药物有夏枯草、山慈菇、猫爪草、海藻、昆布等,清热解毒常用的是石上柏、白花蛇舌草,七叶一枝花、半枝莲等,活血化瘀常用的有莪术、丹参、王不留行等,理气常用的有陈皮,瓜蒌皮等,在扶正的基础上根据患者体质的不同选用相应的药物,可取得满意的效果。同时非常注重辨病与辨证相结合,辨证是找靶标的过程。如果辨证正确,没有子弹,这个病最多减轻症状,不会消失。另一个是你对病认识清楚,比如,活血,理气,化痰,清热解毒的药物用得比较多,但是辨证不准确,没有找好靶标,也不会取得好结果。另外,经脉的循行如同一棵参天大树,无根不生,肺经起于中焦,又体现了培土生金的治法,因此,肺癌针灸治疗注重中焦脾胃的穴位和经脉,采用补脾的方法,常收到满意的效果。下面列举两个病案。

病案 1：腺癌

患者男，77 岁，间断右胁部疼痛四个月，2014 年 10 月 27 日于河南省肿瘤医院行 PET-CT 检查发现右上咽后段多发软组织结节代谢增高，考虑恶性可能大；纵隔淋巴结可见多个淋巴结代谢增高，左肺肺门、双侧腋窝淋巴结代谢增高。2014 年 12 月 1 日在河南省肿瘤医院行肺部穿刺，病理提示腺癌，EGFR 基因测定 19 外显子突变，突变为高丰度。考虑患者年龄大，2014 年 12 月到 2015 年 2 月进行六个周期的化疗，疗效评价为 SD。2015 年 3 月 30 日胸部 CT 检查发现患者右位结节变化不大。双肺结节较前增大，左侧股骨头高密度显示不清。患者右胁部疼痛一直未减轻。后来我院行针灸治疗，取足三里、中脘、阳陵泉等穴位，治疗后胁部疼痛减轻。2015 年 4 月开始中药治疗，中药包括生黄芪、北沙参、麦冬、天冬、桔梗、山慈菇、葫芦巴、白花蛇舌草、石上柏、女贞子、夏枯草、鸡内金、生牡蛎、贝母、鱼腥草、淮山药、生薏苡仁等，鉴于患者化疗不明显，让患者口服易瑞沙靶向治疗。2015 年 5 月投靠亲戚，期间行 PET-CT 示：虽然对比度有限，但局部无明显增强，建议复查，现患者主要症状为口干，鼻出血，上胸部有皮疹，舌质暗红苔净。调整处方：南沙参、北沙参、天冬、女贞子、桔梗、贝母、鱼腥草、白英、龙葵、夏枯草、怀山药、葫芦巴、鸡内金、八月札。2016 年 7 月行 PET-CT 提示双肺干净，无病灶。

病案 2：肺腺癌

一同学母亲，50 多岁，肺腺癌，八次化疗后出现脑转移，后口服易瑞沙治疗，两个月后疗效评价为 PD，2016 年 1 月出现昏迷，并未入院，在农村家中休养，同学找到我，查看患者：神志不清，呼之不应，双目无神，不能进食，大小便失禁，舌质暗红苔少，脉细。辨证为心阳虚，瘀血阻滞，痰浊蒙蔽清窍。治以益气养阴，化痰开窍通络为主，处方：生黄芪、北沙参、天冬、山慈菇、山楂、杏仁、桔梗、贝母、淫羊藿、鱼腥草，加各 1 克的蜈蚣、蝎子研粉冲服。生黄芪益气脱毒，北沙参、天冬养阴生津润肺，杏仁桔梗宣讲肺气，符合肺脏的生理功能，贝母润肺化痰散结，淫羊藿补肾以壮元阳，鱼腥草清肺化痈，山慈菇化痰软坚，山楂消食和胃，蜈蚣、蝎子通络开窍。服用 16 剂后，家人回报患者精神好转，可以开口讲话，可以在床上轻微的活动。

互动问答

问题 1：关于扶正方面，是如何掌握尺度，既能扶正又能不助肿瘤增生？

答：不同的肿瘤生长在不同的脏腑，一方面是根据这个脏腑的生理功能的特点，扶助脏腑的正气，另外是根据患者的年龄，身体等进行辨证论治；另一方面是驱邪，与扶正是辨证统一的，不论是扶正还是驱邪，都要根据脏腑的生理功能和特点进行辨证论治。

▶▶▶ **作者简介** ────────

张怀宝，中医学博士研究生，师从我国著名中医学家、"扶正抗癌"首倡者刘嘉湘教授。博士毕业后，在河南省肿瘤医院工作，单纯运用中药和针灸治疗恶性肿瘤，效果明显。世界中医药联合会肿瘤经方委员会委员、世界中医药联合会肿瘤外治委员会理事。主编《肿瘤相关病症外治手册》、发表 SCI 论文 1 篇。

保肺抑纤汤治疗肺癌放射性肺损伤的体会

◆ 张永康

保肺抑纤汤为全国名老中医原明忠老先生的经验方加减而成，以扶正化痰抑纤为基本大法，临床常加减化裁用于放射性肺损伤的预防和治疗。现将其作用机理分析如下，以飨同道。

一、放射性肺损伤之中西医认识

放射疗法是现代医学治疗肿瘤的主流手段之一，可在一定程度上改善患者症状，延长其寿命，然而放射线在杀死肿瘤细胞的同时亦会对正常组织产生影响。例如，肺癌患者在长期接受放疗后会造成放射性肺损伤。通常来讲，放射性肺损伤包括早期放射性肺炎和后期放射性肺纤维化，主要表现为咳嗽、咳痰、气短、胸闷、胸痛，甚者可见呼吸困难、低热、消瘦乏力等症，多数患者于放射治疗后1个月至2年内出现症状，其中肺纤维化为不可逆肺损伤，因此，预防较治疗更显重要。中医从古自有"上工治未病"之说，历来强调未病先防，保肺抑纤汤即可防病于未然。

中医学将放射性肺损伤归为"肺痿""肺痹""咳嗽"等范畴。《金匮要略·肺痿肺痈咳嗽上气病》[1]提及："寸口脉数，其人咳，口中反有浊唾涎沫者，……为肺痿之病"。寸口脉数提示热在上焦，耗伤津液，发为肺痿，其总病机为本虚标实。放射性肺损伤病位在肺，其病因为肿瘤消耗合并放疗之损伤。放射线可视为热毒之邪，肺为娇脏，五脏六腑之华盖，热毒侵袭，首先犯肺，肺热壅盛，炼液为痰，导致痰热互结，日久可伤津耗气，终呈气阴两伤，痰浊热毒内阻之证。肺失宣发肃降，可见咳嗽、气短；肺为贮痰之器，肺热内盛可见咳吐黄痰、脓痰；热灼肺络、迫血妄行可见痰中带血；后期气阴两伤可见咽干口燥，潮热盗汗等症；痰浊内结，气机阻滞，血行不畅，脉络不通最终形成肺痿，可见呼吸困难，甚至呼吸衰竭而死亡。治疗以驱邪为主，同时兼顾肺气为基本原则，常采用清热化痰、散结消痈、养阴润肺、益气活血等方法。《黄帝内·经素问·痿论》[2]："故肺热叶焦，则皮毛虚弱急薄，著则生痿躄也。……五脏因肺热叶焦，发为痿躄。"道出痿证之病机为肺热叶焦，此处与肺痿有相似之处。心肺同居胸中，放疗常可累及于心，多见心肺气虚，故在治疗时亦当兼顾。在防治放射性肺损伤时还需调补脾胃，使肺体得养，肺痿得愈，取培土生金之意。

二、保肺抑纤汤之源流

保肺抑纤汤由保肺汤加减化裁而成。保肺汤[3]源自《医宗金鉴》卷四十，原方由白及、薏苡仁、贝母、金银花、陈皮、苦桔梗、苦葶苈、甘草节组成，用于治疗肺痈，咳吐脓痰。原明忠老先生擅用保肺汤加减治疗各类型肺癌急性咳嗽期，他认为[4]癌病的形成多以正虚为本，瘀毒为标，治疗注重驱邪为主，邪去则正自安。原明忠学术经验继承人张永康主任医师，北京中医药大学中医临床特聘专家，在治疗肿瘤方面亦有一些个人见解。结合自身临床经验，据临证观察，审病求因，在原老用保肺汤基础上加养阴润肺、益气活血之品，自拟保肺抑纤汤用于放疗前后的预防和治疗，尤其对肺癌放疗后气阴两虚、痰热互结证的急性期疗效甚佳。其主要组成及用量为：薏苡仁 10～20 克、浙贝 10～15 克、桔梗 10～15 克、葶苈子 6～10 克、金银花 20～30 克、紫草 10～15 克、百合 30 克、郁金 10～15 克、沙参 20～30 克、元参 20～30 克、胆星 6～10 克、竹茹 10～15 克、黄芪 20～30 克、山茱萸 6～10 克、甘草 6～10 克。

三、保肺抑纤汤之特点

从整体来讲，此方标本兼顾，攻补兼施，清热化痰消瘀散结保其肺，加益气养阴收涩之品以抗纤，使外邪得祛，肺气得固，故以保肺抑纤汤得名。《黄帝内经·素问·标本病传论》[2]曾述："知标本者，万举万当，不知标本，是谓妄行"。运用此方需首辨标本缓急，依据"急则治其标"原则遣方选药，同时以保祛邪而不伤正。保肺抑纤汤属标本同治之方药，乃保肺汤治肺癌之延续，临床加减可治肺癌放疗后之肺损伤。

从配伍来讲，方中薏苡仁甘淡凉，归脾、胃、肺经。《本草纲目》[5]有云："薏苡仁阳明药也，能健脾益胃。虚则补其母，故肺痿、肺痈用之"，既可清肺肠之热，排脓消痈以示"肺与大肠相表里"之意，又能健脾利湿以达"补土生金"脾肺同补之效；浙贝苦寒，《本草正》言其"最降痰气，善开郁结"，可治肺痈肺痿，咳喘；桔梗开宣肺气，祛痰排脓；葶苈子性寒清热，苦降辛散，专泻肺中水饮痰火而平喘咳，四药合用，气雄力专，使邪气速溃；金银花、紫草清热解毒凉血以防渗出；胆星、竹茹化痰清热以防痰凝；百合、沙参、元参养阴润肺以防津伤；肿瘤日久必气虚血瘀[6]，故加郁金活血行气，气机调畅而痰瘀尽消；山茱萸补肾益肺，金水相生，肾精充则肺气旺，且黄芪补肺健脾，两药合用，一阳一阴，相互为用，补益更强；甘草清热解毒，调和诸药，合桔梗利咽止咳，合山茱萸酸甘化阴以益肾润肺。

临床观察表明，保肺抑纤汤可提高肺癌放射治疗患者血浆 IFN-γ 水平，同时降低 IL-4 和 IL-13 水平，具有一定的抗辐射功效，通过比较，治疗组放射性肺损伤发生率低于对照组[7]。其中薏苡仁的有效成分薏苡仁油可提高人体免疫力，抑制肿瘤细胞生长[8]；桔梗不仅可祛痰，且具良好的抗肺癌作用[9]；葶苈子单用即能保护肺损伤、减轻肺水肿[10]；紫草提取物紫草素可防止肿瘤侵袭和转移，抑制癌细胞增殖，诱导细胞凋亡[11]。全方既增强免疫，又协调抗肿瘤，是一种新型多靶点抗肿瘤药。

四、保肺抑纤汤之临床化裁

气喘明显者加生脉饮，肺为清虚之体，以气津为本，尤其肺部肿瘤患者，久咳肺气必虚，故加党参、麦冬、五味子益气养阴、收敛肺气；痰中带血者加三七、红景天，三七散瘀止血、消肿定痛，红景天补气清肺、收涩止血、散瘀消肿，《本草纲目》[5]记载"红景天，本经上品，祛邪恶气，补诸不足"是"已知补益药中所罕见"；痰黏难咯者加天竺黄、瓜蒌清热涤痰；口干咽燥甚者加葛根、天花粉润肺生津；盗汗者加浮小麦、牡蛎收敛止汗；大便秘结者加大黄、火麻仁、生槟榔，腑气得通，肺气得畅，放射性肺损伤属正虚，应用时中病即止[12]。

五、验案举隅

邹某，男，57 岁，2014 年 3 月 14 日初诊。

肺癌放疗 3 个月后，咳嗽、咯少量红黄稠痰，咳时胸痛，口干，纳差，形消疲乏，大便干，2 日 1 行，舌质稍暗苔黄厚，脉沉细滑数，右寸虚微无力。胸部 X 线：右肺门区弥漫性高密度阴影，周围斑片影形成。西医诊断为放射性肺炎。中医诊为肺痿，证属痰热内蕴，肺气亏虚证。方以保肺抑纤汤加减治之，嘱其戒烟酒，清淡饮食。组成：薏苡仁 20 克、浙贝 10 克、桔梗 15 克、葶苈子 10 克、金银花 20 克、紫草 10 克、百合 30 克、郁金 10 克、沙参 20 克、黄芪 20 克、山茱萸 10 克、葛根 20 克、红景天 10 克、生槟榔 10 克、神曲 10 克、甘草 10 克。6 剂水煎服，日 2 次。

2014 年 3 月 22 日二诊，咳嗽，血痰减少，余证好转。效不更方，3 月 14 日方加三七 10 克，继服 12 剂。

2014 年 4 月 6 日三诊，患者精神食欲可，已无血痰，诸症好转，舌暗苔白，脉沉细。3 月 14 日方去槟榔，加茯苓 20 克、党参 15 克，再进 12 剂。随访半年，患者病情平稳，复查胸片未见肺纤维化形成。

按：患者肺癌放疗后，胸片提示放射性肺炎，辨为痰热肺虚之肺痿，以保肺抑纤汤为主方，结合兼证加减而用。二诊加用三七，以加强活血止血之功；三诊诸症好转，久病体虚，故去苦泄之槟榔，加茯苓、党参健脾益气以扶正。服药治疗 1 个月后，症状显著改善，且无进一步纤维化进展。针对此类患者，应清热化痰治其标，益气养阴固其本 [12]，辨证施治，屡获奇效。

参考文献

[1] 王久远 . 金匮要略使用手册 [M]. 北京：中国中医药出版社，201：20.

[2] 南京中医药大学编著 . 黄帝内经素问译释 [M]. 上海科学技术出版社，2009：318，393，517.

[3] 清·吴谦 . 医宗金鉴 [M]. 北京：人民卫生出版社，2006：1501.

[4] 张鹏鹏，王素君 . 原明忠论治肿瘤病经验撷要 [J]. 山西中医，2012，28（12）：5-6.

[5] 明·李时珍 . 本草纲目 [M]. 北京：人民卫生出版社，2005：1562，2203.

[6] 张鹏鹏，王素君 . 原明忠论治肿瘤病经验撷要 [J]. 山西中医，2012，28（12）：5-6.

[7] 任晋进，张弓，张永康. 保肺抑纤汤抑制放射性肺损伤的临床研究 [J]. 中国药物与临床，2016，16（2）：178-180.

[8] 张明发，沈雅琴. 薏苡仁油抗肺癌药理研究进展 [J]. 世界中医药，2012，07（01）：87-89.

[9] 李婷，徐文珊，李西文等. 中药桔梗的现代药理研究进展 [J]. 中药药理与临床，2013，29（02）：205-208+23.

[10] 马梅芳，李洁. 葶苈子对 S180 荷瘤小鼠动物模型的影响 [J]. 中华中医药学刊，2014，32（1）：157-158.

[11] 詹志来，胡峻，刘谈等. 紫草化学成分与药理活性研究进展 [J]. 中国中药杂志，2015，40（21）：4127-4135.

[12] 廉滋鑫，任晋进，张永康等，保肺抑纤汤防治肺癌放射性肺损伤经验 [J]. 中医文献杂志，2017，35（5），66-68.

▶▶ **作者简介**

张永康，主任医师，省优专家，硕士研究生导师，山西省人民医院中医康复特需党支部书记，中医科主任。全国名老中医原明忠学术经验继承人，第六批全国老中医药专家学术经验继承指导老师，第三批全国优秀中医临床人才。 山西省"三晋英才"高端领军人才，山西省学术技术带头人，山西省老中医药专家学术经验继承指导老师。国家中医药管理局全国名老中医原明忠传承工作室负责人、国家中医药管理局中医药文化科普巡讲团巡讲专家，国家健康科普专家，世中联肿瘤经方研究专业委员会常务理事。善治内科、妇科病，对心肺病、发热及术后发热、肿瘤、疑难病有较丰富的经验。

精准医疗背景下的易瑞沙的
西药中药化探讨

◆ 王俊峰

我们首先谈谈精准医疗的背景：目前在国内的各种学术、研讨会上，专家们纷纷呼吁，我们的医学需要从循证医学向精准医学转变。那精准医疗到底是个什么概念呢？简单地说，精准医疗就是先创建一个庞大的患者医学数据信息库，研究人员通过研究分析、比对患者的信息与数据库里的信息，进一步了解疾病的根本原因，从而开发治疗针对特定患者、特定疾病基因突变的靶向药物。精准医疗由个性化医疗的概念进化而来，所以，它对医药领域的革命首先是观念上的，根据精准医疗的概念，未来的药物将针对每一个体或一小群人进行定制，原来那种一种或一类药物大批量的生产和患一种病以后所有人都服用一种药的局面将逐渐被淘汰。人们可能会感到奇怪，以前的阿司匹林及类固醇药物、抗生素都已经被世界公认防治心脏病、哮喘、鼻窦炎，那么为何它们的实际疗效却如此不尽人意，很多人不仅服药无效，反而深受药品不良反应之害？实际上就是因为基因、环境和生活方式的不同。很多人的疾病痊愈未必是药物的功劳，而是靠机体的自我修复，也就是说很多药物是人类不需要的，因为不是精准用药，对治疗疾病无效，可以说精准医疗计划的实施，也就意味着精准研发和使用药物时代的到来。

再来看基因靶向治疗的前景。生物基因靶向治疗是一种具有突破性意义的靶向性生物基因治疗方法，是继手术、放疗和化疗后发展的第四类癌症的治疗方法。通过激发机体的免疫反应来对抗、抑制和杀灭癌细胞，这一划时代的治疗方法将大大减少患者在治疗中的不良反应、减轻痛苦，提高生活质量，使生命得以有效的延长。临床试验也证明基因治疗的疗效高于单纯的放疗、化疗，是它们疗效的三倍。与传统的化疗药物相比，此类药物具有独特的特点，如集中作用于肿瘤组织细胞或基因，选择性杀灭肿瘤细胞，但对正常组织细胞损伤较小，低不良反应，能明显延长患者的疾病无进展期等。

在以上背景下，什么又是西药中药化呢？以中医药理论为指导，以中药药性和功效为指标，来研究现在使用的西药，使之具有中药的理论、特性和功效内容，从而不仅能为西医使用，也能被中医按中医药理论来使用，西药和中药的作用对象都是人，用来防治人的疾病，这是西药中药化的生物活性基础，也可称疗效一致性的基础，比如，大家所熟知的激素类可的松，人们已经从临床注意到它对肾阳虚患者效果较好，对肾阴虚的患者效果就不理想，这说明它具有补肾阳的功效。再如阿托品，患者服药后表现为颜面红赤、热感、口干等，这正是中医药学热性方面的中药特性，这说明有的西药在广泛临床基础上已开始暴露出某些中药的特性和功效。西医学习中医是西药中药化研究的人才基础，从中医来讲，现在的西药中药化研究中互相协作、共同研究是可以大有作为的。西药中药化的研究方向要围绕一些临床疗效来进行，接下来是关于西药中药化的一些内容。

一、易瑞沙西药中药化探讨

之前我们也关注过阿司匹林、阿托品、氨茶碱、抗生素这类的西药中药化问题，也有很多的文章发表于期刊，我也写了其中的氨茶碱的问题。我在临床上也长期关注易瑞沙，它的化学名叫吉非替尼，是世界五百强英国阿斯利康公司生产的，2002 年上市，全球有将近 91 个国家批准，它适用于治疗既往接受过化学治疗的局部晚期或转移性非小细胞肺癌。易瑞沙总体耐受性较好，大部分不良事件均为轻度，无需要处理，有超过 10% 的受试者报告不良反应：皮疹占 44%，皮肤瘙痒占 15.7%，腹泻占 11.3%。我们大家都知道，腺上皮细胞恶性肿瘤，即非小细胞癌，多见于肺、大肠、乳腺、腮腺、唾液腺等腺体分布广泛的部位，因其病程较长，发展较快，呈高度浸润和破坏性生长，以侵犯血管和淋巴管壁，而较早的出现血行、淋巴的转移，多失去了手术的机会，基因靶向治疗成为针对腺癌的重要手段。易瑞沙作为新生代抗肿瘤药物，为腺癌患者带来了希望，但单一的靶向治疗也经常出现肿瘤细胞耐受，复发反弹以及人体不良反应等诸多问题，单凭现代医学手段，仍不能完全解决，因此，我们尝试把易瑞沙按照中药的属性加以归类，使其成为新的中药，在中医辨证论治的理论指导下与各类中药配伍使用，去其不足而增其有益，或可取得更好的效果。

二、腺上皮细胞恶性肿瘤的临床表现

腺上皮细胞恶性肿瘤可发生于身体任何一处有腺体分布广泛的区域，为突出要点，便于归纳，我们还是以最常见的肺腺癌和大肠腺癌为例来加以说明。

肺腺癌属于非小细胞癌，多发生于女性及不吸烟者，癌细胞转移快，临床常见咳嗽、咳痰、咯血、低热、胸痛、气闷等症状，后期由于腺癌细胞转移增生压迫喉神经可出现声音嘶哑，侵蚀胸壁可发生肩背疼痛，侵犯胸膜可造成胸腔积液，压迫上腔静脉又可引起上腔静脉阻塞综合征等一系列转移症状。临床上大肠腺癌起病隐匿，早期仅见粪便隐血呈阳性，由于肿瘤细胞增生转移，逐步发展为血便、黏液脓血便，因肿块阻塞可见大便性状改变，甚至出现肠道梗阻，并伴有腹痛、腹胀、消瘦、贫血和周身疼痛等症状。

三、腺癌表现对易瑞沙的西药中药化的意义

熟悉了腺癌的表现对我们进一步探讨易瑞沙的西药中药化非常有意义。

我们先来看一下易瑞沙西药中药化的药性理论方面。腺癌的病程短，转移快，变化多，遍及周身，症状不一，这些与我们中医的风邪善行而数变的理论不谋而合。而且腺癌大多起病隐匿，不易察觉，有阴从之意。所以我认为腺癌多由风邪走窜而起，加之起病阴从，应该属于阴风内动。因中药的性能是中药作用的基本性质和特征的高度概括，那我们根据中药以偏纠偏的原则，可以认为易瑞沙乃治风之药，其性属阳，药力走而不守，专主一脏。四性方面，长期服用易瑞沙容易引起溃疡、咽痛、皮疹、瘙痒等人体不良反应，这些症状与中医风热犯表之表现基本相同，故可以初步推断其性属热。腺癌患者因腺上皮细胞恶性肿瘤增生导致腺体分泌异常增多，而常见咳嗽，痰多，胸水、腹胀、黏液便、水肿等一系列痰湿壅盛的症状，仲景《金匮要略》云："病痰饮者，当以温药和之"，也可以推断，其性属温热。从现代医学的角度讲，易瑞沙能竞

争性的抑制肿瘤细胞内表皮生长因子受体对于人体 ATP 的摄取，阻断了表皮生长因子受体的激酶活性，从而减少了肿瘤细胞对人体 ATP 的消耗，使人体能保留更多产生能量的 ATP，推断其性也为阳热。在五味方面，根据药物的作用和滋味来推定，易瑞沙上畅下达，上可化痰理气止咳，下可行水通便消肿，入阴又可行气活血以消积，出阳又可宽中消痞除腹胀，表里内外无处不行，无所不达。以我们的辛味药能行能散特点相合，故可认为其味有辛。又可缓解腺癌患者因腺体分泌异常增多而出现的咳痰量大，黏液便，胸腹水等一系列的痰湿壅盛症状，味苦能燥湿，故认为其味有苦。综上，我们可以认为易瑞沙味乃辛、苦之中药。谈过了四性五味，我们来谈归经。中药的归经是以脏腑经络理论为基础，以所致病症为依据而确定，易瑞沙可以治疗肺腺癌和大肠腺癌，故可把它纳入肺经和大肠经。易瑞沙又为风药，而肝木之气为风，同气相求，易瑞沙当入肝经，还能抑制杀灭腺癌细胞，减轻其对血管壁的破坏而引起的出血症状，增强心主血脉的功能，又可认为其入心经；易瑞沙也可缓解肿瘤增生引起的腹胀、气闷等脾虚不运的症状，一定程度上增加患者的食欲，故可入脾经、胃经。腺癌细胞容易转移周身，流注内外，易瑞沙之药力也必须能够上畅下达，内外可及。而三焦为人一身上下气体之通道，故可认为也可入三焦经，我们概括认为：易瑞沙就可以入肺、心、肝、脾、大肠、胃、三焦诸经。升降浮沉方面，易瑞沙性热、味辛苦，辛能散，行气消积，散结化瘀，由内达外，其气在上而主升，苦能燥湿，其性主降，然燥湿可治湿邪之壅滞下垂，使腺癌患者里急后重的症状得以缓解，故其味虽苦，但其功在升，降中寓升，以升为主，长期服用易瑞沙的患者可出现皮疹、瘙痒、溃疡、咽痛等火热外感的症状，也可验证其气主升。

我们再来看看易瑞沙的临床功效。主要有三点：温阳、散结、止血。肿瘤形成的时候，大多可在病灶部位发现肿块，《黄帝内经》云："阳化气，阴成形"。腺癌肿块是由阴风生于体内，与人体气血、痰湿相搏结形成的有形阴邪，而且腺体分泌异常增多，而表现出的痰湿壅盛症状也可佐证其肿块为痰湿、阴结。由于腺癌细胞浸润增生，侵蚀血管，使血管壁破裂出血，故后期也可见到出血症状，此为痰湿瘀结阻滞脉道，血不行经、溢出脉外而致出血。根据中药以偏纠偏的原理，治阴病当以阳药，易瑞沙性苦辛热之品，可温散肿瘤之痰湿、阴盛、积聚，从而消除肿块瘀结。对血脉之阻滞，使瘀结得去，血脉得通。循行脉内。我们也发现，一般的肿瘤其有低热症状，既然为阴邪，其热何来？清代尤在泾在《伤寒贯珠集》中指出："积阴之下，必有伏阳"，那我们就可以认为，腺癌患者的发热乃痰湿、阴邪蕴久而化热，只需温散包块肿结，使痰湿得清，则温热自除。我们概括为：行气、化痰、止痛，恶性肿瘤患者后期会因肿瘤细胞浸润增生压迫神经而引起不同程度的疼痛，疑为肿瘤细胞增生、转移，使痰湿、阴邪遍布周身，阻滞人体气血、经络，血脉不通，经脉不行，气血不布，不通则痛，不荣也痛，肿瘤晚期之气血不通原因大致有二：一则脏腑功能失调，全身气机紊乱，无力推动气血的运行；二则肿瘤细胞增生转移，形成痰湿、瘀结的阻滞，气机不通。腺癌患者出现的腹胀、胸闷。肺腺癌患者可吐大量痰液，大肠腺癌的黏液脓血便，也可佐证此是气机不畅、痰湿壅盛，易瑞沙辛散能行推动气机运行，使气行则水行，水行则湿化，湿化则痰消，因易瑞沙气味有苦，苦能燥湿，增强了化痰之力，从而缓解了痰湿壅盛，当痰饮得消，又可进一步推动气机运行，使气行则血行，血行则经脉皆通，通则不痛，通则能荣，荣亦不痛，所以疼痛症状可以得到缓解，我们概括一下它的临床上的辨证施治。易瑞沙既然按中药的属性加以归类，使之成为现代医疗技术下的新的中药，那让其在中医辨证施治的理论指导下，以全新的视角和方式来运用于临床腺癌的治疗，或许可取得较好的疗效。

四、临床使用易瑞沙辨证施治的注意事项

易瑞沙为风药，以升散为主，与肝木之风气相合，因使肝木之气偏盛，且易瑞沙行气而不补气，破气之力太过，易使脾土不固，如此肝盛而脾虚，木乘土位，肝脾不和，容易导致腹痛、腹泻，故易瑞沙临床使用过程中应注意配合柔肝缓急和健脾益气类的中药，佐加四逆散和四君子汤等汤剂。易瑞沙行气之力太过，行气则耗气，让人产生疲劳乏力的症状，使人体已虚之正气更加虚弱，故应佐加补气药以防耗散太过。易瑞沙乃性味辛热、辛苦之药，温阳之力太过，火热外达，上灼咽喉口腔，可见咽痛、溃疡等上火症状，可佐加辛清散火之药，如柴胡、银翘等。易瑞沙温热之力入于血分，可灼血中之津液，使血热而黏稠，导致血热出血，此时我们可佐加凉血行血之品，如牡丹皮、赤芍等，易瑞沙阳热升散之风药，升散太过，引动肝风，风气夹药，使热力达于体表，有皮疹、

瘙痒等风热郁表之症状，临证可配伍疏风散热之药和柔肝熄风之品，如蝉蜕、白芍等。

易瑞沙作为表皮生长因子受体的突变型的一线治疗药物，对非小细胞癌治疗还是显著的，但在服用一段时间后，会有较严重的抗药性产生，效果较起初不到一半，临床研究发现，在服用易瑞沙同时，服用我们的中药或中成药，能够较好的减少机体的抗药性，与药物起协同作用。近日，我们中美科研人员在基因测序领域的合作再次取得重要突破，针对第三代基因测序，硬件错误率高达 15%～40%，该团队合作研发了一套新算法，用新算法设计的软件所取得的结果错误率低于 0.5%，同时还可节省测序时间和内存达 80%，相信精准医疗与中医辨证个体化的不断结合，必将为人类的健康事业带来巨大的变革，有位先哲说过，如果西医注重基因治疗，阐明治病必求于本的阴阳理念，将达到医学领域的巅峰，随着现代医学模式的转变，西医治疗肿瘤开始逐渐重视患者的生存状态，提出了个体化的医疗观点，所以，这与中医辨证论的观点不谋而合，个体化医疗到个体化方案，具有广大的潜在的医学应用前景。

五、病例介绍

患者龙某，女，77 岁。2019 年 3 月 25 日确诊右肺腺癌伴双肺转移，未行化疗，给予经皮肺穿刺病检确诊，基因靶向检测未见基因突变，患者自行服用易瑞沙 250 毫克，每日一次，服药后出现皮疹和腹泻等反应，给予对症处理后，病情相对稳定，平素阵发性咳嗽，少痰，无痰中带血及胸痛，食纳可，体重无下降。一个月后在我处门诊给予中医辨证施治。初诊：神清神可，时有自汗，口干，舌质黯红，苔薄少，脉细。考虑患者肺癌晚期，针对靶向药物导致的气阴不足，选用焦络理论指导下的中和柴萸汤长期随症加减服用。3 个月后再次复查胸部 CT 提示右肺病灶较前明显缩小，双肺转移灶部分消失。说明中西医联合治疗有效，继续该方案治疗，目前患者继续治疗中，密切关注胸部 CT 及基因检测复查情况。

按语：

腺癌细胞容易转移周身，流注内外，易瑞沙之药力能够上畅下达，内外可及。而三焦为人一身上下气体之通道，因此认为易瑞沙可入肺、心、肝、脾、大肠、胃、三焦诸经。《难经》曰："三焦者，原气之别使也，主通行三气，经历五脏六腑"，《中藏经》言："三焦者，人之三元之气也，号曰中清之府，总领五脏六腑、营卫、经络、内外、左右、上下之气也。三焦通，则内外左右上下皆通也，其于周身灌体，和内调外，营左养右，导上宣下，莫过于此也。"清代唐宗海《中西汇通医经精义》："三焦通于肾，三焦之根出于肾中；少阳者，水中之阳，是为相火，属肾者，属于肾中命门也；少阳三焦，下连属于肾，上连属于肺，肾肺相悬，全赖少阳三焦以联属之。手少阳三焦，足少阳胆，同司相火，命门为相火之根，三焦根于命门，故司相火而属于肾。"

三焦，玄府，经络三者具有颇多交叉之处，同中有异，异中有同，相互联系，相互影响。笔者认为三焦不通、肾水不足、玄络闭塞是百病之源，融合医门八法、六经辨证、圆运动，吴鞠通的三焦辨证体系、吴以岭院士的络病理论，熟读深思，提出通三焦、补肾水、开玄络的治疗大法，首次形成了临床疗效独特的焦络理论，通三焦营卫气血，调周身脏腑阴阳，创立中和柴萸方，在柴胡、山茱萸、桂枝、芍药、地黄、黄柏、白术、炙甘草 8 味相对固定药物基础上随症加减，治疗全科疾病。

方中柴胡苦平，归肝、胆经，可和解少阳半表半里，疏肝解郁退热，升阳举陷。而柴胡与炙甘草的搭配为小柴胡汤各种治疗方加减中唯一保持不变的两种药味，是小柴胡汤的基本框架，其余药物皆为按症而设，小柴胡汤为和解少阳经典方，三焦经亦为少阳，如此可通三焦水道，和解表里。山茱萸酸、涩，微温，归肝、肾经，可补益肝肾，补足肝肾阴水，使肾水充足，滋水涵木，肝升肺降，相得益彰。且三焦通于肾，肾水充足，三焦得通，一身气机升降有序，肺气得舒。又有金水相生，肾水足则肺气宣降恢复如常，气机和畅。柴萸合用，一散一补，使散不伤正，补不留邪，则三焦通利，疾病得愈。桂枝，芍药合用，是桂枝汤调和营卫之基础框架，可调和脏腑，阴阳，营卫气血。以上诸药之用，通补兼施，三焦同治，脏腑通调，血气畅达，以致中和，诸病乃愈。

传承精华，守正创新，中西并重，造福百姓。

▶▶▶ **作者简介**

王俊峰，男，1993年毕业于四川泸州医学院中医系，教授，主任中医师，硕士研究生导师，西南医科大学附属中医医院呼吸内科副主任，西医诊断学教研室主任，第三批全国中医优秀临床人才，国际中和医派学术传人，全国名老中医药专家祝之友传承工作室弟子，四川省中西医结合学会，泸州市医学会呼吸学会及感染病学会委员，西南医科大学司法鉴定中心会诊专家，世界中医药学会联合会肿瘤经方治疗研究专委会常务理事，中国中医药促进会疑难杂症分会常务理事，中国中医药现代远程教育杂志社呼吸专科编委会副主任委员，中国医药新闻信息协会中医药临床分会副主任委员，泸州市创新创业导师，第六届酒城讲坛讲师。从事临床医教研27年。

精准时代肿瘤的中医辨证论治

◆ 朱尧武

一、关于"辨证论治"

关于"辨证论治"，困扰我的问题有 3 个方面。

第一个方面，为什么辨证论治成了中医最主要的处理疾病方法，而不是辨病论治。

我认为，这就像古希腊的哲学家，曾就"存在与变化"的对立发生争论一样，也就是说，究竟"存在"是根本真实的，还是"变化"是根本真实的？比如，泰勒斯就说："水是本源"，而赫拉克利特却说："火是本源"。水强调的是"存在"，火强调的是"变化"。我认为这有助于体会中国哲学以及中医"气一元论"高于西方本原论以及本体论的精妙所在。

辨病论治强调的是"存在"，是"不变"，是病，或者说是疾病的本质，如果本质变了，也就不再是这个病了。而辨证论治强调的是"变化"。

第二个方面，辨证论治的合理性，或者说真理性，也或者说科学性，我思考的结论是：中医是科学的。我的根据来源于康德关于科学的论述，即理性加诸于经验对象。

我觉得中医完全符合康德关于科学的论述。所谓的理性，就是中医概念的逻辑运用；所谓的经验对象，就是望闻问切的四诊材料以及我们所处理的一个个临床的客观问题。

第三个方面，如何将现代医学的进步融入辨证论治中去，特别是现在进入到精准时代，中医不可能无视信号通路、基因蛋白，靶向药物等现代医学的成就。

二、辨证论治能不能治疗肿瘤？

我先引用一个古代的案例，来看看辨证论治能不能治疗肿瘤。这个案例是清代医家蒋宝素先生《问斋医案》中的一则乳腺癌病例，蒋先生称之为"翻花石榴"（从临床表现及预后转归看，本病例乳腺癌的可能性非常大），中医肿瘤内科的很多同道都知道这个案例。

蒋宝素先生是我的同乡，镇江人，在苏北一带行医，声望卓著，是"淮扬九仙"之一，也是后世医家评价为"清朝十四名医"之一。1993年纪念蒋先生的研讨会在镇江召开，镇江市中医院为蒋先生立了一个碑。

古人治疗乳岩，有芳香开郁、清凉泻火、补益气血三法，并认为乳岩应属内科，单从局部外敷用药无效。

蒋先生初诊：乳房肿块，破溃，流脓血。原文中说，"遍考前贤诸论，都说不治，勉强以香贝养荣汤加减，尽其心力"，就是八珍汤加香附、川贝母。从蒋先生的记录及语气看，显然是信心不足。

二诊：八珍汤去川芎甘草，加了女贞、旱莲、玉竹、阿胶，重用养阴。原文中说："尽其人力，以挨天命"，看起来仍然信心不足。

三诊：从三诊病案来看："脉来软数而实，证情危如朝露"，就像早晨的露珠一样，看起来一诊二诊处方，显然没有收到效果，病情已经恶化。三诊遂改用"血肉有情之品，静养真阴"，如犀角、龟板、珍珠粉、当归、白芍、生地、阿胶等，共服一百多剂，把"危如朝露"的患者，也就是早晨的露珠，维持了三个多月，虽然"岩势未见效机"，也就是乳房上的肿瘤没有改善，但是在医案中找不到描写恶化的字句。我觉得这已经相当了不起了。

四诊：案语中说："幻想乳房中的肿块，就像男人的睾丸一样，乳岩溃流脓血，就像男人的囊痈一样，就是阴囊的痈疡，值此药力，养精蓄锐日久，正可一战，以奏奇功。"所以急转直下，改用龙胆泻肝，大获效机。案语中说："连进龙胆泻肝加味，高耸之岩渐颓，深潜之穴渐满，寐食俱安，二便通调，六脉和缓，五善悉具，七恶全无。"

五诊：再用归脾汤加减，调理收功。

从这个病例，可以了解蒋先生对于乳岩成因的看法，是在于"火盛"，火的来由是"阴亏"，所以开始就偏重于养阴以制火。一诊处方用八珍汤加香附川贝，二诊处方更重用养阴药，三诊用血肉有情之品，也在于"静养真阴"。三方内容虽然不同，但"养阴以制火"的目的则是一致的。

最后他在"幻想"中有了新的想法，打破了"阴亏"的成见，从"阴亏火盛"的看法，转移到"肝火"上面，改用泻"肝火"的方法，敢想敢做，收到疗效。

蒋先生在这个病例的治疗过程中，对于乳岩的治疗是摸到了一些线索，他不但有了新的认识，而且在方案中创造出新的理论，也就是"肝火"。

在他的医案中，除本例外，后面还有一个乳岩病例，根据医案中的记录，他改变了乳岩由于"阴亏"的看法，认为是由于"戾气"所造成的。这种"戾气"，并不是吴又可《温疫论》所说的天地间的"戾气"，而是脏腑的"乖戾之气"。以往的经典著作中没有。

要化解这种"戾气"，来治疗乳岩这样的恶性疾病，他领悟到只有应用"异类有情之品，化其脏腑生岩之戾气"，他根据上一病例的治疗经验，创设"异类有情丹"，包括珍珠粉、牛黄、丹砂、犀角、琥珀、象牙、玳瑁等。

蒋先生对于乳岩的认识，在病因方面，先主张是"火盛"，最后领悟到是"脏腑乖戾之气"，这是新的创见。在治疗方面，由壮水制火转变到清泻肝火，得到满意疗效，并且创立"异类有情丹"来化解形成肿瘤的脏腑戾气。

今天来看，假如蒋先生活到现在，那么我们可以这样说，或者我们帮蒋先生翻译成现代语言，"脏腑戾气"就是癌毒。"异类有情丹"就等同于化疗药、靶向药等。

三、辨证论治的时代发展

由此可见，辨证论治不但可以治疗肿瘤，更重要的是要有创新思维。在病因病机方面，辨证需要有新视野，要包容现代医学对肿瘤的新认识、新进展、新指标，比如，信号通路、基因蛋白等；君臣佐使也要有新配伍，要包含西医对肿瘤治疗的一切措施，比如，化疗药、内分泌治疗药、特别是靶向药等。

四、中西医形式趋同的旨趣

2014年，美国癌症研究学会，针对精准医学的创新性临床试验，可分成两大类，一类称为"Basket Trial"，就是篮式研究；另一类称为"Umbrella Trial"，就是伞式研究。具体地说，所谓篮式研究，就是将带有相同靶基因的不同癌症，放进一个篮子里进行研究，也就是一种药物应对不同的肿瘤，但这些肿瘤具有相同的靶基因。另一种伞式研究，就像撑起一把伞，把具有不同驱动基因的同一种肿瘤，比如，肺癌的 KRAS、EGFR、ALK、ROS-1、C-MET 等聚拢在同一把雨伞之下，将不同靶点的检测在同一时间里完成，然后根据不同的靶基因分配不同的靶向药物。

形式上看，伞式研究，类似于中医的同病异治；篮式研究，类似于异病同治。因为形式相同，所以中西医似乎在精准时代有了新的交流话题，或者说，有了新的交流平台。只不过西医辨的是"靶"，靶点的靶；中医辨的是"证"，证候的"证"。

五、"证"的内涵

对于西医的靶，没有什么歧义，无非是信号通路中的靶基因、靶蛋白。但对于中医的"证"，则歧义较多，纷繁复杂，非常有必要弄清楚肿瘤辨证论治中"证"的内涵及外延。

主流的认识是："证"是疾病全过程中某一阶段的本质或内部联系，是对疾病当前阶段的病位、病因、病性等所做的概括；辨证就是辨析证候，依据的是"症"（病字头的症，症状的症，也就是四诊材料，可以引申为包含现代医学的化验指标，影像检查等），得到的是证（言字旁的证，证候的证，证型的证）。

辨证论治是中医诊治疾病的主流和基本特点，优点是有利于认识疾病当前阶段的主要矛盾及性质，是现阶段中医治疗的主要根据，法随证立，方由法出；能揭示患病机体的个体特殊性，使治疗个体化，符合精准医学的时代潮流。

六、辨证论治的发展历程

辨证论治中关于"证"的内涵，随着时代的变迁而不断发展。

"辨证"一词，首见于《伤寒论·序》。"辨证论治"的词组，首见于清代章虚谷的《医门棒喝》。但作为一个完整的概念、定义，1955 年首先由任应秋先生提出，并作为中医固定术语。1958 年印会河先生主编《中医学概论》，辨证作为概念进入教材。1986 年沈自尹院士提出"微观辨证"。近代还有"证素辨证"。

七、辨证论治的哲学基础

对于辨证论治，我的想法是：辨证论治是中医学的方法问题，也就是方法论。而气一元论是中医学的世界观，是本原。辨证论治建立在中医精气学说、阴阳五行所构建的生理病理基础之上。

在开始部分我讲过，古希腊的哲学家曾经就"存在"与"变化"的对立发生争论。假如中医学也在同一时代参与争论，那么中医学强调"变化"。"变化"就是本原，因为"气"就包含有阴阳，或者说阴阳就存在于"气"中。"变化"的根据在于阴阳，所谓一阴一阳之谓道，这个道，就是终极真理。

辨证思维最基本的特点是将对象作为一个整体，从其发生发展，也就是变化的内在根据，一阴一阳相互联系中进行考察，以便从本质上系统地、完整地认识对象。阴平阳秘就是健康，偏阴偏阳就是疾病，辨证在于认识阴阳之偏胜，治疗在于补不足损有余，目标在于阴阳之平衡。辨证的基本目标是对"证"的把握，最高境界是圆机活法。

八、精准时代辨证论治的困惑

但是，辨证论治也存在一些困惑，一个是宏观的，一个是微观的。传统宏观辨证依据四诊材料得出"证"，虽然争议较多，如对"证"的概念，是否包含辨病等，但大多采用围绕主症，病证结合的模式。

但主症往往缺乏定义：比如，主症是不是就是主诉；或者在肿瘤中主症是不是与本病相关；又或者主症是不是与预后相关。围绕主症辨证的缺点是：主症常变，辨证所得之"证"也变，治疗也随之忽东忽西，缺乏主线。主症与最终结局的相关性，或不明确，或仅仅单因素相关，或仅为多因素之一。

晚期肿瘤是一个慢性过程，病程长，常常多病杂呈，多证杂呈，病因病机复杂。宏观辨证另一个困难是主证与兼证的取舍，以及主病主证与他病他证的取舍。

微观辨证的困惑更多，比如，"证候"与微观指标，由于分属于中医学和西医，在概念体系、思维逻辑上往往格格不入。还有微观指标单一性与证候整体性的矛盾，以及微观指标与证候对应的非特异性等。

九、如何微观辨"证"？

对于精准时代如何微观辨"证"，也就是如何辨肿瘤的基因事件。我体会有两点，一是从中医角度认识基因事件；二是将靶向药物纳入君臣佐使之中。

从中医角度认识基因事件，方法有两个，一个是逆推病机；另一个顺推病机。这方面可以参考魏子孝教授的《学用中医体会录》。

2016年我们在《中日友好医院学报》发表的埃克替尼配合中医治疗非小细胞肺癌的疗效观察中，有具体的实践体会，结论是：配合中医治疗，凯美纳的不良反应显著下降；配合中医治疗，延长埃克替尼的PFS。

十、讨论

我国的肿瘤治疗具有鲜明的特色，就是中西医结合模式。

中医辨证论治应该突破传统四诊合参、宏观辩证的模式，辩证的内容不仅要包括传统中医病因作用于机体所产生的反应，还应纳入西医肿瘤个体化研究成果，主要包括以下内容。

1. 不同分子生物学事件的中医证候特点：也就是不同分子生物学特征的肿瘤细胞具有不同的生物学行为，可辨为中医不同的"证"；靶向治疗对中医"证候"的影响；利用现有靶点，与西医靶向治疗互补增效减毒；抑制靶向药物耐药的研究等。

2. 中医辨证论治与西医个体化治疗都遵循"具体问题具体分析"的思维方式。但中医着眼于"病的人"，辨证论治所辨为"证"，是机体对疾病因素的反应，病同人不同则"证"异；西医着眼于"人的病"，个体化治疗所辨为"靶"，是基于肿瘤分子生物学特征的分层治疗。

3. 中西医个体化理念可相互借鉴和补充，中医辨证论治更应借鉴西医个体化治疗经验，不断扩大"证"的内涵，寻找自己的靶向人群。

4.微观指标，乃至肿瘤基因学事件，要用中医思维进行处理，"谨守病机，各司其属"，赋予病机意义，才能纳入中医辨证视野。

作为一个中医人，从事一辈子的中医事业，在逐渐掌握本学科的基本知识以后，由于心智中固有的"形而上的倾向"，会不由自主地受到哲学的诱惑，驱使你去试图追问正被研究的学问的基本前提的可靠性和最终根据问题。一切未被证明的信念都必然表明他的内在的自我确信的缺失，也会引起我们深深地不安。

▶▶▶ **讲者简介**

朱尧武，男，中国中医科学院西苑医院肿瘤科，硕士，主任医师，中国老年学学会老年肿瘤专业委员会执委，北京中西医结合学会肿瘤专业委员会常务委员。核心期刊论文20余篇。主编及参编专著十余部，承担和参与各级课题10余项。

常见化疗药物不良反应的中医药处理

◆ 王 晓

化疗是肿瘤内科治疗的主要手段,在杀伤肿瘤细胞或抑制肿瘤的生长同时,对机体正常细胞同样有毒害作用,稍有不慎,可因不当治疗引起重要器官如肝、肾、骨髓的损害而导致患者死亡,据资料统计,因化疗不良反应及并发症引起的死亡率为 3% ～ 10%,因此,认识化疗不良反应并正确予以处理,是保证肿瘤化疗达到预期效果的重要一环。中医药治疗恶性肿瘤有数千年历史,是我国肿瘤治疗的特色之一。有统计资料表明,2/3 以上的恶性肿瘤患者在接受现代医学治疗的同时在运用中医药治疗。中药既能防止肿瘤患者脏器遭受化疗的伤害,又能增强机体免疫系统抑制癌细胞,对化疗起增效减毒作用。因此,中医药与化疗的结合,是进一步提高肿瘤治愈率的一条重要途径,并在其中发挥着重要的作用。以下就化疗药物引起的各种不良反应的中医处理方法进行介绍。

一、消化系统反应的对策和处理

引起消化道不良反应的化疗药物有顺铂、达卡巴嗪、放线菌素 D、氮芥、六甲密胺、环磷酰胺、卡铂、环己亚硝脲、阿糖胞苷、去碳长春碱、丝裂霉素、鬼臼乙叉甙、长春地辛、博来霉素、氟尿嘧啶、苯丁酸氮芥、长春新碱、长春碱、拓扑替康、5- 氟尿嘧啶、伊立替康（CPT-11）、卡培他滨等。

临床表现：厌油腻、呕吐、腹胀、腹痛、食少、口干、胃脘痞闷、嗳气、口苦、纳呆、恶心、泛酸、便秘或腹泻等,严重时引起电解质紊乱,胃肠道出血,肠梗阻及肠坏死等。

1.恶心呕吐

应用化疗药物后出现的恶心呕吐是因为其可以引起 5- 羟色胺（5-HT）等

物质释放，刺激呕吐中枢，并可直接刺激胃肠黏膜，导致呕吐。呕吐可分为：急性呕吐—接受化疗后 24 小时内发生；延缓性呕吐—化疗 24 小时后，5 ～ 7 天内发生；预期性呕吐—为患者在第一个治疗周期中经历了难受的急性呕吐后，在下一次化疗给药之前所发生恶心呕吐，是一种心理因素性条件放射。恶心呕吐严重者可以导致电解质紊乱，加重营养不良及恶液质。

（1）中药治疗

缓解恶心呕吐的中药有半夏、干姜、吴茱萸、紫苏、连翘、生姜、藿香等。因食欲减退引起的肝胃不和、脾胃虚弱可用逍遥散或香砂六君子汤加减；恶心呕吐导致胃热、脾胃虚寒可用橘皮竹茹汤或丁香柿蒂散治疗。加减：虚弱明显者党参改用人参；胃阴不足者加麦冬、生地、石斛；脾胃阳虚者加肉桂、干姜、吴茱萸、丁香；苔腻腹胀者加藿香、紫苏、厚朴。

（2）耳穴压豆法

取耳穴食管、胃、贲门、脾。将王不留行籽固定在约 0.7cm×0.7cm 大小胶布块中间，用 75% 酒精棉球擦净双侧耳廓，找准穴位后，将药籽对准穴位贴压。然后用食指与拇指相对按压。以耳廓发红，自觉发热为度。嘱患者每日早、中、晚各按压一次，10 天为一疗程。

（3）艾灸法

取穴足三里、中脘、内关。嘱患者取仰卧位，双手掌向上，双臂伸直，双腿平伸。取艾条一根点燃一端，对准穴位，在距皮肤 2 ～ 3 厘米左右处进行熏烤。以患者局部有温热感而无灼痛为度。每日 1 次，10 次为一疗程。

2. 腹泻

近年来，随着大批新药，如紫杉醇类、羟基喜树碱、拓普替康、伊立替康、希罗达等的面世及临床推广应用，化疗相关性腹泻（Chemotherapy Induced Diarrhea，CID）的发生率逐年提高。这些药物可以导致胃肠道黏膜层破坏和肠上皮脱落，影响肠道重吸收功能，导致肠腔液体增加，使小肠内吸收和分泌的功能失去平衡而造成肠胀气、肠痉挛、腹泻，轻者大便不成形，大便次数增多；重者可有水样便或血样便，伴腹痛、乏力、萎黄，严重者可导致水和电解质平衡失调、营养不良、血容量减少、感染、休克甚至危及生命。

临床上腹泻每日超过 5 次或出现血性腹泻时应立即停止化疗并及时对症治疗，同时补足液体量和维持水电解质代谢平衡。

腹泻在中医学中属"泄泻""下利"等病证范畴。

代表方剂

生姜泻心汤：由生姜、黄芩、黄连、半夏、干姜、人参、甘草、大枣等八种中药组成。主治心下痞（脾胃不和）。证见心下痞硬，干呕食臭，腹中雷鸣，下利，舌质淡，苔黄，脉弦数，重按无力。动物实验发现该方对伊立替康化疗后大鼠肠黏膜免疫屏障有一定的影响。临床多用于大病之后，胃气不和，饮食停滞及急性肠胃炎引起的吐泻交作、腹胀肠鸣等。

泻心汤在《伤寒论》中有 5 个，错落于结胸、悬饮、水气等证之间，针对五个心下痞而设，即半夏泻心汤治疗"痰气痞"（呕痞），大黄黄连泻心汤治疗"火热痞"（热痞）；生姜泻心汤治疗"饮气痞"（水痞）；甘草泻心汤治疗少阳阳明并病之"胃虚痞"；附子泻心汤治疗"寒热痞"（寒痞）。

《古方选注》曰生姜泻心汤："是方胃阳虚不能行津液而致痞者，惟生姜辛而气薄，能升胃之津液，故以名汤。干姜、半夏破阴以导阳，黄芩、黄连泻阳以交阴，人参、甘草益胃安中，培植水谷化生之主宰，仍以大枣佐生姜发生津液，不使其再化阴邪。通方破滞宣阳，是亦泻心之义也。"

《医宗金鉴》曰："名生姜泻心汤者，其义重在散水气之痞也。生姜、半夏散胁下之水气，人参、大枣补中州之土虚，干姜、甘草以温里寒，黄芩、黄连以泻痞热。备乎虚、水、寒、热之治，胃中不和下利之痞，未有不愈者也。"

真人养脏汤：功能补虚温中，涩肠固脱。主治泻利日久，脾肾虚寒，滑脱不禁，腹痛食少，苔白，脉沉细等证。方中重用罂粟壳涩肠止泻，为君药；肉豆蔻、诃子暖脾温中，涩肠止泻，为臣药；泻痢日久，耗伤气血，故用人参、白术益气健脾，当归、白芍养血和血，且白芍又治下痢腹痛，以肉桂温补脾肾，消散阴寒，木香理气醒脾，使诸补涩之品不致壅滞气机，共为佐药。使以炙甘草调和诸药，且合参、术补中益气，合芍药缓急止痛。诸药合用，涩肠止泻，温中补虚，养已伤之脏气。

参苓白术散，适用于泄泻腹痛，脾胃虚寒者。

健脾汤，适用于脾胃虚弱，湿浊泄泻者；方中可以加用石榴皮 10～15 克固涩止泻，煎水饮服。

石榴皮含糅质，有抗菌、收敛作用，当它们与黏膜、创面等接触后，能沉淀或凝固局部的蛋白质，使在表面形成较为致密的保护层，有助于局部杀菌，创面愈合或保护局部免受刺激。

来自耶鲁大学肿瘤研究专家郑永齐带领的团队花 12 年时间研究，通过动物实验以及初步临床实验，发现有 1800 年历史的中药古方黄芩汤不仅可以遏制化疗不良反应，同时可以减轻化疗对结肠癌和直肠癌患者造成的肠道损伤，修复受损组织。

研究小组开始给患结肠癌的实验鼠使用大剂量的化疗药物伊立替康（irinotecan）。其中一部分实验鼠同时使用不同剂量的 PHY906 方剂。四天之后，服用方剂的实验鼠似乎表现出较少的不良反应。PHY906 似乎还增强了化疗疗效，受损肠细胞比在单独化疗条件下更快地得到修复。PHY906 还使得实验鼠能承受在通常情况下有致命危险的药物剂量。接下来研究小组把实验鼠分成四组进行了另一项试验。第一组只接受化疗药物，第二组只接受 PHY906，第三组同时接受这两种药物，而对第四组不使用任何药物。草药与化疗药物的结合最有效地抑制了不良反应。如同研究人员预计的那样，单独使用 PHY906 对癌症没有任何影响。进一步的试验表明，如果除去四味草药中的任何一味，PHY906 的疗效便会减弱。这表明在它们之间有一种明显的协同效应。

黄芩汤在《伤寒论》中的功能主治为清热止利，和中止痛。治伤寒，太阳与少阳合病，身热口苦，腹痛下利。方中黄芩苦寒，清热止利；芍药味酸，敛阴和营止痛；现代研究发现，黄芩对多种细菌和流感病毒有抑制作用，配合白芍养血敛阴的功效，甘草和大枣补气、养血、安神及缓和药性的功能，可产生抗癌抑癌、降低不良反应功效。黄芩汤也能刺激肠道干细胞的生长，预防及减轻炎症反应。增强结肠癌的治疗疗效：对患肿瘤动物的试验已经证明，与单独使用化疗相比，用化疗药物配合中草药治疗能够使肠细胞更快地修复，诸药合用，共奏清热止利，和中止痛之功。这项成果在 2010 年 8 月 18 日发表在美国《科学·转化医学》杂志上，并拿到了一年 1.5 亿的美国国家临床试验资助。

3. 便秘

化疗后便秘主要是因为化疗药物及其相关辅助药物尤其是止吐药的应用而引起肠蠕动缓慢、大便干结、排出困难等，严重者可造成肠梗阻。

临床表现：腹痛、腹胀、大便秘结、纳减等。

中药治疗原则为："若要长生，腹中常清"。以健脾理气、消导通腑为主。增强胃肠动力的中药有木香、桂枝、大黄、苏叶、厚朴、砂仁、乌药、川楝子、大腹皮、三棱、蒲黄、麦冬等。双相调节胃肠动力中药有豆蔻、小茴香、土木香、仙鹤草、虎杖、地耳草等，小剂量兴奋胃肠功能，大剂量抑制胃肠功能。

中药方剂以承气汤类临床辨证化裁；纳呆、大便干或硬，以增液汤合三仙汤加减；大便燥结不下，以增液承气汤加减；便干伴恶心呕吐，用增液汤加旋复花、半夏加减治疗；有不全性肠梗阻者，可加用木香、生大黄、沉香、槟榔、乌药、番泻叶等。通便中成药：麻仁丸、苁蓉通便口服液，四磨汤口服液等，药力依次增加。

4. 口腔黏膜反应

常见化疗药物如氟尿嘧啶、甲氨蝶呤、蒽环类抗生素等在杀伤肿瘤细胞的同时对增殖旺盛的组织细胞亦产生毒性作用，即阻断核糖核酸的形成和利用，破坏黏膜上皮细胞的生长，抑制唾液腺分泌，导致口腔黏膜干燥、萎缩变薄、脆性增加，抵御细菌、病毒、真菌的能力下降，继而发生炎症溃疡。分子靶向药物如吉非替尼、厄洛替尼、伊马替尼、索拉非尼、舒尼替尼等也可引起口腔溃疡、黏膜炎。

临床表现：口角、舌面、颊部、龈颊沟、上腭等处黏膜变红充血，糜烂，口腔咽喉干燥灼痛，吞咽疼痛，口干喜饮、严重时可发生黏膜的破溃。

中医治疗：治宜清热解毒，养阴生津。

代表方剂：玉女煎、玄麦甘桔汤加减。

或清热解毒中药如金银花 10 克、野菊花 10 克，或者连翘 15 克煎水漱口。溃疡面可涂中药锡类散、西瓜霜、冰硼散、双料喉风散。

5. 化疗药物性肝炎

对肝脏有毒性作用的抗癌药物如环磷酸胶、氨甲喋岭、苯丁酸氮芥、更生霉素、柔红霉素、门冬酸胶酶、阿糖胞苷、甲基节脐、农吉利碱、环己亚硝腺、伊立替康、紫杉醇、利妥西单抗等，在长期或大剂量应用时可造成肝脏的损害，出现中毒性肝炎。

临床表现：肝功能异常，谷丙转氨酶（ALT）升高或黄疸指数升高，表现肝肿大、肝区疼痛、纳呆、厌油、腹胀、消化不良、便溏、黄疸等。

中医治疗：治宜疏肝利胆，清热利湿。

代表方剂：香砂六君子、参苓白术丸、藿朴夏苓汤、茵陈五苓散。

可加用半枝莲、平地木、山栀子、田基黄清热解毒；神曲、麦芽、厚朴、大腹皮消导助运；车前子、茵陈化湿利尿；党参、茯苓、白术健脾理气。

二、骨髓抑制

骨髓造血细胞化疗后减少的机会取决于其寿命长短，白细胞和血小板寿命较短，分别为 7～14 天及 4.2 天，因此，容易减少；红细胞的寿命可长至 120 天，所以其减少较晚。抗癌药物氮芥、卡莫司汀、环己亚硝脲司莫司汀、阿霉素、柔红霉素、丝裂霉素、美法仑、卡铂、6-巯基嘌呤、环磷酰胺、达卡巴嗪、长春碱、长春地辛、鬼臼乙叉、鬼臼噻吩、甲胺蝶呤、放线菌素 D、替加氟、丙卡巴肼、高剂量顺铂、吉西他滨、紫杉醇等可引起程度不同的骨髓抑制。

一般粒细胞下降多在停药 5～7 天后出现，达最低值后维持 2～3 天开始回升。骨髓抑制严重者，粒细胞下降快、低、早，而恢复却慢而难。粒细胞下降后的主要危险是机体抵抗力减低，出现感染，当粒细胞绝对数小于 $1.00 \times 10^9/L$ 时，感染的机会更大。血小板减少较粒细胞下降出现少，当血小板 $< 20 \times 10^9/L$ 时，为出血的高危险期，$(20～50) \times 10^9/L$ 则为低危险期，血小板低下出现出血性疾病或紫癜；红细胞下降出现贫血症状。

临床表现：头昏眼花、疲乏无力、心悸不宁或面色少华、失眠多梦、唇舌淡白、舌质胖嫩、苔薄白、脉细弱无力。

中医辨证主要为脾虚，气血生化乏源或脾肾两虚，肾虚精不化血。治疗注重"气血同源"，以健脾生血，补肾养精或脾肾双补为主，可选用补益气血的黄芪、党参、热地、生地、当归、首乌、白术、山药、枸杞子、女贞子、黄精、麦冬、补骨脂、桑葚子、百合、旱莲草、太子参、北沙参等。如病变较久可加用补益肝肾药如桑寄生、鹿角霜、巴戟天、肉苁蓉、山茱萸及菟丝子等。

代表方剂：补中益气汤、归脾汤、左归丸、生脉散、八珍汤、健脾益肾冲剂、十全大补汤等。

我们科有一个协定处方名为"固本汤"，临床上广泛应用于肿瘤放化疗和晚期恶液质患者的治疗中，取得了很好的疗效。固本汤以健脾益气、调和脾胃、气血双补为主。其主要成分为黄芪、党参、白术、薏苡仁、女贞子、补骨脂、当归、白芍、山药、鸡血藤、茯苓、生地等，通过配伍后具有健脾补益气血，改善机体内环境，提高机体免疫功能以减轻化疗不良反应，特别是使骨髓抑制减轻，使患者可顺利的按时完成化疗，从而达到抑制肿瘤的复发及转移。有研究表明黄芪能刺激 NK 细胞或间接增加自然杀伤细胞毒因子释放，提高正常人及肿瘤患者的 NK 细胞活性，黄芪多糖具有一定诱导肿瘤细胞凋亡的作用，可使 S 期细胞数目减少，促进细胞分化为 G0-G1 和 G2-M 期。薏苡仁的提取物可使肿瘤细胞核分裂停止于中期，其提取物康莱特已被 FDA 批准用于抗肺癌的治疗。我们科曾用固本汤联合化疗治疗术后结直肠癌患者并与单纯化疗组对照，观察其疗效，结果发现服用中药组的化疗不良反应如血液毒性、胃肠道反应及外周神经毒性反应均低于未服中药组，统计学两者有显著性差异，保证了化疗方案的顺利施行并缩短了患者住院时间及降低患者住院费用，有一定的临床意义。

中药保护骨髓、升白作用缓慢，不如集落刺激因子作用快捷，也难以改变有些药物迟发性骨髓抑制的变化规律曲线，但可以减少其下降的程度；且作用持久，多以口服为主，无明显不良反应。其作用机理是动员"气血生发之源"来造血，而不是把骨髓中的白细胞"驱赶"到外周血中。这样，在非紧急处理的情况下，及早应用中药对防治白细胞长期持久低下是有益的。

90 年代，我们根据祖国医学扶正固本的理论，结合临床白细胞低下患者中医辨证多以虚证表现为主的特点，选择汇聚真元之气和营卫之气有调理诸经功能的合谷穴、使人体机能协调统一的大椎穴、有补益强壮的足三里、三阴交穴，用温和灸的方法治疗肿瘤患者化疗后的白细胞下降，同时随机观察了利血生、鲨肝醇联合用药组及升白安片用药组的升白效果，并进行临床分析对比。结果显示，艾灸组 49 例显效 29 例，有效 11 例，总有效率为 82%；利血生、鲨肝醇组显效 8 例，有效 9 例，总有效率为 50%；升白安片组显效 5 例，有效 9 例，总有效率 56%，疗效对比，有显著性差异，P < 0.01。艾灸疗法在我国已经有 2000 多年的历史，临床运用具有药源丰富，取材容易，价格低廉，操作简便，见效快，无摄入性胃肠负担及其他不良反应等优点，也易于被患者接受。艾灸可通过局部皮肤的温热刺激，达到改善循环，促进抗体产生，提高机体免疫功能和网状内皮机能活性的目的。相关文章分别发表在 1995 年和 1997 年的《江西中医药》和《中国针灸》杂志。

三、肾损害

容易引起肾毒性的抗肿瘤药物有顺铂、大剂量甲氨喋呤、丝裂霉素、链脲菌素、甲环亚硝脲和环己亚硝脲等。其中尤以顺铂最易引起肾脏毒性，发生率高达28%～36%，顺铂引起的肾损害主要是损害近端肾小管，使细胞空泡化，管腔扩张，出现透明管型、血中尿素氮和肌酐升高，出现肾脏损伤、尿酸性肾病、刺激性膀胱炎。这些毒性可在用药时即刻发生，也可在长期应用中或停药后延迟发生。链脲菌素可引起多种肾损害，活检可发生小管—间质性肾炎、间质纤维化和肾小球萎缩，该药的肾毒性发病率为45%～60%。甲氨喋呤主要经肾排泄，在酸性环境中可沉积于肾小管而使之受损。甲环亚硝脲和环己亚硝脲主要引起肾小球硬化，肾小管萎缩和间质纤维化，最终导致肾功能衰竭。丝裂霉素可引起血尿、氮质血症和蛋白尿。

临床表现为血尿、蛋白尿，血清肌酐、尿素氮、尿酸增高，肌酐清除率下降，严重时可发生少尿以至无尿，可伴有肢体肿胀，胸、腹水等。

中医治疗：中医多辨证为气化不利，水湿内停，治宜益肾健脾、温阳利水，清解湿毒，降浊和胃。常用药：黄芪、党参、茯苓、泽泻、肉桂、车前子、防己、山药、菟丝子、猪苓、黄连、半夏10克、陈皮6克、枳实、竹茹、厚朴、金银花、野菊花、蒲公英、紫花地丁、紫背天葵。

代表方剂：五苓散、真武汤、黄连温胆汤、五味消毒饮。大便不通者，加大黄、杏仁以宣肺通便；泛恶不止者加旋覆花、代赭石、吴茱萸降逆和胃；痰多者加白僵蚕、浙贝母。

我们科曾用五苓散加党参、黄芪组成芪苓汤进行预防高剂量顺铂肾毒性的临床和实验研究，取得了良好的疗效。五苓散由茯苓、猪苓、肉桂、白术、泽泻组成，有温阳化气、利湿行水的作用，主治膀胱气化不利，水湿内聚引起的小便不利，水肿腹胀，呕逆泄泻，渴不思饮。现代临床多用于慢性肾功能衰竭，肾炎水肿，化疗性肾衰，肝硬化、腹泻等。

四、化学药物性膀胱炎

环磷酰胺，异环磷酰胺、喜树碱等通常在静脉给药（尤其是大剂量给药）

后早期发生，而口服药治疗后通常几周后才发生膀胱炎。环磷酰胺、异环磷酰胺引起的无菌性化学性膀胱炎，与环磷酰胺代谢物丙烯醛直接刺激膀胱黏膜上皮细胞有关，大多发生在应用大剂量环磷酰胺后的 2～7 天。环磷酰胺导致出血性膀胱炎的发生率可达 7%～15%，在大剂量使用情况下，如骨髓移植患者中有报道可高达 68%，症状可能在给药后迅速出现，也可能在停药后数月乃至数年后发生。噻替哌（TSPA）、阿霉素、丝裂霉素在进行膀胱灌注化疗时容易引起出血性膀胱炎。噻替哌灌注后的膀胱炎发生率为 2%～49%，其中 1/3 患者发生血尿；阿霉素引起膀胱炎的发生率为 26%～50%；丝裂霉素引起膀胱炎的发生率为 6%～33%，其中 1/3 患者出现显微镜下血尿。出血多半为火热之邪灼伤局部的毛细血管，形成离经之血导致，药物剂量较大时应足量补液，常用的预防措施包括：水化、利尿、碱化尿液、膀胱冲洗等，长期用药者需定期复查尿常规。发生膀胱炎时应停药，以后尽可能避免使用。

临床表现：轻重不等的小腹不适和胀痛、尿频、尿急、尿痛、尿血等尿路刺激症状。

中医治疗：中医属"尿血""淋证""癃闭"等范畴，治宜清热利湿，解毒通淋。

膀胱湿热：症见小便短数或点滴不通，尿道灼热刺痛，尿色黄赤或尿血，小腹坠胀，口苦口粘，舌质红，苔黄腻，脉数。当清热利湿、凉血止血。方选八正散。大便秘结者可加生大黄、芒硝泻火通便；兼口舌生疮糜烂者，加用导赤散以清心火，利湿热；若肾阴灼伤，出现口干咽燥，潮热盗汗，手足心热，舌光红，加生地、怀牛膝、山萸肉以滋阴清热；尿血者，加山栀、大小蓟。

脾肾亏虚：症见尿血、尿频、小腹隐痛、排尿不舒，神疲乏力、舌淡红、脉细数。治当益气滋阴、清热止血。方选知柏地黄丸合二至丸加减。

气滞血瘀：症见小便滴沥不畅，甚则阻塞不通，小腹刺痛，身肿，舌质紫黯，或有瘀点，脉涩。治当行瘀散结，通利水道。方选代抵当丸。血尿者加参三七、血余炭、琥珀；气血两虚，面色不华者，加炙黄芪、丹参、归身以补养气血；小腹胀满疼痛者，加沉香、枳壳宽畅气机。

中药有金线草、车前草、白茅根、石苇，煮水当茶饮。

五、心脏毒性

引起心脏毒性的化疗药物主要是蒽环类药物，阿霉素、柔红霉素、盐酸米托蒽醌等。另外，高剂量的环磷酰胺、丝裂霉素、顺铂、5FU、阿糖胞苷等化疗药物也有可能引起心脏毒性。有人认为自由基可以导致心肌细胞膜或线粒体生物膜上磷脂质中不饱和脂肪酸发生过氧化反应、改变膜结构和通透性引起心脏毒性。而阿霉素在人体内还原为半醌自由基，继而产生氧分子自由基，对心脏产生毒性，损害心肌细胞。

临床表现：患者出现心慌、心悸、胸闷、心前区不适、气短、疲乏、眩晕、自汗、甚至呼吸困难、浮肿、心律失常、心力衰竭等，心电图检查可出现 T 波改变或 S-T 段改变等心肌细胞损害，超声心动图或（和）心肌酶谱异常。

中医治疗：中医辨证为气血亏损，治疗以益气活血、宁心安神为主，可用生脉散、归脾汤、复方丹参滴丸、参芪扶正注射液、参附注射液、参脉注射液等。

参麦注射液：主要成分为红参、麦冬。功能：益气固脱，养阴生津，生脉。用于治疗气阴两虚型之休克、冠心病、病毒性心肌炎、慢性肺心病、粒细胞减少症。能提高肿瘤患者的免疫机能，与化疗药物合用时，有一定的增效作用，并能减少化疗药物所引起的不良反应。可改善心、肝、脑等重要脏器的供血、供氧，改善微循环、抗凝。保护、修复心肌细胞及一定的抗心律失常作用。对于各种癌症患者，配合化疗、放疗有明显的增效减毒作用，能改善癌症患者全身健康状况、保护骨髓造血功能，改善肿瘤患者的细胞免疫功能（提高 NK 、 LAK 活性及 TH/TS 值等），提高肿瘤消失缩小率。

参麦注射液偶见过敏反应，对本类药物有过敏史患者禁用。

参附注射液：主要成分为红参、附片。功能：回阳救逆，益气固脱。主要用于阳气暴脱的厥脱症（感染性、失血性、失液性休克等）；也可用于阳虚（气虚）所致的惊悸、怔忡、喘咳、胃疼、泄泻、痹症等。

参芪扶正注射液：主要成分为党参、黄芪。功能：益气扶正。用于气虚证肺癌、胃癌的辅助治疗。与化疗合用有助于提高疗效、保护血象。提高气虚患者免疫功能、改善气虚症状及生存质量。

不良反应：①非气虚证患者用药后可能发生轻度出血；②少数患者用药后，可能出现低热、口腔炎、嗜睡。

有内热者忌用，以免助热动血；有出血倾向者慎用；有特异性过敏体质者慎用；本品不得与化疗药混合使用。

六、神经损伤

肿瘤化疗药物诱导的神经毒性反应主要包括中枢神经系统毒性、外周神经系统毒性和感受器毒性三个方面。常见的化疗药物有植物性生物碱类抗肿瘤药，如长春新碱、诺维本、紫杉类、秋水仙碱类、鬼臼毒素类；铂类抗肿瘤药，如顺铂、奥沙利铂及卡培他滨、异环磷酰胺等。

临床表现：用药后可出现末梢神经感觉异常，如手套、袜套样感觉，肢端麻痹、遇冷后加重，疼痛、酸楚不适；全身乏力，膝腱反射低下，肠麻痹，便秘，甚至迟钝，记忆力下降，痴呆，共济失调。

中医治疗：本病中医属于"不仁""麻木""痹症""痿证"等病范畴，历代医家多有记载，如《万病回春》曰："麻，浑身气虚也；木，湿痰死血也""凡人遍身麻痹，谓之不仁，皆因气虚受风湿所致也"；汪机《医学原理》曰："有气虚不能导血荣养筋脉而作麻木者，有因血虚无以荣养筋肉，以致经隧涩而作麻木者"，可见气血不足、阳虚阴盛导致经脉不充，寒湿瘀阻，脉络痹阻，风邪中络是本病的核心病机，本虚而标实。治疗上以养血通络、补肾益气为主。

代表方剂：四物汤、桂枝汤、黄芪桂枝五物汤、补阳还五汤、通窍活血汤、二妙散、小活络丹等。并可选用通络祛风的药物，如钩藤、蝉蜕、蜈蚣加减。

艾灸：双侧劳宫穴、涌泉穴，每日一次，各半小时。

按摩：足三里、三阴交、太冲穴。

外洗：生黄芪、桂枝、桑枝、红花、川芎、川椒、老鹳草、鸡血藤、杜仲、伸筋草。

七、化疗药物性静脉炎

绝大多数化疗药物的给药途径是静脉滴注，由于大多数药物为化学及生物碱制剂，反复、多次、大剂量静脉给药易对血管内膜造成刺激破坏，增加血管通透性，导致药物外渗、血管痉挛、血流不畅，引起供血不足，导致局部缺血缺氧从而引起静脉炎，临床约有 80% 的患者会发生静脉炎，不仅给患者带来了痛苦，化疗也不能顺利进行。最具血管内膜刺激性和导致皮肤坏死的抗肿瘤药物有氮芥、卡氮芥、柔红霉素、阿霉素、丝裂霉素、5-FU 类、长春花碱、长春酰胺、鬼臼噻吩甙、鬼臼乙叉甙。

临床表现：抗癌药外漏的局部反应程度取决于药物本身的理化性质、药物的浓度和外漏时间的长短，药物浓度愈高，外漏时间愈长，对组织损伤愈大，可引起皮下软组织的炎症、溃疡及坏死。如盐酸氮芥、自力霉素、长春新碱等注射后可引起静脉炎及栓塞性静脉炎，产生局部疼痛，静脉变硬呈索条状，血流不畅，沿静脉行走线路呈黑色素沉着。临床分：①轻度：仅有局部的肿胀，无明显的灼热，疼痛感，如 5- 氟脲嘧啶、顺铂的外漏；②中度：局部红、肿、热、痛明显，如氮芥、阿糖胞营、环磷酸胶等药物的外漏；③重度：局部组织发生坏死、溃疡，如阿霉素、丝裂霉素外漏后发现不及时或处理不当。

中医认为，此类化疗药物多为辛热之品，在特定条件下可转化为火热毒邪，耗伤津血，继而产生瘀血痰浊，从而使气血受阻，滋生诸症。中草药不仅具有清热、消炎、消肿、散瘀、止痛、活血、化瘀之功效，还有解毒、营养肌肤、促进皮肤弹性和颜色恢复，预防静脉炎的功能，为此，广泛应用于防治化疗药物所致的静脉炎。

中医治疗：中医属"恶脉""脉痹"范畴，治宜活血化瘀、清热解毒。

预防和治疗化疗性静脉炎临床上常用的、证实有效的方法有：

1. 及时封闭、冷敷。

2. 中药局部或于硬结或索条硬化处外敷，使用的药物有：三黄煎（黄连、黄柏、黄芩）、京万红软膏、化毒散膏、铁箍散膏、龙珠膏、牛黄解毒片（碾粉加蜂蜜）、如意金黄膏（醋调）、生大黄粉、如意金黄散、清凉膏。

3. 鲜芦荟、鲜薄荷等量提取液，加黄连水浸液混合后外敷，每日 2～3 次，每次 2 小时。药液干燥后再添加新鲜液，有清热、泻火、解毒、散结、止痛作用。

4. 大黄、黄连、黄柏、黄芩各 10 克研细用，蒸馏水调制成糊状治疗化疗性静脉炎。

5. 肿节风、田三七、牛黄、珍珠层粉碾碎调以绿茶、蜂蜜、食醋，具有清热解毒，活血散瘀、消肿止痛、止血、疏通经络改善微循环功效作用，临床用于外敷局部皮肤防治化疗性静脉炎。

　　化疗是恶性肿瘤治疗的重要手段，对于接受化疗的患者来说，除了化疗的疗效倍受关注之外，化疗所带来的不良反应是患者最为关心的话题，也会影响患者顺利完成化疗疗程，获取最佳治疗效果的重要环节，中医药在防治化疗药物毒性反应中有其独特的优势，通过长期而有效的辅助治疗，可以减少化疗药物对人体的毒性作用，加强化疗的疗效，以达到控制病情，全面改善患者的生活质量的目的，肿瘤治疗过程中的中西医强强联合，已成为癌症综合治疗中不可或缺的手段之一。

> ▶▶▶ **讲者简介**
>
> 　　王晓，女，主任中医师，江西省名中医。全国中西医肿瘤专家委员会副主任委员，中国中医药研究促进会肿瘤专业委员会常委，中华中医药学会肿瘤专业委员会常委，世中联肿瘤外治法专业委员会常委，世中联肿瘤经方专业委员会常委，江西省传统医学专业委员会副主任委员，江西省中西医结合肿瘤专业委员会委员，江西中西医整合肿瘤专委会名誉主委，江西中医药学会老年病专业委员会委员，江西省癌症俱乐部专家委员会委员。在国内外学术刊物上发表论文30余篇，参编多部学术专著。主持并参与国家中医药管理局及省级、厅级课题多项。

化疗后血痹证的中医临床辨证思维

◆ 洪月光

我们都知道化疗是恶性肿瘤常用的治疗手段之一，常出现许多不良作用，如消化道反应、手足麻木、骨髓抑制、肝肾功能损害等，我们临床上把化疗后"手足麻木、疼痛"等一系列症状归属于中医学中的"血痹证"范畴，有的患者严重的手足麻木会直接影响患者的生活质量，所以临床干预是非常必要的。

一、古代中医对血痹证病名的认识

1.病名：血痹是指机体局部肌肤的麻木不仁或轻微疼痛的一类病证，"痹症"其病名最早见于《黄帝内经》。

2.化疗后血痹证的定义："化疗后血痹证"指恶性肿瘤患者应用化疗药后出现的肢体感觉迟钝或疼痛，麻木不仁，畏寒肢冷，皮肤粗糙或出现水泡、脱屑渗出、甚至溃烂等一系列证候表现。我们根据多年的临床实践，将上述综合征统称为"化疗后血痹证"，相当于现代医学的化疗后"末梢神经炎""化疗后手足综合征""化疗后静脉炎"。化疗后血痹证的发生不但影响患者的治疗，而且严重降低了患者的生活质量。

二、化疗后血痹证相当于现代医学的什么病症？

1.化疗后末梢神经炎：60%以上的化疗后血痹证系由化疗药引起的末梢神经损害，表现为肢体远端对称性的感觉、运动和自主神经功能障碍，故亦称"周围神经炎"。化疗后末梢神经炎是常见的化疗相关不良反应，多见于应用奥沙利铂、紫杉醇、5-氟尿嘧啶、卡培他滨等化疗药后，除上述肢体末端感觉障碍，或合并有感觉异常等症状之外，伴或不伴有疼痛，多遇冷加重。

2.化疗后手足综合征：是化疗药物引起的一种皮肤毒性。主要表现为一种进行性加重的皮肤病变，常见于手掌、足底，手较足更易受累。首发症状为手掌和足底皮肤瘙痒，手掌、指尖和足底充血；继而出现指趾末端疼痛感，皮肤红斑，感觉迟钝、麻木，皮肤粗糙、皲裂，少数患者可有手指皮肤破损，出现水泡、脱屑、脱皮、渗出、甚至溃烂，并可能继发感染。引起手足综合征的化疗药物常见有"卡培他滨、多柔比星、阿糖胞苷、环磷酰胺、多西他赛、长春瑞滨"等，尤以"卡培他滨"所致的手足综合征最为常见而且严重。

3.化疗后静脉炎：化疗后静脉炎表现为沿化疗药静脉走行之皮肤血管红肿、疼痛、硬结、麻木等。常见的化疗药物有多柔比星、阿糖胞苷、环磷酰胺、多西他赛、长春瑞滨、奥沙利铂、紫杉醇、5－氟尿嘧啶等。

三、化疗后血痹证的机理探讨

从痹症来讲，祖国医学认为，痹症是指风、寒、湿、热等外邪侵袭人体，闭阻经络导致气血运行不畅的病证，化疗后血痹与痹症是不同的。

1.历代医家对痹症、血痹证病因的认识：

《黄帝内经·素问·五脏生成》指出："卧出而风吹之，血凝于肤者为痹"，痹的成因：起居失常，又被微风吹之，感受风邪，这里把病机和病位进行了描述，即与肌肤血分的"滞"而"不通"有关。

《南阳活人书》命名："痹者闭也""痹而不仁，故曰痹也"。

清代尤在经《心典》："邪入于阴则痹也，脉微为阳微，涩为血滞，紧则邪之征也"。

李东垣："麻者气虚也，真气弱不能流通，堵塞经络，四肢俱虚，故见麻木不仁，或在手，或在足，或通身皮肤尽麻。"也即后人所说：气虚则麻，血虚则木。

《诸病源候论》卷一："血痹者，由体虚邪入于阴经故也。血为阴，邪入于血而痹，故为血痹也。"证见身体不仁，肢节疼痛，脉微涩，尺脉小紧等。治宜益气和营，通阳行痹。

《太平圣惠方》称血痹为"风血痹"。

想要重点谈一下《金匮要略》对"血痹证"的认识。

血痹见于《金匮要略．血痹虚劳病脉证并治》中，仲景把血痹与虚劳合篇，合篇的意义在于：二者在证型上均属虚证；属慢性虚损性疾病；其病机均为阴阳气血（营卫）不足，甚则全损；在治疗上：扶正固本，补益脾肾。

《金匮要略》中谈及的血痹是指以机体局部肌肤的麻木不仁或轻微疼痛的一类疾病。

仲景对血痹成因是这样描述的："问曰：血痹之病，从何得之？师曰：夫尊荣人。骨弱肌肤盛，重因疲劳汗出。卧不时动摇。加被微风。遂得之。但以脉自微涩。在寸口。关上小紧"。

从上可以看出，血痹证的内因：营卫气血不足（尊荣人，骨弱肌肤盛）；骨弱：系肾虚；肌肤盛：多为脾虚。外因：感受轻微风邪（重因疲劳汗出）。脾肾不足，感受风邪（加倍微风遂得之）从而得血痹证。

故《金匮要略》中血痹证的主要病机为：气血内虚，邪入阴经，血脉闭阻。手足麻木或轻微疼痛为"血痹证"的主要表现。

那么，我们谈一下化疗后血痹证的病机：恶性肿瘤的发生，其根本的原因在于：或为气虚，或为血虚，或为阴虚，或为阳虚，或气血阴阳俱虚，日久致瘀血内阻，痰湿内停，毒热内结，壅而为癌毒。故肿瘤的病机特点则为"本虚标实，虚实夹杂"。我们大家都知道化疗药治疗疾病的同时，它也是毒药，而当化疗药输入人体内后，会影响人体多脏器功能，如肝肾功能的损害、骨髓抑制、心脏毒性、皮肤神经末梢的损害等，所以我们谓之"邪毒"，恶性肿瘤患者素体本虚，癌毒内蕴，复为邪毒（化疗药）内侵，致气血阴阳更虚，化气行血无力，濡养肌肤不能，经络气血不通，枝节四末失养，血脉痹阻而为"血痹"。故化疗后血痹证的病因病机多为"气血亏虚，营卫失和，经络不畅，筋脉失养，或受外邪所侵，经络闭塞不通而致手足麻木或轻微疼痛"，属本虚标实之证。

2. 现代医学中的血痹证除化疗后血痹证还常见哪些疾病？

血痹证包括我们临床中常见的如下疾病。

（1）末梢神经炎：常表现为"手套式、袜套式"的皮肤异常感觉。

①药物引起：各种药物如呋喃西林、呋喃坦定、痢特灵、雷米封；

②营养不良；

③砷中毒；

④糖尿病并发症；

（2）手足综合征：除各种化疗药物（如紫杉醇、草酸铂、顺铂、环磷酰胺）引起的肢端红斑外，肿瘤患者在接受分子靶向治疗如特罗凯、易瑞沙、甲苯磺酸索拉非尼、瑞戈非尼等过程中可出现。

（3）皮神经损伤：有外伤而致，如尺桡神经损伤、下肢腓神经损伤而致的手足麻木。

（4）病毒感染所致。

（5）动脉硬化：脑动脉硬化、供血不足、上肢麻木、脑萎缩等。自主神经调节不良引起的麻木。

（6）雷诺氏病。

四、化疗后的血痹证的治疗

血痹证历代医家多用"黄芪桂枝五物汤、当归四逆汤、葛根汤、桂枝汤、桂枝芍药知母汤、补阳还五汤、独活寄生汤"等治疗。"黄芪桂枝五物汤"见于《金匮要略》血痹虚劳病篇，"当归四逆汤、葛根汤"均见于《伤寒论》，"桂枝芍药知母汤"见于《金匮要略》中风历节病。我们临床治疗化疗后血痹证多用《金匮要略》中"黄芪桂枝五物汤"。

1.《金匮要略》中血痹证的治疗：在治法上，轻者"针引阳气"，通过针刺法引导阳气。意在"气行则血行，气为血帅"，令"脉和紧去"。重者"血痹阴阳俱危者黄芪桂枝五物汤主之"。"黄芪桂枝五物汤"为桂枝汤－甘草倍生姜＋黄芪而成。"桂枝汤"是《伤寒论》具有代表性方剂，治外感有"调和营卫"的作用，治内伤杂病，具有"调和阴阳"的作用。方剂组成：黄芪3两、芍药3两、桂枝3两、生姜6两、大枣2枚。桂枝＋生姜：通阳行气，黄芪：实卫气。芍药和营理血走血分。五药合用"温补通调"。由此可以看出，仲景也是在《黄帝内经》指导原则下创立了"黄芪桂枝五物汤"。因为《黄帝内经·灵枢·邪气五脏病形》曰"阴阳形气俱不足，勿取以针，而调以甘药"。

2. 中医外治法，下面我简单地介绍一下临床常用的几种方法。

（1）中药熏洗预防及治疗：适合于血痹证轻症的患者，依据内经"摩之浴之"，我们自拟"血痹外洗组方"具有"益气温阳、活血通络"的作用（防治化疗后末梢神经炎、手足综合征），其药物组成：老鹳草50克、透骨草30克、黄芪 15 克、黑顺片 10 克、络石藤 15 克、当归 15 克、川乌 15 克、路路通 10 克、红花 15 克、芍药 18 克、丹参 18 克等。用法：将上药煎煮后进行手足熏洗，通过温热效应、经络效应和中医的透皮效应结合为一体而发挥其治疗作用。

（2）中药热奄包的穴位中频脉冲电治疗：适合于血痹证轻症的患者（主要防治化疗后末梢神经炎），操作方法：将上药煎煮，使用中药热奄包覆于局部皮肤穴位上（选穴如双足三里、双三阴交等），用"电脑中频药物导入仪"导入，治疗温度在 40～45 ℃，强度在 5～40 HZ，以患者耐受为宜。每日一次，一次治疗时间 20 分钟。其机埋是通过奄包的热蒸气使局部的毛细血管扩张，血液循环加速，又可通过热蒸气促使奄包内中药内离子渗透到患者病痛所在，同时利用其温热效应达到"益气温阳，活血通络"的目的。

（3）"生肌玉红膏"外涂治疗"手足综合征"患者：因为我们把化疗后手足综合征的患者也列为血痹证范畴，对于患者有麻木伴水泡、肿胀、脱皮、溃烂等症状的患者，配用生肌玉红膏和红霉素眼膏按 2：1 比例调和后外敷，改善局部症状。另外，对"手足综合征"表现为脱皮、脱屑、干裂、疼痛等阴虚燥热之象的患者，应用我院制剂"湿润烧伤膏"外涂也起到很好的治疗作用，特别是对某些"靶药"引起手足皲裂、脱皮、疼痛效如桴鼓。

（4）医院自制"芪柏塌渍"防治化疗后静脉炎："芪柏塌渍"药物组成："黄芪、黄柏、当归、桂枝"等各 15 克共为粉末，过 150 目筛。冰片、硼砂各 10 克蜂蜜调用。具体操作方法：用盐水棉球清洁局部皮肤，根据塌渍的面积，取大小合适的棉纸或薄胶纸，用油膏刀将所需药物均匀地平摊于棉纸上，厚薄适中。将摊好药物的棉纸塌渍于患处，以胶布或绷带固定，松紧适宜。每次塌渍 4～6 小时，每日一次。

这是我们一个获奖科研课题，当时除做了大量的临床观察外，还做了相关实验研究：将化疗药"长春瑞滨"（按一定剂量）注射在"日本大耳白兔"耳缘静脉，造成"化疗后静脉炎动物模型"，从而由病理学医生在光镜下观察兔耳缘静脉"血管壁损害、血管周围出血、炎细胞浸润、循环障碍"等情况，并与对照组相比，均有统计学意义。同时通过动物实验，运用免疫组化方法观察兔耳缘静脉 ICAM-1（细胞内黏附因子 -1）和 VEGF（血管内皮生长因子）的表达变化，本研究结果显示"中药芪柏制剂"是通过下调血管内皮的细胞内黏附因子 -1（ICAM-1）和血管内皮生长因子（VEGF）的过度表达，抑制血管通透性增加、炎细胞浸润和血小板黏附，以达到抗化疗性静脉炎的作用。其实我们从去年开始还应用该药治疗"海蜇蜇伤"效果显著，在海边生活的各位同仁可以用该药试用于海蜇蜇伤的患者，有立即止痛、消肿、药后不留色素等作用。

3. 针或灸法：依据仲景的学术思想，除外"黄芪桂枝五物汤"加减（益气通阳、调和营卫）口服或配合外用，同时也可以辨证选穴施以针或灸法，我们常用"十宣穴、合谷穴、三里穴"等以针引阳气，益气养血，使其营卫调和、气血调畅而愈。

对于末梢神经炎我们采用艾条灸法，选穴为"十宣穴、合谷穴、太冲穴"等；对于手足综合征的指端感觉障碍，我们采用"电子艾灸进行穴位灸"，因为电子艾灸温度温和，不易引起烫伤。

总之，血痹证是恶性肿瘤化疗后较常见且较难治的并发症之一，西医目前对该并发症的治疗手段单一，如维生素类或营养神经的药，效果不尽人意。而仲景在《金匮要略·血痹虚劳病脉证并治》中，"黄芪桂枝五物汤及针刺"方法的提出，给我们对化疗后"末梢神经炎""手足综合征"及"化疗后静脉炎"的治疗提供了中医内治、外治及针灸的多途径、多手段的中医辨证思维，值得后世医者进一步继承、挖掘、创新、发扬光大。

五、典型案例

病例 1：乳腺癌术后化疗性静脉炎

刘某，女性，57 岁。河北省秦皇岛市山海关人，主因乳腺癌术后一周期化疗后一天上肢疼痛而就诊，表现为化疗药静脉走行处红肿疼痛、血管壁青紫，成索条状。用"芪柏塌渍"药物（具体方法：用盐水棉球清洁局部皮肤，根据塌渍的面积，取大小合适的棉纸或薄胶纸，用油膏刀将所需药物均匀地平摊于棉纸上，厚薄适中。将摊好药物的棉纸塌渍于患处，以胶布或绷带固定，松紧适宜。）每次塌渍 4～6 小时，每日一次。20 分钟后，疼痛明显减轻，静脉及周围皮肤红肿、疼痛 2 天后完全消失，静脉血管壁青紫、索条状在 7 天后消退而愈。嘱下周期化疗前，沿着化疗药静脉走行处皮肤预防性涂擦塌渍上述芪柏制剂，未再发生化疗性静脉炎。

病例 2：直肠癌术后化疗性静脉炎

朱某，女性，河北省秦皇岛市人，主因直肠癌术后 3 周期化疗后，手足麻木一月余加重7天就诊。患者于1月前，因直肠癌化疗后出现手足麻木，逐渐加重，曾口服甲钴胺、维生素B_6等不见好转，并于7天前症状加重，患者发病以来神清语利、无肢体活动障碍，既往否认肝炎、糖尿病病史。刻下症：双手足麻木，遇寒加重，手足色素沉着，纳可，寐安，二便调。舌淡暗，苔薄白，脉弦细。诊断：化疗后血痹证（气虚血瘀），治以"益气温阳、活血通络"，方用"黄芪桂枝五物汤"加减口服，配"血痹外洗方（自拟）"熏洗。具体方剂如下：黄芪30毫克、芍药15克、桂枝18克、生姜10克、甘草6克、大枣5枚。文火水煎，口服，2次/日。同时给予血痹外洗方：老鹳草50克、透骨草30克、黄芪15克、黑顺片10克、络石藤15克、当归15克、川乌15克、路路通10克、红花15克、芍药18克、丹参18克。水煎熏洗手足，1～2次/日，每次30～50分钟。嘱其避风寒，熏洗时以微汗出为度。一周后，手足麻木明显好转，以足效果更明显，15天后诸症消失。继续维持用药，在后续3周期化疗后，未见手足麻木之象。

▶▶▶ 作者简介

　　洪月光，女，秦皇岛市中医医院肿瘤科主任，中医主任医师（中西医结合主任医师），毕业于北京中医药大学，医学硕士，硕士生导师。世界中医联合会肿瘤经方专业委员会常务理事，世界中医联合会肿瘤外治法专业委员会常务理事，中国中医肿瘤防治联盟理事，中国民族医药学会肿瘤科分会常务理事，河北省预防医学会中西医结合肿瘤防治委员会副主任委员，河北省中医药学会肿瘤专业委员会常委，秦皇岛市医学会肿瘤学专业委员会副主委，秦皇岛市中医药学会肿瘤专业委员会主任委员。国家中医药管理局第三批优秀中医临床人才，河北省新世纪"三三三"人才，首届燕赵知名中青年医学专家，秦皇岛市肿瘤学科学术技术带头人，秦皇岛市首届名中医。师从于国医大师孙光荣教授、国医名师朴炳奎教授、国医名师王沛教授。（曾先后进修学习于天津肿瘤医院、北京广安门医院、北京中医药大学附属东直门医院。）擅长中西医结合治疗各种恶性肿瘤如：乳腺癌、肺癌、大肠癌、卵巢癌、淋巴瘤等，对各种恶性肿瘤的放、化疗及其副作用的防治，恶性胸腔积液的治疗，有自己独到的见解。主研及参与科研课题10余项并有多项获奖，在国家级核心期刊发表论文20余篇。

●●●●

肿瘤患者焦虑、抑郁的心理治疗方法

◆ 尹绍峰

随着科学技术的发展，医学模式已经由原来的单一的生物医学模式转变为生物—心理—社会医学模式。对于肿瘤的研究也越来越重视社会心理因素在肿瘤中的发生发展治疗康复中的作用，逐渐形成了一个新的肿瘤学分支——肿瘤心理学。

一、心理治疗是肿瘤整体治疗的一部分

对肿瘤患者给予心理支持，进行康复指导，甚至临终关怀。近年来的研究表明，肿瘤的病因是多方面的。而社会因素是其中一个重要的方面。临床上对肿瘤患者的治疗，除了正规系统的抗肿瘤治疗以外，同时还要强调心理干预，将心理治疗作为整体医疗的一部分。可在延长患者生命的同时，提高患者的生存质量。肿瘤不仅给患者造成生理上的巨大伤害，同时在心理上、精神上给予患者带来严重的创伤。据调查，57%的肿瘤患者存在着不同程度的心理障碍。对患者会产生严重的精神打击，出现明显的心理应激反应。表现为正常的日常生活秩序被打乱，情绪低落甚至抑郁，举止失措，食欲下降，睡眠障碍，体重减轻甚至精神障碍等。肿瘤患者有其独特的人格特点：孤独，易怒，呆板，自残，压抑，否定，逆来顺受，自我克制，自责，感情释放能力差，易于绝望体验等。肿瘤患者心理承受能力及应激能力较差，存在着较严重的心理健康问题。及时的心理疏导，有效的关怀照顾，能增强肿瘤患者应对不良情绪的能力，促进患者的康复。研究表明，肿瘤的死亡率和情绪抑郁，有着密切的关系。高抑郁患者死于肿瘤者是其他人的两倍。说明抑郁情绪可导致或加速肿瘤的发展。由此可见，心理因素对于肿瘤的发展和预后起着重要作用。

肿瘤是一种身心疾病，对肿瘤患者治疗中，应该提高对心理治疗意义的认识。

心理治疗是多方面的，多层次的。需要护理人员、患者家属、患者的多方面配合。单独一方面是不可能完成的。并且心理治疗前，应对患者的文化水平，生活习惯，病情变化，思想情绪以及家庭环境等做充分的评估。根据患者的文化程度，性格特征，以及心理特点，选择适当的心理治疗方式，一定要因人而异。

1.心理健康教育

针对肿瘤患者在疾病过程中所经历的情绪上不安等因素，健康心理教育能帮助他们应对疾病产生的相关情绪。以同情，真诚，尊重，接纳，中立和相关的态度进行倾听是建立良好沟通关系的基础。通过沟通识别和确认患者的自我概念，当时的情感和对危机事件的感知。语言的交流和共情是降低患者忧郁的第一步。文献表明心理状况的变化对癌症患者临床治疗影响及大。抑郁症可使肿瘤的长期生存率降低 10% ～ 20%。有研究表明，恶性肿瘤患者教育性干预的目标是减少他们对恶性肿瘤认识不足所带来的无助和不适感。许多心理研究提示应有计划地逐步告诉患者一些真实信息。主要包括向患者解释癌症的诊断、治疗、治疗不良反应，以及不同的情绪反应和不同的社会支持可能对疾病产生的影响。一方面让患者认识到肿瘤是一种严重的疾病；另一方面使患者充分了解到肿瘤的治疗和现在的一些先进治疗手段，从而增强患者对疾病治愈的信心，同时增强患者对医生的信任程度，这就有可能唤起他们强烈的康复生存潜能。

2.心理药物治疗

恶性肿瘤随之而来的放化疗等治疗，都会给患者带来很大的影响。其中以焦虑和抑郁最为常见。此时,可以给予一定的抗焦虑药物和抗抑郁药物消除症状。有研究认为，精神药物的应用提高患者的存活率。肿瘤伴发抑郁焦虑障碍的病理生化过程的，主要机制之一是与脑内的五羟色胺（5-hydroxytryptamine，5-HT）水平下降有关。氟西汀（Fluoxetine）是一种五羟色胺再摄取抑制剂。可选择性控制中枢神经突触前膜对五羟色胺的再提取，提高突触间隙的五羟色胺浓度，从而起到抗抑郁的作用，对抑郁症的焦虑状态也有治疗作用。在重视躯体诊治过程中，同时肿瘤患者抑郁状态的评估和控制应有机地整合到每一位癌症患者的治疗过程中。对于严重抑郁症者，应予药物治疗。其中，苯二氮卓类是目前临床上运用最广泛的抗焦虑药，疗效确切，可以单用或连用。如地西泮就有良好的抗焦虑作用，作用发生快而且确定，能够显著地改善患者的恐惧、紧张、抑郁、不安、激动、焦虑等焦虑状态。地西泮的抗焦虑作用的选择性高，对于各种原因导致的焦虑症都会有更好的疗效。但是要注意：有青光眼，重症肌无力，粒细胞减少和肝肾功能不全者慎用。老人的剂量是要减半的。

3. 心理治疗

（1）认知行为干预治疗：通过帮助患者建立正确的认知方法及教会一定的行为训练，帮助患者改变癌症的诊断、治疗、康复期间的不良认知、不良行为及一些躯体症状。认知行为干预，提供患者的学习，并且实施有效的应对策略，解决问题技能和沟通技能等机会，让患者掌握正确有效的应对策略，问题解决技能等，从而决定疾病的诊断、治疗带来的各种各样的问题。认知行为干预的具体方法很多，包括认知疗法，自律训练，生物反馈，冥想，放松训练等。

其中，认知行为治疗又叫 CBT，能够识别和纠正抑郁情绪带来的不适，让身体适当地放松，提高患者解决问题的能力。在随机对照研究中发现，认知行为治疗能有效改善患者焦虑、抑郁情绪，也能降低各种躯体状态：疼痛和疲乏。肿瘤化学疗法相关的认知功能损害将长期存在，并且可能影响肿瘤患者的生存质量，虽然化学疗法诱导的认知损害的深层机制还不清楚，但是近来的研究发现，化学疗法相关的认知损害和患者的细胞因子或与患者的 DAN 的损伤有关。

（2）群体疗法：西方心理学中的群体疗法在肿瘤的治疗有着不可忽视的作用，群体疗法是指通过群体成员的相互影响，进行心理治疗的方法，普通的群体治疗采用的是上课、群体讨论相结合的方式。早期的群体疗法采用上课和群体讨论相结合的方式。由普拉特（Pratt J H.）于 1905 年首先使用，目的是帮助结核患者控制自己的疾病。心理治疗家耶罗姆（I. D. Yalom，1970）将其概括出10 个有效的治疗因素：①传递有关治疗的信息；②鼓舞成员对治疗的进展充满希望和信心；③便于让每一位成员有共同的情感，解决共同的问题；④成员间有共同的语言，能够互相帮助；⑤成员间对治疗目的分享家庭般的经验，是群体发展成为具有家庭式的结构；⑥通过交往和反馈改善人际关系，发展个人社会化的能力；⑦成员的良好行为也可成为其他成员的榜样；⑧在人际沟通中互相学习；⑨群体的内聚力，团结和吸引力对成员的治疗极为有利；⑩在一种安定的环境会使成员间互相理解，相互安慰。

群体是人们以一定方式的共同活动为中介而形成的人群集合体，是人们交往基础上形成的共同体。成员在共同活动中彼此交往，相互左右，并且因此产生一系列的人际关系、气氛感染等心理现象；具有自己的奋斗目标，亦即群体成员对他们所要达到的活动结果的自觉映像，具有一定的内聚力。这种内聚力是以情感为纽带的，给予价值目标的一致性而形成的，一致性越高，内聚力也越大。群体中可以通过群体暗示来引起行为或观点的变化。肿瘤患者因为疾病产生的心理状态和心理倾向，以特定的相互关系和方式组合起来进行活动。肿瘤患者们在"圆桌诊疗"过程中，一系列的接触和互相交流发生了直接的，稳定的信息沟通和情感联系。群体中每一个成员都能得到另一个病友的观念和印象，都能以某种方式对其他病友做出反应。在治疗过程中，患者以某种方式组合起来，维持一定的心理关系，具有共同的需要与目标，并围绕这一相同的目标形成相互发展的关系，在他们的整个群体中无形中得到了一种支持力量，从而鼓舞了个人的信心和勇气，从而唤醒了个人的内在潜力。

（3）"音乐放松疗法"，是系统地应用音乐的特性，通过音乐的特质对人体的影响，协助个人在疾病治疗过程中达到心理、生理、情绪的整合。人的情绪与大脑皮质、丘脑下部有密切关系。音乐疗法能通过大脑边缘、脑干网状结构调节躯体运动、自主神经、大脑皮质功能的生理功能。通过协调节奏、旋律、密度的音响震动信息，作用于人体各部位引起人体五脏六腑、肌肉、脑电波的协调共振，从而改善各个器官功能紊乱状态，也可以缓解疼痛，转移注意力。音乐放松疗法，是一种特殊的心理治疗，语言交流的作用和意义不可忽视，它对建立良好的医患关系、强化音乐的心理效应，更好地因人而异的起着至关重要的作用。尤其是在处方音乐的引入。音乐过程中应有心理诱导的语言，保证音乐放松疗法的效果。要有恰当的引导用语。应用心理治疗，特别是"音乐疗法"作为一种特殊的放松疗法，在解除患者的抑郁、焦虑、分散注意力、减轻患者疼痛及增加患者安全感和舒适度上有明显的效果，"音乐放松疗法"后，患者的心理得到改善，激发了患者的生存欲望，增强忍受治疗痛苦的耐受力，提高配合治疗的积极性，患者的焦虑、抑郁水平明显降低，从而改善患者情绪，减轻对心理刺激的反应，同时，缓解疼痛，使治疗顺利完成，延长了中晚期肿瘤患者的生存时间，提高了肿瘤患者的生存质量。到目前为止，由于肿瘤患者对治疗疗效仍不满意，严重危害患者生命，一旦得知身患肿瘤，对生命的担忧，随之而来的是对前途的绝望和无助，因而焦虑、抑郁状态明显，肿瘤患者的心理状态和躯体症状都比较严重，身心状况差。

（4）心理干预是指在心理学原理，和有关理论指导下，有计划、按步骤地对一定对象的心理活动、个性特征和行为进行干预，使之发生指向预期目的的过程。当患者对所患疾病了解不够，就可能产生负面的情绪，如焦虑、抑郁、烦躁。医生可对患者进行单独或群体的方式进行医学知识的讲解，提供肿瘤诊疗常识，发放防病治疗手册，开展防病宣教、讲座等以帮助患者缓解焦虑、抑郁。焦虑和抑郁症状明显患者进行一对一的心理治疗，包括心理疏导及心理咨询甚至抗焦虑药物干预。心理学与肿瘤学的关系极为密切，无论是肿瘤疾病的发生发展还是结局都可以从心理学的角度加以阐释和解决。随着新的医学模式的建立，心理因素是一种重要的力量，消极的因素可以促使肿瘤的发生。而积极的心理因素则可以预防肿瘤，延长肿瘤患者的生存期，甚至可以治愈肿瘤。

二、肿瘤是全身性疾病的局部表现

肿瘤的病因，外因主要是四时不正之气，饮食劳伤等，内因主要是七情内伤、先天不足、脏腑功能失调等。对于肿瘤的发病机理是内外因多种因素的综合作用，导致机体的阴阳失衡，脏腑功能失调，经络气血运行障碍，导致局部的气血瘀滞，痰凝湿聚，热毒内蕴等相互交接而成。情志因素的致病特点，情志超过个体的身体适应能力，导致躯体病变或损伤，即"至若情志之郁，则总由乎心，此因郁而病"，在重视外来刺激产生情绪、情感变化的同时，中医学也重视内在脏腑气血功能状态变化对情感因素的影响。因病致郁，因郁致病，是患病过程中身心交互影响的两个方面。互为因果，相互交织，使疾病加重，迁延难愈。七情太过或不及，所致的心理障碍可以引起体内气血运行失常及脏腑功能的失调。而人体生理与活动的失调所引起的情志障碍已成为肿瘤发生发展的一个重要因素。

《黄帝内经》对情志致病的论述。《黄帝内经·素问·阴阳印象大论》中云："喜怒伤气"，喜怒泛指情绪过度，说明情志过度影响五脏气机。《黄帝内经》中："内伤于忧怒…而积聚成"。《黄帝内经·灵枢·本神》中曰："愁忧者，气闭塞而不行"。《黄帝内经·灵枢·叩问》中指出"悲哀愁欲则心动，心动则五脏六腑皆动摇"。对于一些肿瘤的发生发展，各代医家也提出了与情志因素的相关性，如乳腺癌的病因，《妇人良方大全》中认为"此属肝脾郁怒，气血亏损"。朱震亨的《格致余论》中指出"忧怒抑郁、朝夕积累，脾气消阻，肝气积滞，遂成隐核，又名乳岩"。在《医学正传》里也明确记载了乳腺癌的发病病因，此病多生于忧郁积忿之中年女性。《景岳全书》认为："必有忧愁思虑积劳积郁而成"。清代高思敬《外科问答》中曰："筋瘤，此症得自郁怒伤肝，忧思伤脾伤肺"。从各种文献中都可以看出，每代医家在分析肿瘤的发病因素时，都非常重视情志因素，认为七情内伤不仅可以直接引起气血功能脏腑不调，而致气滞血瘀，痰湿内阻，久而成瘤。而且，七情内伤可以导致机体正气亏虚，而容易导致各种外邪的侵袭，正虚邪实，多因上述综合因素的作用而发生肿瘤。

早在《黄帝内经》中，就孕育着形与神俱及心神合一的思想，它是中医对精神和躯体关系较为精辟的概述。《黄帝内经》云："主明则下安，主不明则十二官危"。认为心理是生命活动的关键，《黄帝内经·灵枢·本神》中云："生之来谓之精，两精相搏谓之神"。《黄帝内经·素问·六节藏象论》篇曰："五味入口，藏于肠胃，味有所藏，以养五气，气和而生，精津相成，神乃自生"。说明了精与神的相互依存关系。对此，张景岳概述为："形者，神之体也，神者，形之用也。无神，则形不可以活，无形则神无以生"形指的是一切有形物质，神是指机体功能活动的外在表现，包括了人的精神和心理活动。形神合一论体现了中医对疾病认识的形神一体的整体观念。

《黄帝内经·素问·阴阳应象大论》篇中说："心藏神，肺藏魄，肝藏魂，脾藏意，肾藏志"。《黄帝内经·素问·天元纪大论》中云："人有五脏化五气，以生喜怒忧思"。认为心理活动是五脏六腑的一种功能。把特定的生理活动产生归功于特定脏腑，若五脏精气盛，脏腑机体功能正常时，人的精神活动就正常，若脏腑病变可出现精神活动的异常。反之，精神活动的不及或太过也会影响脏腑的功能，使机体功能出现失调，甚至紊乱，从而导致疾病的发生。这与现代医学中精神疾病的发生机理不谋而合，《黄帝内经·素问·灵兰秘典论》篇："忧动于心则肺应，思动于心则脾应，怒动于心则肝应，恐动于心则肾应"，反之，正常的精神活动还可以协调脏腑的功能。在临床中，中医的一些大家很重视情志在治病中的重要作用，朱丹溪曰："气血冲和，百病不生，一有怫郁，百病生焉"。

春秋战国时期诸子百家不乏"见素抱朴，少私寡欲""养气、莫善于寡欲"，以及祝告、开导、祝由等，可谓是中医心理学的早期萌芽。虽说中医中没有心理治疗的说法，但祝告、开导，祝由，是我国最早形成的心理治疗方式之一。《黄帝内经·素问·移精变气论》："余闻古之治病，惟其移精变气，可祝由而已……此恬淡之世，邪不能深入也，故毒药不能治其内，针石不能治其外，故可移精祝由而已"。清代吴鞠通解释为："祝，告也；由，病之所从出也"。祝由则是指区别于迷信的心理疗法，究其实质即通过解说分析病因，然后加以名言开导或行为诱导，来解除或减轻患者的心理压力、调整情绪和精神活动，以达到治疗疾患的目的。另外通过祝由达到移精变气，"移"指改变，"精"指精神，"气"则是气血，即通过语言分析和行为开导等方式，以调摄患者精神，改变其气血紊乱的病理状态，最终达到防治疾病之目的，这一过程即是中医心理治疗过程。

《黄帝内经》及《伤寒论》中的情志篇：《黄帝内经》162 篇中篇名和主要内容心理情绪神志相关的占了 32 篇，东汉张仲景所著《伤寒论》中 397 条中有关心理精神治疗的占 11%，113 方中占 19%，《黄帝内经》认识到人的心理因素与疾病的发生发展及其预后密切相关，在治疗方面把情志治疗居于所有治疗之首，创立了情志相胜疗法。《黄帝内经·素问·移精变气论》篇中云："古之治病，惟其移精变气，可祝由而已"。即通过祝由、诠释病因的一种心理治疗方法。很多历史文献中记载了许多治疗心理疾病的例子，如开导劝慰疗法、暗示解惑法、移情易性法、宁神静志法、传统音乐疗法等，与现代医学疗法中的暗示疗法，疏导疗法，放松疗法，音乐疗法等有很多不谋而合之处。因此，情志不遂，郁而成疾是肿瘤发生发展的主要因素之一。气机郁滞，阴阳失衡是情志致病的发病机理。中医始终把人体看作一个形神合一的整体，在治疗时，注重形神并治，充分考虑情志因素在疾病发生发展中的作用，利用有效的精神心理干预方法，调节情志，舒畅气机，预防各种心理障碍的发生，具有积极的意义。

随着我的对这种疾病的认识深度增强，我会找到更多的心理治疗的方法。从我这么多年的治疗经验来看，实际上所谓的西方心理治疗，很多都可以从中医里面找到它的根源，或者相关相似的地方。古代是不分这些东西的，一些大医既是一个好的医生，又是一个好的心理治疗师。心理治疗方式很多，比如说，音乐疗法、情志疗法等。心理治疗是一种含义很大的东西，它具有情志方面的，而像一些手法的治疗，如按摩、推拿等都可以结合进去。

我想告诉大家的是：心理治疗是一个多方面，多层次的。需要医护人员、患者家属及患者本人多方面配合。我可以提一下我治疗抑郁症的方法：我是从身心方面，因为身心相依，身体影响心理，心理影响身体，很多抑郁症患者早期找我的时候，我是不会给他咨询的，我通过针灸、药物、一些运动疗法，或者一些其他的疗法，结合之后，慢慢地随着机体的改善，情绪也会发生相应的变化。这是我对抑郁症治疗的一些方法。可是以肿瘤引起的抑郁症，还是要以治疗肿瘤为主，心理治疗为辅。对于抑郁症这个问题，我也见到很多患者把抑郁症、焦虑症等的一些心理疾病以为是精神病，这要提高他们的认知度。这是全民的问题，而不是一两个人的问题。实际上，心理治疗，是一个很好的方法。但是在中国来说，这就有它的缺陷，因为专业的心理治疗师很少，实际上，我在考虑一些其他疗法，能够替代辅助疗法解决一些问题。在没有专业的医师指导下，可以对患者进行治疗。这里，我想说一下，心理治疗，一方面是药物；另一方面是语言，所谓的语言就是我们现在讨论的心理治疗。现代的心理治疗是指运用心理学的理论和方法，良好的医患关系为桥梁，通过心理医生语言、表情、姿势、态度、行为影响，改善患者的认知、情感和行为，消除患者的心理问题，促进患者向形体协调方向发展。广义上说，心理治疗是运用特殊技术方法，用语言和非语言的交流方式影响患者的心理状态，通过心理支持、解释说明和同情，改变患者的精神行为，来达到减轻痛苦，减少负面情绪的目的。从这个利益上讲，生活中人们所做的一切，密切关系都会起到治疗的作用。理解、支持和信任是在生活中值得倡导的沟通方式。我想大家应该注意一点，心理治疗作为肿瘤治疗的一个方向是很好。因病致郁，肿瘤的放化疗之后反应引起情志的变化，重点来说有效治疗和减轻患者的痛苦，这才是重要之道。

▶▶▶ **作者简介**

尹绍峰，硕士，主治医师，失眠病科主任。世中联肿瘤经方治疗研究专业委员会理事、世中联中医心理学专业委员会常务理事、英国中医针灸师专业协会执行秘书长。河南中医学院本科毕业，天津中医药大学研究生毕业，现在就职于天津中医药大学附属武清中医院失眠病科门诊工作。经历家传师承学院学习，对中医痴心不改，一直希望自己能会融会贯通，悟道中医。学术思想：《黄帝内经》中的神气学说为指导，运用中医气化及五神辨证理论，以微针治神及中药气化结合中医心理学等非药物疗法治疗早期抑郁症、焦虑症、睡眠障碍、学生学习障碍、儿童多动症、自闭症等心身疾病及阿尔茨海默病、脑梗死及出血后情志异常、慢性胃炎、慢性结肠炎神经性头痛高血压等与精神因素相关的慢性疑难病。

养阴三法在恶性肿瘤中晚期的应用体会

◆ 王俊峰

恶性肿瘤是一种常见多发疾病，严重威胁人类的健康和生命，已经成为世界各国卫生健康事业的一个主要研究对象，伴随着现代生活方式及环境的改变，恶性肿瘤发病率逐年升高，虽然肿瘤的诊断和治疗技术有了显著的进步，但是临床疗效还远不尽如人意，包括早期发现率很低，治疗后生存率不高，不良反应和生活质量不高，往往发现时已是中晚期。此时，绝大多数患者失去了手术机会，只能被迫采取放疗、化疗、免疫生物治疗等，尽管治疗手法多种多样，可以杀死许多肿瘤细胞，治疗后生存期有所延长，生活质量不同程度改善，但同时许多正常组织细胞也被破坏殆尽，导致产生一系列并发症，患者常常需要依靠静脉输液、药物止痛等维持生命，痛苦不堪。究其根本原因，还是原则性的错误观念所致，现代医学强调以病为本，而不是以人为本，过于关注肿块的消除和肿瘤细胞的杀灭，而中医提倡整体观念，讲究一个共存，以人为本，辨证施治，调和阴阳，激活人体的免疫系统，其本质是让肿瘤细胞失去适宜的生存环境，控制其疯长，只能安分守己与人体和平相处。恶性肿瘤经过放疗、化疗后，机体本身免疫机能下降，身体消瘦表现为恶病质状态，临床常常表现为一系列阴虚症状，如低热、口干舌燥、烦躁失眠、盗汗、舌红少苔等，此时如何调整改善阴虚状态，也是医者共同关注的话题。《黄帝内经》云："阳化气，阴成形。"阳指阳气，阴指血液、津液，阳气隶属功能，阴血隶属物质。《黄帝内经·素问·阴阳应象大论》也说："阴在内，阳之守也。阳在外，阴之使也。"阳气想要正常发挥功能，必须要有充足的阴性物质作为条件，也就是我们通常说的物质决定功能。历代医家提出的养阴方法较多，《黄帝内经·素问·阴阳应象大论》说："年四十，而阴气自半也，起居衰矣。"金元四大家中的滋阴派朱丹溪也提出："阳常有余，阴常不足"。认为人受天地之气而生，天之阳气为气，地之阴气为血。故气常有余，血常不足。男子六十四岁而精绝，女子四十九岁而经断，夫以阴气之成，止为得三十年之应用。又说道："阳者、天也，主外；阴者、地也，主内。故阳道实，阴道虚。"

一、阴阳同根生，助阳可生阴

《易经·系辞》上面说："易有太极，是生两仪，两仪生四象，四象生八卦。"两仪在中医学中即指阴阳，易经谓一阴一阳谓之道，阴阳具有对立制约、消长平衡、相互转化、相互交感、互根互用互藏等特点。孙广仁主编的中医基础理论阴阳学说中也提出："阳以阴为奇，阴以阳为偶。阴为阳，守持于内，阳为阴，御使于外。阴阳相互为用，不可分离"。而最善于阳中求阴的莫过于明代杰出的温补学派代表人物张景岳，他在《景岳全书·新方八阵》提出："善补阳者，必于阴中求阳，则阳得阴助而生化无穷，善补阴者，必于阳中求阴，则阴得阳生而泉源不竭。"他的左归丸更是阳中求阴的代表方，该方在一系列滋补肾阴药中，增加了鹿角胶、菟丝子等助阳药，正是阴得阳生而泉源不竭的最佳体现。临床采用益阳生阴法可以明显地改善恶性肿瘤中晚期患者的全身状态。

二、营卫需调和，酸甘能化阴

《黄帝内经·灵枢·营卫生会》云："人受气于谷，谷入于胃，以传于肺，五脏六腑皆已受气，其清者为营，浊者为卫。营在脉中，卫在脉外。"《黄帝内经·灵枢·邪客》云："营气者，泌其津液，注之于脉，化以为血。"《黄帝内经·灵枢·本脏》云："卫气者，所以温分肉，充皮肤，肥腠理，司开阖者也。"营卫二气都是由水谷精微所化生，柔润者为营气，又称营血，彪悍之气为卫气，又称卫阳，二者一柔一刚，一阴一阳，构成了人体复杂的防御体系，对人体正常的生命活动起着极其重要的作用。其中调和营卫最具代表性的方剂为桂枝汤，桂枝为君药，解肌及表，散外感风寒，又用芍药为臣，益阴敛营，桂芍相合，一治卫强，一治营弱，合则调和营卫，是相须为用，生姜性温，既助桂枝解肌，又能暖胃止呕，大枣甘平，既能益气补中又能滋脾生津，姜枣相合，还可以升腾脾胃生发之气而调和营卫，所以并为佐药。炙甘草之用有二：一为佐药，益气和中，合桂枝以解肌，合芍药以益阴；一为使药，调和诸药。正如柯琴在《伤寒附翼》中赞桂枝汤为仲景群方之魁，乃滋阴和阳，调和营卫、解肌发汗之总方也。酸甘化阴法是将酸味药与甘味药配伍同用后产生滋养阴液，生津益气功效的一种方法。甘寒、甘凉能滋生津液，酸味收敛，能固涩津液，两种性味的药物，一滋一敛，既滋生阴津，又防止津液丢失，此法首创于仲景的伤寒论。多数学者认为，芍药甘草汤是其中的代表方剂，成无己云：酸以收之，甘以缓之。故酸甘相合，用补阴血，且酸味药入肝而补肝敛肝，甘味药入脾而能补益脾胃，有甘缓养胃之功，酸甘化阴，既是滋养肝及脾胃之阴，养阴之力远远比单用养阴药效果更佳、临床将桂枝汤为基础方加减，可以达到调和阴阳、调和脏腑、调和营卫之功效，提高患者的生存质量。

三、阴血同相求，血充阴必生

《黄帝内经·灵枢·决气》云："中焦受气取汁，变化而赤，是为血。"说明血是由脾胃运化的水谷精微变化而成。血为阴性物质，可以濡养和滋润全身各脏腑器官，维持正常的生理活动，如《黄帝内经·素问·五脏生成》曰："肝受血而能视，足受血而能步，掌受血而能握，指受血而能摄。"同时血液为神志活动的主要物质基础，如《黄帝内经·灵枢·平人绝谷》云："血脉合利，精神乃居。"肿瘤患者大多情志不畅或烦躁易怒，肝火伤阴，或者郁郁寡欢，暗耗阴血，或者气郁犯脾伤阴。不管是伤阴还是耗血，最终导致血虚，表现出面色萎黄，肌肉瘦削，肌肤干涩，毛发不荣，失眠多梦，烦躁等症状。肝为藏血之腑，故补血多从肝入手，四物汤更为补血的妙方。柯琴云：经云心生血，肝藏血，调血者，当求之于肝也，该方乃肝经调血之专剂，当归甘温和血，川芎辛温活血，芍药酸寒敛血，地黄甘平补血，四物汤具有生长收藏之作用，故能使荣气安行于精髓也。临床常用四物汤加味根据病情调整补血活血的剂量，既可养血生阴，改善本器功能，又可活血通络，防治瘀血停滞，影响心血的再生。以通为用为补，标本同治，可有效延长患者生存期，值得进一步研究。

根据我对养阴三法的理解，在临床上我自创了益阴扶阳和血汤，用于中晚期恶性肿瘤的阴虚证的治疗，效果还比较满意。该方大概由二十味药组成，它们是山茱萸、淮山药、生龙骨、生牡蛎、煅磁石、熟地黄、当归、赤芍、乌梅、五味子、人参、肉桂、淫羊藿、菟丝子、枸杞子、补骨脂、茜草、炒白术、茯苓、甘草，该方的剂量山茱萸、山药、生龙骨、生牡蛎、煅磁石的一般用量30～60克，其他的药物基本在10～15克。该方益阴的功效主要是参考了张锡纯的《医学衷中参西录》中的来复汤，该方主治寒温外感诸症，大病瘥后，不能自复，寒热往来，虚汗淋漓，或者但热不寒，汗出而热解，须臾又热又寒，目睛上窜，热危欲脱，或喘逆，或怔忡，或气虚不足以息，诸症若见异端，即以急服。张氏认为：山茱萸救脱之功，较人参、白术、黄芪更胜一筹，概萸肉之性，不独补肝也，凡人身之阴阳气血将散者，皆能敛之。故救脱之药当以萸肉为第一，凡人元气之脱，其脱在肝，故人虚极者，其肝风内动，肝风动，即元气欲脱之兆也，萸肉既敛汗又补肝，主以肝虚极而元气将脱者服之最效。《神农本草经》曰："山茱萸，其主寒热。"即肝经虚极之寒热往来也，非其他之寒热，扶阳方面，我学习的是中医大家李可老先生的肾四味，淫羊藿、枸杞子、菟丝子、补骨脂还有胡桃肉、肉桂等，体现一种阳中求阴，引火归元的一种理念。和血，我把它分为养血与活血两个方面，四物汤为主，参照了中医学家刘渡舟治肝病的经验，它的处方柴胡解毒汤里面将当归、芍药用茜草、海螵蛸、土鳖虫来代替，见效更佳，其主要原理为：肝脏体阴而用阳，当以血为本，治肝则先保血，实乃朱丹溪所云"气血冲和，万病不生"之体现，刘老先生认为，这个战略思想非常重要。其实在临床中，我们也发现，人体各个脏器都有体阴而用阳的特点，成都中医药大学由凤明教授也提出：肺体阴而用阳，深受启发，火神派的祝味菊老先生提倡的温潜法广泛应用于临床，也是通过益阴扶阳中的龙骨、牡蛎、磁石达到潜阳、收敛、养阴的功效。中医讲究整体观念，提倡一个"和"字，不但指气血津液、五脏六腑要和谐运行，也指正邪相对平衡，和平共处，恶性肿瘤的出现打破了这种平衡，我们要做的就是，治病求本，恢复机体内外阳气、阴血，正邪转化的平衡，阴平阳秘，尤其要注重养阴对阳气的稳定作用，以维持各脏腑功能的正常运行，提高恶性肿瘤中晚期患者的生存质量。

最后补充一点，养阴三法在这里针对的是恶性肿瘤中晚期的治疗，在临床上我们发现，它也广泛用于呼吸疾病、Ⅱ型呼吸衰竭的舌红少苔，因为该方体现了阳中求阴，酸甘化阴，和血生阴的综合治疗原则，所以，临床上凡是见到舌红少苔的阴虚症，都可以参考。恶性肿瘤中晚期和呼吸衰竭的后期容易发生二重感染，如口腔真菌、慢性腹泻，我还常常建议患者用大蒜、盐水含漱控制口腔的真菌感染，以免扩散，在温病学派里面有一句话："通阳最难，救阴尤易"。实际上我们在临床中发现，养阴最难，通阳尤易。虽然目前火神派、温补派大行其道，也给临床上带来了很好的效果，但是我们临床医生一定要注意，养阴的一个重要作用，医圣张仲景提倡扶阳气、护胃气、顾阴液，这里的顾阴液主要是阳明腑急下，它更强调扶阳气、护胃气的作用，临床我们在养阴的同时，也是对阳气起一个鼓舞、生发的作用，起到一个稳定功效，今天讲到了三种养阴法的联合使用比单纯的直接养阴法更令患者的耐受力和依从性明显提高，不会造成腹泻、腹胀、纳呆而导致阳气受损的不良反应，值得临床思考。

四、讨论

1.恶性肿瘤晚期镜面舌的应用，应考虑胃气阴衰败。中医强调"有胃气则生，无胃气则死"，中药多用山茱萸、乌梅、五味子、白术、山药浓煎，稍稍频服，使胃气得养，中焦水谷精微功能恢复，才能考虑其他的治疗。食物方面，有时会建议患者用柠檬水、山楂水、乌梅水加上少许冰糖，这个也会对镜面舌有帮助。

2.养阴法治疗多久显效。前提有病史的长短、病情的轻重以及肿瘤的特异性，但是长期临床发现，如果临床用量重，比如，有 30 克、60 克的用量，那么患者的自我感觉症状像潮热、口干以及面色、舌质在 7 ～ 10 天内会有 30% ～ 50% 的改善率。

五、病例介绍

病例 1：肺癌

患者刘某，女，74 岁，患者于 2017 年 11 月 25 日无明显诱因出现咳嗽，咳痰，伴肩背部疼痛，无发热、畏寒、胸痛、咯血、双下肢水肿等，于宜宾兴文县人民医院就诊，行胸部 CT 考虑肺癌可能性大。后来我院就诊，颅脑，胸部 CT（2017 年 12 月 4 日）提示："①右肺下叶占位（1.8 cm×3.4 cm）考虑肺癌的可能。②右肺上叶多发淡薄结节（1.6 cm），考虑转移性？纵隔多发淋巴结肿大。

③双侧肾上腺结节（右侧长约 0.9 cm，左侧长约 1.6 cm）转移瘤？腺瘤？④双侧侧脑室旁，左侧基底节区腔梗灶。"中医予以止咳化痰，活血化瘀等治疗，西医自行服用易瑞沙（一片睡前服）抗癌治疗，咳嗽、咳痰、肩背部疼痛症状逐渐缓解。2018 年 5 月 29 日患者复查胸部 CT："右肺下叶占位（1.1 cm×0.7 cm），与 2017 年 12 月 4 日对比肿块明显缩小。右肺上叶多发淡薄结节 1.1 cm 转移？左侧肾上腺结节 2.0 cm 转移瘤？腺瘤？"此后，患者长期在我院门诊口服中药及口服易瑞沙治疗。2018 年 9 月 20 日，患者于西南医科大学附属医院行全身骨显像：右侧第六七肋及左侧第七到九肋近肋软骨交界区骨代谢稍增高，双膝关节骨代谢增高，考虑退行性骨关节病。2019 年 1 月 5 日，我院门诊复查胸部 CT：右肺上叶及下叶少许炎症。患者入院中医诊断为肺积，病机痰湿蕴肺，瘀血阻滞。西医诊断：①右肺下叶占位？考虑肺癌。②肾上腺结节性质？转移瘤？腺瘤？③高血压病 三级 很高危④高血压性心脏病，左房增大，左室壁增厚，窦性心律。

诊疗经过：

该患者从 2018 年 12 月 22 日一直在我处服用中药饮片至今，每次处方 14 剂，两天一剂，配合基因靶向药物易瑞沙治疗，临证主要有轻微咳嗽，少痰，无发热、胸痛、咯血、消瘦，服药期间出现轻微口干、皮疹和大便每日 1～3 次不等，精神状态良好，舌质略红，苔薄少，脉细。《黄帝内经·素问·阴阳应象大论》说："年四十，而阴气自半也，起居衰矣。"金元四大家中的滋阴派朱丹溪也提出："阳常有余，阴常不足"。《景岳全书·新方八阵》提出："善补阳者，必于阴中求阳，则阳得阴助而生化无穷，善补阴者，必于阳中求阴，则阴得阳生而泉源不竭。"参考益阴扶阳和血汤化裁为自拟中和柴萸汤（柴胡，山茱萸，桂枝，赤芍，熟地黄，黄柏，炒白术，炙甘草八味）作为基本方疏通三焦，补益肾水，方中加用补骨脂，菟丝子，附子等助阳生阴，避免养阴太过，伤及阳气生化，同时每剂方中均有桂枝，赤芍或白芍酸甘化阴，调和营卫及脏腑，考虑久病入络必淤，加用黄精，红景天，姜黄，郁金等养阴活血，全方具有经络畅，阳气彰，君火以明；三焦通，肾水足，相火以位之功，配合基因靶向药物治疗，很好起到协同增效，延缓耐药的目的。目前患者仍在积极治疗中，各方面情况良好。

病例 2：前列腺癌

患者杨某松，男，2017 年 5 月确诊前列腺癌，服用比卡鲁安片 50 毫克一天一次，每月注射醋酸戈舍瑞林缓释植入剂一次。2018 年 10 月 29 日至 11 月 9 日因"口干、多饮、多尿、消瘦 1 周"在西南医科大学附属医院住院，诊断为 2 型糖尿病，前列腺肿瘤伴骨转移，高脂血症，泌尿系道感染。期间骨扫描提示骨转移，胸腹部 CT 平扫提示：前列腺体积增大，密度减低，左侧肩胛骨，多个胸腰椎，左侧股骨头骨质密度不均匀增高，符合前列腺癌伴骨转移表现。膀胱壁不均匀增厚。

诊疗经过：

患者于 2019 年 2 月 1 日因头晕、周身酸痛、尿频尿急经人介绍来我处寻求中医药治疗。初诊：神清神差，面色潮红，纳差，舌质红，苔少，脉细数。考虑比卡鲁胺属于非甾体类抗雄性激素药物，戈舍瑞林是一种合成的、促黄体生成素释放激素类药物，二者长期使用容易导致肝肾阴液的耗伤，加上本身患有 2 型糖尿病，属于阴虚为本，燥热为标，叠加作用更容易伤阴，肝主筋，肾主骨生髓，穷必及肾，久病入络，在养阴三法理论基础上，结合焦络理论通补三焦法，采用中和柴萸汤化裁：

柴胡 25 克、山茱萸 50 克、桂枝 15 克、白芍 15 克

熟地黄 30 克、黄柏 10 克、炒白术 15 克、炙甘草 12 克

红景天 10 克、绞股蓝 15 克、灵芝 1 克、5 醋香附 15 克

葛根 50 克、茯苓 30 克、炒山楂 15 克、川牛膝 12 克

该患者服用中药饮片至今，每次处方 7 剂，两天一剂，配合西药基本药物治疗，随症加减，注重养阴，以纠正激素类药物带来的阴伤阳损的弊端。《黄帝内经·素问·灵兰秘典》曰："三焦者，决渎之官，水道出焉。"遍布在人体胸腔及腹腔，是气血、津液运行至五脏六腑的途径。《黄帝内经·灵枢·营卫生会》："上焦如雾，中焦如沤、下焦如渎。"可见三焦状态之异。正常人群三焦通畅，则水液及气机运行畅通无阻。本方重用柴胡，走少阳、阳明两经，作用有三：一则取小柴胡汤和解少阳之意，将诸药引入少阳枢机，直达三焦，和解表里，是医门八法中"和"法应用的具体表现；二则柴胡辛苦微寒，宣散疏利，可借其升散之性，恢复"上焦如雾"的生理特性；三则取其通下之性。《神农本草经》中论："柴胡，主心腹，去肠中结气，饮食积聚，寒热邪气，推陈致新"。山茱萸归肝、肾经，可使肾水充足，滋水涵木，肝升肺降，相得益彰。且肾水充足，三焦得通，一身气机升降有序，肺气得舒。柴萸合用，一散一补，

使散不伤正，补不留邪，则三焦通利，疾病得愈。方中黄柏"泻下焦隐伏之龙火"，乃取封髓丹调和水火之意，使壮火去而少火生，肾水化而诸脏濡，使水火相交，阴阳相济。合熟地共入下焦，两药相使，同济少阴，使肾中精血充盈，则三焦气血有根，通利有源。桂枝，芍药合用，是桂枝汤调和营卫之基础框架，可调和脏腑，阴阳，营卫气血。用白术主入太阴，以安中焦、实正气、健脾胃，湿气化则津液生、阴血足而虚火去，有补土覆火制水之功，畅达上下，平调一身水火阴阳，其用在脾胃，而功在三焦。笔者认为三焦不通，肾水乏源，玄络不畅是疾病的重要原因，临床治以通三焦，补肾水，开玄络为大法，结合国医大师孙光荣教授中和医派善用"角药"的特色，灵芝、红景天、绞股蓝相互配合相互牵制，更为平稳，可益心气安心神，缓解患者的焦虑症状，破血通经，通络开玄，使脑之神机通达，以达"中和"之效。很好起到协同增效，延缓耐药的目的。目前患者仍在积极治疗中，各方面情况良好。

概而言之：三焦不通百病根，肾水不足相火生。玄府经络气血畅，邪去正安阴阳衡。

▶▶▶ **作者简介**

　　王俊峰，1993 年毕业于四川泸州医学院中医系，教授，主任中医师，硕士研究生导师，西南医科大学附属中医医院呼吸内科副主任，西医诊断学教研室主任，第三批全国中医优秀临床人才，国际中和医派学术传人，全国名老中医药专家祝之友传承工作室弟子，四川省中西医结合学会，泸州市医学会呼吸学会及感染病学会委员，西南医科大学司法鉴定中心会诊专家，世界中医药学会联合会肿瘤经方治疗研究专委会常务理事，中国中医药促进会疑难杂症分会常务理事，中国中医药现代远程教育杂志社呼吸专科编委会副主任委员，中国医药新闻信息协会中医药临床分会副主任委员，泸州市创新创业导师，第六届酒城讲坛讲师。从事临床医教研 27 年。

玄府学说在肿瘤中的运用

◆ 何爱国

一、玄府学说简介

"玄府"的含义：玄者、玄冥幽微也；府者、文书藏也，古时指国家收藏文书或财物的地方；简单地说，玄府就是玄冥幽微的地方，引申为"微小的通道"。玄府有广义和狭义之分。狭义者即通常所说皮肤之毛孔，这源自《黄帝内经·素问·水热穴论》中，"所谓玄府者，汗空也"；广义者为金元四大家之一的刘完素在《素问玄机原病式》中所提出，是指遍布人体上下内外的微小通道。今天所论玄府，系指广义玄府。

1. 玄府的形态结构

刘完素在《素问玄机原病式》曰："皮肤之汗孔者，谓泄气液之孔也……一名玄府者，谓玄微府也。然玄府者，无物不有，人之脏腑、皮毛、肌肉、筋膜、骨髓、爪牙，至于世之万物，尽皆有之，乃气出入升降之道路门户也。"根据这段论述，刘氏借用"玄府"的旧名称，提出了一个全新的组织结构概念。归纳刘氏的论述，玄府具有如下三特性[1]：（1）分布广泛：不仅遍布人体上下内外各处，而且存在于各种生物中。（2）结构微细：所谓"玄微府"，即言其形态之玄冥幽微，殆非肉眼所能窥见，故又称"鬼神门"。（3）贵开忌阖：玄府为气液血脉、营卫精神升降出入的通道。凡营卫的流行，气血的灌注，津液的疏布，神机的运转，均有赖玄府通利。故玄府以开通为顺，闭阖为逆。王明杰教授认为，玄府应属于经络系统中最细小的孙络的进一步分化，是迄今为止祖国医学有关人体结构认识最为细小的一个层次。为方便理解，作者认为玄府相当于现代医学微循环中毛细血管内皮细胞之间的通道及细胞膜的离子通道。

2. 玄府的生理功能

"玄府"作为气机升降出入的结构基础，在人体各组织器官生命活动中居于重要的枢纽位置。刘氏认为："气者，形之主，神之母，三才之本，万物之元，道之变也。"气是人体生命活动的根本。凡津液的输布，精血的濡养，神机的运转，均与气的升降出入运动密切相关。人体气、血、津、液、精、神六者，既同源异流，又殊途同归，最终均须通过"玄府"而对各组织、器官发生滋养作用。

3. 玄府的病理变化 [1]

"玄府"与皮肤汗孔一样，也具有开阖的性能，但它是以开通为顺，闭密为逆。"玄府"开通，则气血宣行，津液流布，神机通达，而能抗御外邪，诸病不生。"玄府"闭密，可引起多种多样的临床证候，归纳起来，大致有以下四类 [1]。

（1）气失宣通。气机郁遏而生佛热，是"玄府"闭塞所致的最基本病变。也是刘氏火热论的依据之一。如他论述吐酸曰："阳气壅塞，郁结不通畅也，如饮食在器，复盖郁热而自酸也。" 又如论述转筋曰："外冒于寒，而腠闭密闭，阳气郁，佛热内作，热燥于筋，则转筋也。"据此与庸医妄言"吐酸、转筋"为寒有所区别。又如刘氏论述阳厥曰："阳气极甚，而阴气极衰，则阳气佛郁，阴阳偏倾，而不能宣行，则阳气蓄聚于内，而不能营运于四肢，则手足厥冷。"至于所谓五气化火、五志化火，病机亦在于气机郁遏。

（2）津液不布。"玄府"闭塞而津液运行受阻，可出现两种相反的病理改变：停滞之处津液过剩而成湿，产生水肿、痰饮、带下等种种湿病；阻隔之处津液缺乏而生燥，引起皮肤皲裂、肢体麻木、口干舌燥等一派燥象。其表现虽然燥湿迥异，实质却均为"玄府"闭塞所致也。

（3）血脉瘀阻。"玄府"闭塞则血脉运行受阻，如刘氏论述偏枯曰："经络左右双行，而热甚郁结，气血不得宣通，郁极乃发，若一侧得通，则痞者痹而瘫痪也。"又如他在论及中风、风痫、惊风等病时指出："凡此诸证，皆由热甚而生风燥，……燥之为病，血液衰少也，而又气血不能通畅，故病然也。"这里提出了血虚与气血瘀阻两个方面的因素，但从刘氏的整个论述来看，玄府闭塞导致血脉瘀阻占有更为重要的地位。

（4）神无所用。刘氏据《黄帝内经》"出入废则神机化灭，升降息则气立孤危"之说提出："人之眼耳鼻舌身意，神识能为用者，皆由升降出入之通利也；有所闭塞者，不能为用也。"从而将种种神机失用的病变，均归咎于"玄府"

闭塞所致。如刘氏论述耳聋曰："由水衰火实，热郁于上，而使听户玄府壅塞，神气不得通泄也。"又如他论遗尿曰："热甚客于肾部，干于足厥阴之经，廷孔郁结极甚，而气血不能宣通，则痿痹而神无所用。故液渗入膀胱而旋溺遗失，不能收禁也。"

综上可见，玄府的开阖状况，与人体健康息息相关。不论外邪的侵袭，七情的失调，饮食劳倦所伤，气血津液失养，均可影响玄府正常的畅通而致闭密。而玄府一旦闭塞不通，又会导致气、血、津、液、精、神的升降出入障碍而形成种种病变，故不论外感内伤，虚实寒热，均不能脱离玄府闭塞的问题。《金匮要略》云："若五脏元真通畅，人即安和。"张子和谓："《黄帝内经》一书，唯以血气流通为贵。"是言其开通畅达之生理。朱丹溪谓："气血冲和，万病不生，一有怫郁，诸病生焉。"故玄府郁闭可称为百病之根。

4. 开通玄府常用的药物

玄府贵在开通。常用中药包括[2、3]：辛味开通、虫类开通、藤类开通及补虚开通四类。(1)王明杰教授将辛味开通药又划分为辛味解表药、辛味祛风湿药、辛味平肝熄风药：辛味解表药如麻黄、荆芥、薄荷、前胡、升麻、柴胡、葛根、细辛、白芷、鼠粘子、桔梗、藁本、川芎、蔓荆子；辛味祛风湿药如秦艽、羌活、威灵仙、独活、防风等；辛味平肝熄风药如天麻、钩藤、白蒺藜、制白附子、制南星、法半夏。(2)虫类开通药如水蛭、地龙、蜈蚣、全蝎、露蜂房、牡蛎、僵蚕、土鳖虫、蛴螂、穿山甲。(3)藤类开通药如鸡血藤、络石藤、海风藤、忍冬藤、天仙藤、红藤、雷公藤、寻骨风等。(4)补虚开通类：虚证有气血阴阳不足之分，对于因虚而导致玄府衰萎自闭者，则用通补结合之法。此外，麝香、冰片、石菖蒲等芳香开窍药对开通脑玄府有独特疗效。

5. 玄府与络脉的区别与联系

生理上，玄府与络脉均是人体的细微结构，都是运行气血津液的通道系统，均贵在畅通无阻，方能维持人体的正常生命活动。区别：络脉是人体最细小的经脉分支，玄府是人体最细小的通道；如果把络脉比作微循环的毛细血管，那玄府可以比作微循环毛细血管内皮细胞间的通道。络脉的生理功能重点在于流通血液；而玄府的主要生理功能在于流通气液，并与神机的运转密切相关。病理上，络病与玄府闭塞均是人体最基本的病理改变，其实质均在于不通。络病为络阻，即络脉的血行不畅，吴以岭教授进一步划分为络气郁滞、络脉瘀阻、络脉绌急、络脉瘀塞、络息成积、络虚不荣等不同阶段与类型。玄府闭塞除了引起气机郁滞、血脉瘀阻外，尤其能造成津液的输布障碍，所谓水淤玄府；还能引起神机运转失常，导致诸多神识不用病症的发生。

二、玄府学说在肿瘤中的运用

1. 肿瘤的病因病机

中国医学认为，肿瘤的发生不外内因和外因，内因是主要致病因素，外因通过内因而起作用。

（1）内因：李忠教授认为内生癌毒是主要原因[4]。近年来作者通过临床实践，总结了癌毒的致病特点，现归纳如下：①癌毒是一种特殊毒邪，毒自内生。②癌毒为阴邪、悄然潜伏。③癌毒为实邪、多伴局部气滞、血瘀、痰凝。④癌毒黏滞、易聚集成块、久稽难愈。⑤癌毒易局部浸润性生长，并沿经脉巡行远处转移。⑥癌毒早期易耗伤正气。⑦癌毒后期正虚邪实，进展迅猛、销蚀精血、神机渐灭。

（2）外因：外感六淫、内伤七情、饮食劳倦、痰湿瘀血阻滞是诱因或加重因素。

（3）肿瘤病机《黄帝内经·素问·阴阳应象大论》曰："阳化气，阴成形"。肿瘤是一种全身性疾病，其本质就是在正虚基础上，癌毒之邪停留局部，玄府闭塞，导致气滞、血瘀、痰饮停聚而逐渐形成的有形肿块。

2. 开通玄府在肿瘤治疗中的作用与体会

从玄府学说的角度来着，中医治疗肿瘤的方法虽多，不外"开通玄府而已。"若能使郁闭之玄府开张，阻滞之气、血、津、液、精、神通畅，则诸疾可随之而解。这种开通郁闭的治疗思想，早在《黄帝内经》中即已有不少论述。如《黄帝内经·素问·至真要大论》即已提出了"疏其血气，令其调达，而致和平"的治疗总则。《金匮要略》中亦强调"四肢才觉重滞，即导引、吐纳、针灸、膏摩，勿令九窍闭塞"的开通玄府之方法。《伤寒论》则全面贯彻了《黄帝内经》上述治则，全书治法均体现了开通郁闭的指导思想。故后世俞根初指出："凡伤寒病，均以开郁为先，如表郁而汗，里郁而下，寒湿而温，火燥而清，皆所以通其气之郁也。"

（1）开郁补虚

恶性肿瘤正虚固然当补，但因往往累及玄府衰竭自闭，以致气血津液易于留滞成实，所谓"正虚之处，便是容邪之所"，即言其虚中夹实之理，故前人有云："纯虚者十不得一。"治疗上如单用补益药，虽然也可能奏效，但多系郁闭较轻者；若郁闭甚者，则必配合开通之品，是为"补中寓通"之法，亦称通补。例如，《金匮要略·血痹虚劳》以大黄䗪虫丸"缓中补虚"治疗虚劳，内有干血、肌肤甲错、两目黯黑，采用酒大黄、䗪虫、水蛭、芒虫、脐螬、干膝、桃仁祛瘀生新，干地黄、芍药、甘草、白蜜补虚缓中即是通补结合的一个典型例子。又如鳖甲煎丸治疗胁下癥瘕，药用鳖甲、䗪虫、蜂房、鼠妇、蜣螂攻坚破结；桃仁、丹皮、大黄、芍药、凌霄花、赤硝、清酒活血通瘀；射干、葶苈、厚朴、半夏、石苇、瞿麦理气化湿；人参、阿胶、桂枝、干姜调补气血。该方也是采用补益与活血开通同用，作者体会临床对于腹腔和盆腔肿瘤疗效显著。

（2）开郁固脱

肿瘤晚期合并厥脱证者，临床表现为一派气脱、血脱、亡阴、亡阳、阴阳离绝等危象。一般多从益气固脱、回阳救逆、增液复脉等法救治，但有时收效不够满意。根据玄府学说来看，脱证并非仅是精气的外脱，同时当兼有邪气的内闭。在某些情况下，脱证实际是由闭所引起，表现症状虽是精气外脱，内在本质却是玄府郁闭。以至表里不通，上下不济，阴阳不相维系，造成血脉内闭、精气外脱的危候，即所谓"阴阳离决，精气乃绝"。所谓脱证，实际上称为内闭外脱更为合适。据此，治疗上就不能单纯考虑补虚固脱，应重视开通郁闭。如《伤寒论》用于回阳救逆的四逆汤、通脉四逆汤、白通汤等，即已含有破阴寒凝滞、通阳气郁闭之意。《伤寒六书》中"回阳急救汤"更以参附桂与麝香同用，王清任急救回阳汤以参附姜草与桃红同用等，均属通补结合之法。

（3）开郁达神

晚期恶性肿瘤神思恍惚，神机运行阻滞，是玄府郁闭所致的重要病理变化之一。刘完素指出："人之眼耳鼻舌身意，神识能为用者，皆由升降出入之通利也，有所闭塞者，不能为用也。"刘氏的这一论述已为后世临床实践所证实。如脑转移肿瘤治疗在辨证的基础上常加入细辛、远志、麝香、全蝎、蜈蚣、石菖蒲、柴胡、三七等 [5] 开窍通络、调肝活血之品以开通玄府、畅达神光，实践证明确能提高治疗效果。

（4）开郁润燥

玄府郁闭而致津液血脉阻滞，可形成两种截然相反的病变；停蓄之处津血凝聚而成痰成瘀，隔绝之处失其濡养而化燥化风。前者运用开通之治已为人所熟知，这里着重谈谈后者。以肿瘤放疗为例，公认以阴虚燥热为基本病机，滋阴清热、生津润燥为主要治法，作者在此基础上常加少许肉桂、生姜既可防滋腻太过，又可辛温开通以润燥，可以明显提高疗效。

（5）开郁泻火 [5]

部分肿瘤患者出现火热证候，与玄府郁闭而阳气阻遏分不开。故开郁通阳为治疗火热病证一大法宝。如肺癌患者合并肺部感染，出现发热、咳喘、咯痰、舌红、脉浮滑等证候，可用大青龙汤加减治疗取得良效；如出现大便秘结、脉沉实有力，可以千金苇茎汤合大承气汤加减取得显效。究其机理，前者不外乎借麻黄温热之力以开通郁闭，阳气宣行则火热自消；后者根据肺与大肠相表里之理论，取大黄通府泻热以开通肺玄府。正如《黄帝内经·素问·六元正纪大论》"火郁发之"。

三．病案举例（直肠癌伴腹腔、肝转移案）

黄某，女，68岁。因大便变细、便血，于2012年3月27日就诊。患者于4月前出现大便变细、大便带血、时为鲜血，伴肛门坠胀，下腹隐痛，某三甲医院肠镜提示直肠距肛门6厘米处环形肿瘤，直肠黏膜病理活检为直肠腺癌，腹部CT提示肿瘤已侵及左侧输卵管、阔韧带、子宫角、膀胱、后腹膜，肠系膜下动脉附近有多个淋巴结肿大、肝左叶有多个小结节考虑癌转移。因无手术指征，仅作左中腹结肠造瘘术，术中未见黄疸、腹水、肝肿大，术后拒绝放、化疗，故求王明杰老师中医治疗。

初诊：下腹胀满隐痛，造瘘口大便稀溏，日10次左右，下腹部肿块，面色萎黄，四肢不温，腰膝及下腹冷痛，纳差，舌质淡胖，苔薄白，脉沉细。中医诊断为肠癌，辩证为脾肾阳虚兼痰瘀互结证，治法为温补脾肾。处方拟四君子合四逆汤合四神丸加减。处方：党参20克、白术15克、茯苓15克、炙甘草15克、炮附片（先煎半小时）30克、干姜15克、熟地黄20克、补骨脂9克、吴茱萸9克、肉豆蔻12克、五味子15克、莲子15克、桔梗15克、白扁豆15克、陈皮15克、山药 15 克。七剂，一日一剂，两煎共取汁 300 毫升，100 毫升 / 次，温分三次服，嘱清淡饮食、避风寒、调情志、忌油腻生冷。

二诊（2012 年 4 月 1 日）：服上方七剂后神倦、纳差、面色萎黄、四肢不温、腰膝及下腹冷痛、大便稀溏明显减轻，偶有小腹疼痛，下腹部包块无改善，舌暗淡，脉同前。守方去吴茱萸，改炮附片 15 克、干姜 10 克，加小茴香 6 克、三棱 10 克、莪术 10 克、鸡内金 10 克、地龙 10 克、炮穿山甲（粉末吞）3 克、土鳖虫 10 克。14 剂，一日一剂，调护法同前。患者服药后精神好转，饮食增加，二便调，小腹疼痛明显好转，复查 CT 提示下腹部包块有所缩小，体重增加 1 公斤，后改香砂六君子汤加减巩固疗效。

按语：肠癌最早见于《黄帝内经·灵枢·水肿》曰："肠覃何如？岐伯曰：寒气客于肠外，与卫气相搏，气不得荣，因有所系，癖而内着，恶气乃起，瘜肉内生。其始生也，大如鸡卵。"肠癌可能与过食肥甘、霉变食物，或与大肠慢性病变的长期刺激有关，日久恶变而成。《黄帝内经·素问·六元正纪大论》指出："大积大聚，其可犯也，衰其大半而止"，提出积聚治疗应攻邪而不忘顾护正气。王师认为本例系正虚兼癌毒之邪入侵，玄府闭塞，导致气滞血瘀、痰饮停聚而逐渐形成的有形肿块。治疗的重点在于"扶正驱邪，开通玄府"，而常用开通玄府中药有辛味开通、虫类开通、藤类开通及补虚开通四类。本例初诊辩证为脾肾阳虚兼痰瘀互结证，此时患者体虚较盛，治法以应温补脾肾为主，开通中药为辅，开通中药可酌选补虚开通结合辛味开通，方中党参、白术、茯苓、炙甘草、山药乃补益开通，炮附片、吴茱萸、干姜、肉豆蔻、补骨脂即辛味开通也。二诊时神倦，面色萎黄，四肢不温，腰膝冷痛，大便稀溏明显减轻，纳谷增加，说明脾肾阳虚已有改善，补虚开通与辛味开通得当；但仍偶有小腹疼痛，下腹包块无改善，舌暗淡，脉沉细，病机为阳虚寒凝、兼痰瘀互结，王师认为此时正虚好转，开通玄府之力不足，应加虫类开通中药破血逐瘀，守方去温中焦的吴茱萸，并减少炮附片、干姜用量以防温燥太过，而加小茴香温下焦，三棱、莪术、地龙、土鳖虫、穿山甲软坚散结，破血行瘀。服药半个月诸症减轻，下腹部包块略微缩小，体重增加，治疗有效，后拟香砂六君子汤调理善后，门诊随访观察 6 个月，饮食二便可，下腹部包块逐渐缩小，现仍然随访中。

四、结语

玄府学说内涵十分丰富，玄府的形态基础是人体的微小通道，气血升降出入的门户；生理功能是气、血、津、液、精、神六者通过"玄府"而对各组织、器官发生滋养作用；病理变化包括气失宣通、津液不布、血脉瘀阻、神无所用四个方面；其治疗原则是贵开忌阖，常用中药包括辛味开通、虫类开通、藤类开通及补虚开通四类。将其精髓引入中医肿瘤的治疗能明显提高疗效，事半功倍。作者认为系统深入研究其理论以指导临床，必将为中医肿瘤治疗领域开启一个新的里程碑。

参考文献

[1] 王明杰. 玄府论 [J]. 成都中医学院学报，1985，（3）：1-4.

[2] 张晓阳. 浅论风药 [J]. 中医杂志，2003，44（3）：227.

[3] 王明杰，黄淑芬. 风药增效论 [J]. 新中医，2006，38（1）：227.

[4] 李忠. 临床中医肿瘤学 [M]. 第一版. 辽宁：辽宁科技出版社，2001，8-11.

[5] 张廷模. 临床中药学 [M]. 第一版. 北京：人民卫生出版社，2010；105-108.

▶▶▶ 作者简介

何爱国，男，1963 年生，大学毕业，主任中医师，自贡市中医院肿瘤血液科主任。国家中医药管理局第三批优秀中医临床人才，四川省名中医，四川省中医学术技术带头人，自贡市首届十大名中医，自贡市十大健康卫士。世界中医药联合学会肿瘤外治专委会常务理事，世界中医药联合学会肿瘤经方专委会常务理事，中华医学会肿瘤微创专委会委员，四川省中医肿瘤专委会常务理事，四川省中西医结合肿瘤专委会理事，自贡市中医内科专委会主任委员，自贡市血液专委会副主任委员。擅长于中西医结合诊治中晚期恶性肿瘤（肺癌、肝癌、食管癌、胃癌、肠癌、乳腺癌、卵巢癌等）及血液病（白血病、血小板减少、贫血、淋巴瘤、多发性骨髓瘤等）。

涩脉的客观诊断标准探究

◆ 覃光辉

涩脉是千年难明之脉。《说文》对涩的解释是：不滑。《说文》对滑的解释是：利。涩脉即指不滑的脉，不流利的脉。可知涩脉的唯一指向是血脉的不流利。后世医家围绕这个话题展开了诸多解释，但是都没有从流利度角度理解，众说纷纭，一直以来，没有确切的客观化的指标定义涩脉，给临床和科研带来了很大的影响。

涩脉的本意是往来涩滞，正如王冰在《素问·脉要精微论》注解中所说："涩者，往来不利而塞涩也。""往来"的意思，王冰指的是前一次脉、后一次脉，不是指的单次脉。如果指一次脉，会用"来去"二字而不是"往来"二字。《黄帝内经·素问·脉要精微论》中描述一次脉"来急去徐…来徐去疾…"，故知王冰在此所说"往来"指前后两次脉。也就是说要从前后两次脉的脉象来把握流利与否。

从前后两次脉来体会流利性，也就是说要寻找两次脉之间的客观信息，而这种信息能反映脉的流利性。在临床实践中发现，按脉的三个手指是固定不移的，前后两次脉搏动应对食指、中指、无名指的脉的位置如果不一致，就说明脉不流利，位置相差越大，涩的程度越高。具体来说，以中指为例，假设规定：前一次脉搏动应对中指的脉的位置是"前点"，后一次脉搏动应对中指的脉的位置是"后点"，如果前脉、后脉上的"前点""后点"两个点的位置一致，即说明脉是流利的，如果位置不一致，即说明脉是不流利的。反过来说，如果脉是流利的，前一次脉和后一次脉搏动应对中指的部位是相同的，如果不流利，前后两次脉搏动应对中指的位置不一致，不流利程度越大，位置相差越大。由于脉的位置是一种指下可以感觉到的客观信息，不是主观感觉，用位置的变化来反映流利度，既很精确，也好理解，可能就是王冰所说的"往来"中隐含的内容。

描述物体运动状态有三个客观指标，即距离、速度、时间，三者的内在联系是距离等于速度乘以时间。脉搏波在血管内运行，到达寸口部位，形成脉象。对于心律律齐的人，每次的运动时间是一致的，因此，距离、速度是两个描述运动状态的指标。流利与否是相对某个参照物的，距离与距离参照、速度与速度参照，比较之后才能描述运动状态。因此，至少要有两次才能比较。在时间相同的情况下，前后（相邻）两次脉搏波的速度一致，则前后两次脉搏波达到的位置一致，脉搏搏动的位置一致，可认为是流利的运动状态；在时间相同的情况下，前后（相邻）两次脉搏波的速度有差异，则前后两次脉搏波达到的位置有差异，脉搏搏动的位置有差异，可认为是不流利的运动状态。即前后两次速度一致，导致两次位置一致，产生流利脉；前后两次速度差异，导致两次位置差异，产生不流利脉。因此，速度差异与否、位置差异与否，即可代表脉的流利与否。对于心律律齐的人，若前后两次脉搏波传导速度有差异，导致前后两次脉搏搏动的位置有差异，这样的脉的运动状态是不流利的，这样的脉就是涩脉。涩脉的客观信息是前后两次脉搏波传导速度有差异和前后两次脉搏搏动位置有差异，可分别通过脉搏波传导速度测定仪和位置传感器来测量。由此可以得出涩脉的客观诊断标准是：在心律律齐的情况下，前后（相邻）两次脉搏波传导速度有差异的脉是涩脉，前后（相邻）两次脉的搏动位置有差异的脉是涩脉，差异越大，代表涩的程度越大。手指指腹是人体天然的位置传感器，基于指腹为位置传感器的涩脉诊断标准是：在心律齐的情况下，前后（相邻）两次脉动应指的脉的位置有差异的脉是涩脉，差异越大，代表涩的程度越大。

脉诊验案录

患者宋某，女，64岁，初诊2014年1月20日。首先把脉未问诊，脉诊印象：双手脉涩而有力，双关皆突出。告知患者其主要不适为容易饥饿，脾气急躁。患者点头赞同，自诉有糖尿病、甲状腺机能降低，目前使用门冬胰岛素30 R每天总量26 U。胰岛素继续使用。中医脏腑辨证为胃火炽盛，气滞血瘀。处方以泻心汤和桂枝茯苓丸。方药如下：生大黄6克（后下），黄芩15克，黄连6克，葛根 30 克，桃仁 15 克，牡丹皮 15 克，赤芍 15 克，桂枝 12 克，茯苓 12 克，柴胡 15 克，共 3 剂，告知患者初诊方为探路方，注意大便及胃肠反应。

二诊：2014 年 1 月 23 日。脉诊印象同前。患者自述饥饿感减轻，睡眠好转，睡眠在初诊脉诊中未查知。原方继续服用，因改用颗粒剂，剂量稍有出入。

▶▶▶ **作者简介**

覃光辉，上海中医药大硕士研究生毕业，上海市东方肝胆外科医院中西医结合科，主治医师。在临床实践中逐步摸索出涩脉的脉象，并提出一种涩脉的客观诊断标准。

从六经形证角度解读续命汤辨治中风之理

◆ 张效科

　　续命汤有温阳活血，宣痹通络之力，麻黄乃是主药，一味麻黄体现了中医治疗中风的整体辨证思路和治法，对于中风病，不论急性慢性，都可以应用续命汤治疗。中风之疑难顽症，益气活血力尚不及，需以温阳活血、温阳宣通方能收功，亦不必拘泥于中风有寒热形证方能应用，其肢体表现尤其是肢体拘挛者亦应认为是中风六经形证，尤其是太阳经脉气血瘀阻之证，应用续命汤及类方乃为正治。

一、续命汤曾为古代治疗中风病主方

　　续命汤最早见于《金匮要略·中风历节病脉证并治》附方引《古今录验》，治"中风痱，身体不能自收，口不能言，冒昧不知痛处，或拘急不得转侧，并治但伏不得卧，咳逆上气，面目浮肿。"方由麻黄、桂枝、当归、人参、石膏、干姜、甘草各三两、川芎一两、杏仁四十枚组成。

　　由于《古今录验》这本书已经佚失，因此，对于续命汤是不是张仲景的方子，后人有认为不是张仲景的，如张景岳则持此观点，他在论述续命汤时说："按历代治疗中风之方，皆以续命汤为主，考其所出，则出自《金匮要略》，方中有《古今录验》续命汤，然应是宋时校正所增，而非仲景之方"。然而东晋《范汪方》中提到的"风痱方又名续命汤，治中风痱，身体不能自收，口不能言，冒昧不知人"，其组成、主治证候、用法及禁忌均与《古今录验》续命汤相同，并提出该方是仲景方。稍晚时候胡洽的《胡洽方》首次记载有小续命汤、大续命汤、西州续命汤，三续命汤提到的主治病证同为风痱，与《范汪方》一致。三续命汤中大续命汤中麻黄的用量增加，增加了石膏；小续命汤增加人参用量，加强了扶正的力量；西州续命汤组成基本与大续命汤相同。东晋时期的《小品方》也提到了"小续命汤治卒中风欲死，身体缓急，口目不正，舌强不能语，奄奄惚惚，精神闷乱，诸风服之皆验，不令人虚方"。

从上述论述可看出续命汤及类方，早在唐宋以前即为治疗中风的主方，孙思邈在《千金要方》即提出："夫诸急猝病多是风，初得轻微，人所不悟，宜速与续命汤"，并提到古方中以大小续命汤通治五脏偏枯贼风，又言："小续命汤治卒中风欲死，身体缓急，口目不正，舌强不能语，奄奄忽忽，神情闷乱。诸风服之皆验，不令人虚方"。稍晚时候的《外台秘要》也提到："诸风服此皆灭。"可见此方为诸中风方中主方，评价如此之高，绝非偶然，那么，为什么唐代以前续命汤临床运用较多，唐代以后减少？我想与唐宋以后中风的病因病机学说的发展演变有关系。

二、从六经病形证角度解读续命汤及类方

元代以后，中风的病因学说渐渐地以内风为主，分"真中风""类中风"，《医经溯洄集》说道："殊不知因于风者，真中风也；因于火，因于气因于湿者，类中风也，而非中风也。"《医略十三篇》也提到："真中风者，真为风邪所中，证见猝然倒仆，昏不知人，或口眼歪斜、半身不遂，舌强不能言。外见寒热等六经形证者，治以疏解风邪为主，用小续命汤加减；内有二便不通，形气尚盛者，治以通利为主，宜三化汤或局方麻仁丸；外无六经之形证，内无便溺之阻隔，仅见口眼歪斜，言语不利，或半身不遂等症者，宜养血祛风，用大秦艽汤加减。"提到了中风兼六经寒热之形证者，治予小续命汤。验之临床，对于六经寒热形证之表现，大多理解为寒热表证即为六经形证，续命汤有发散风寒兼清内热之功，对于真中风尤为适宜。如单纯的口眼涡斜真中风可用续命汤，亦可用大秦艽汤以疏风散邪。对于六经形证，徐灵胎在《兰台轨范》卷二中收录续命汤时提到，虽认为"续命汤为中风主方，但人参附桂何尝不用，见其里有寒象而故可加，然尤宜于西北人，若东南人则详审，勿轻试。"仍突出强调六经之寒热表证，使其在类中风中的应用受到限制。

受中风和类中风学说的影响，唐宋之后用续命汤治疗类中风及后遗症渐渐消失。续命汤成为冷僻经方，其原因，除受外风学说影响外，亦未认真解读六

经及形证，对于六经之形证，只单纯理解寒热表证即为六经形证。因此，千百
年来，对于六经形证伴有寒热表证者，应用续命汤及类方多以疏风散邪为主要
功能，从而削弱了续命汤及类方在中风尤其是后遗症中的治疗作用。细考中风
后遗症，伴有肢体功能障碍者，很少从六经论治，殊不知，仲景创六经学说，
不独论治伤寒，亦通治杂病，中风、类中风者乃杂病也。张介宾说过："经脉者，
脏腑之枝叶，脏腑者，经络之根本。知十二经之道，则阴阳明，表里悉，气血分，
虚实见……，凡人之生，病之成，人之所以治，病之所以起，莫不由之"。

考以续命汤为名的方剂，如大小续命汤、西州续命汤等共有 20 余首，其组
成大致有：①温阳宣通：如麻黄、桂枝、附子等；②养血活血的：如当归、川芎、
芍药等；③补气类：人参、白术、甘草；④寒凉类：石膏、黄芩。虽然各续命
汤组成有所不同，但组成中均有麻黄汤（麻黄、桂枝、杏仁、甘草），从诸续
命汤组成分析，其方义既辛温发散，亦温里通阳，温中补虚，活血化瘀，不单
治外风，亦通治中风之表里寒热虚实。

对于续命汤治疗中风后遗症，毛进军教授对此有特别认识，提出中风之肢
体功能障碍者，病位在表，在六经之太阳，乃太阳经之气失其舒展，瘀血阻络，
经脉拘挛，因此，用续命汤温阳发散，活血化瘀，使太阳经气舒展，经脉畅通，
肢体痉挛得以解除。故中风后遗症，肢体功能障碍，尤其是肢体痉挛者，亦可
以认为是六经形证的另一表现，认识六经形证的表现，对扩大续命汤的治疗范围，
尤其是用于中风后遗症的治疗，有很大的临床指导意义。

三、续命汤临床应用

唐宋以前，中风病外风学说很风靡，殊不知，清代陈修园在《医学三字经》
里明确提出："人百病，首中风，骤然得，八方通，闭与脱，大不同，开邪闭，
续命功。"清代汪昂也指出："小续命汤通治六经之中风"。可见，在清代，
仍然用续命汤治疗中风。对此，清代医家姜天叙解释其："有用乌、附、羌、
防为主者，取其流通经络。盖痰火风湿瘀滞，若非先以雄健之品为之向导，莫
能开也，纵观续命汤及其类方组成，后世看之，奇特难明"。近代川中名医陈
鼎三评价续命汤时候也提到："此方有不可思议之妙，非阅历深者不可明也。"
当代广东名医黄仕沛老先生对续命汤及其类方体会颇深："续命汤寒温补散组

合，世人多觉此方奇特难明，但临床疗效又往往立竿见影。"又说"续命汤乃一首'千古名方'，用之得当，则效如桴鼓。但由于历代对于中风的认识有异，故对续命汤也是毁多于誉，成了'千古冤案'。"近年来由于经方学派的兴起，火神派大行其道，冷僻经方续命汤再次唤起人们的重视。刘启华总结续命汤有活血、祛风、清热、醒神、宣畅气机等功效。中风之病，不论急性慢性，均有瘀血之患，《黄帝内经》云："寒则泣不能流，温则消而去之"。张璐亦言："大抵血气喜温而恶寒"，正所谓瘀阻之邪，非温不通。山西晋中名医高允旺对此应用最多，其学术观点主要体现在其所著的《脑病心悟》中。全国名老中医李可老先生对续命汤治疗中风有一句经典语："中风危证不避麻，活血化瘀效莫及。"受此观点影响，现代经方临床家把续命汤广泛用于急性脑血管病、中风后遗症、癔症性瘫痪、周期性麻痹、格林巴利综合征、急性脊髓炎、帕金森综合征等治疗中，收到良好的疗效。

四、典型病例

患者女，48岁，2012年11月18日初诊。主诉：中风后遗症，右足内翻7年余。患者既往有高血压病史15年，7年前突发左侧脑出血，经抢救后恢复尚好，生活基本自理，血压控制良好，遗留右侧肢体活动不灵，尤以右足内翻为甚，辗转西安多家医院诊治，采用中西药、针灸、按摩、外洗等多种办法，均无效。诊其，面色偏暗，语声正常，偶有头晕，饮食二便正常，舌质暗，舌下脉络瘀阻，脉弦滑。查体可见右足内翻，活动时右腿外偏，右上肢肌力3级，右下肢肌力4级。属中风后遗症，气虚血瘀，络脉痹阻，活血通络乃为治疗常法。然患者告知7年来常法已用尽，诸方中常有黄芪及活血化瘀之品，但鲜有效果。析患者病程长，诸医生常方已经运用，须另辟蹊径，余思考患者此证与《金匮要略》中风历节病脉证并治第五，附方一《古今录验》续命汤"治中风痱，身体不能自收，口不能言，冒昧不知痛处，或拘急不得转侧"甚为相似，遂治以温阳活血，宣痹通络，以续命汤化裁。处方：生麻黄15克、桂枝20克、当归20克、党参30克、干姜6克、川芎30克、杏仁10克、川牛膝30克、鸡血藤30克、威灵仙20克、茯苓30克、姜黄20克、萆薢20克、黄柏15克、炙甘草10克、大枣6枚。7剂，水煎服，每日2次，每晚9点前服完。

2012年11月25日二诊：患者诉服上次中药以后，口味较前不太一样，身体似有燥热感，但饮食睡眠尚可，二便调，唯明显之变化乃足内翻消失，7年来，首次有脚踏实地之感觉，右腿外偏减轻，患者甚为高兴，但右侧肢体肌力变化不明显，服药3剂后血压升高至160/90 mmHg，自行调整降压药之后，血压降至正常，继续用前方7剂。

2012年12月2日三诊：患者服药后无特殊感觉，肢体活动无明显变化，右足脚踏实地，感觉良好，暂停服药。

3月后患者来诊，求继服前药以巩固疗效，查舌象，舌下瘀滞减轻，又恐升麻黄有升压之弊，遂在原方基础上改用炙麻黄8克、茯苓15克、姜黄10克、草薢10克、黄柏10克、炙甘草6克，陆续服用20余剂，感觉良好。随访3月，右足内翻无复发。

按语：本病例乃典型之中风后遗症，常法治疗大多选用王清任补阳还五汤，血压高者用天麻钩藤汤等方加减，间或有效，或无效。本病例病程7年，辗转多家医院、门诊，多种治疗手段鲜效，须另辟蹊径，方能收功。细考患者之症状，乃与中医所言之"中风痱"非常吻合，其肢体的表现，即足内翻之症与《金匮要略》引《古今录验》中风所言："中风痱，身体不能自收，口不能言，冒昧不知痛处，或拘急不得转侧"甚为相似。《医宗必读》提到"痱，废也。痱即偏枯之邪气盛也，因其手足废而不收故名痱，或偏废，或全废，均言痱也"。因此，对此患者，宜温阳活血，宣痹通阳为治疗大法，以《古今录验》续命汤化裁，方中麻黄、桂枝、杏仁、甘草乃寓麻黄汤之意，有宣散发表，温经通阳，使太阳经脉之气得以舒展；并辅党参、茯苓、干姜、当归等补气扶正之品，以防耗散太过；加川牛膝以引血下行，亦有治下肢萎软之意；威灵仙通行十二经络，与鸡血藤配伍可治风湿痹痛，肢体麻木，筋脉拘挛，屈伸不利等；姜黄破血，行气，通经，止痛；草薢、黄柏乃治疗下肢顽痹、水肿、麻木、疮疡、湿疹之常用对药，二者配伍除湿、渗湿、清热，并有防止方中药物化燥之功。全方配伍，有温阳活血，宣痹通络之功，终使多年之顽疾—足内翻见效收功。

分析续命汤，余认为麻黄应是主药，一味麻黄体现了中医治疗中风的整体辨治思路，《本经》中记载麻黄的功效有五：解表发汗、利水消肿、平喘止咳、温经通阳、活血化瘀。从续命汤的组成及其临床功效看，方中麻黄不仅仅在于发汗解表，亦取其温经通阳、活血化瘀之用，同时也符合《黄帝内经》三阳开阖枢理论"太阳为开"的思想。因此，对于中风病，无论是急性慢性均可用续命汤治疗，对中风之疑难顽症，益气活血力尚不及，必须温阳活血、温阳宣通方能收功，亦不必拘泥于中风有寒热表证方能运用，其肢体表现，尤其肢体拘挛者亦应认为是六经形证，尤其是太阳经脉气血瘀阻，用续命汤及其类方乃为正治，因而，从六经角度解读了续命汤何以治疗此病证有效，从而拓展了续命汤的临床运用范围。

▶▶▶ **作者简介**

　　张效科，男，陕西中医药大学教授，博士，硕士、博士研究生导师，第三批全国优秀中医临床人才。先后担任陕西中医学院中西医临床医学院副院长、院学术委员会委员、中西医临床医学系诊断学实验中心主任等职，兼任陕西省中医药科技开发学会心血管分会副会长、陕西省中医药学会糖尿病分会副主任委员、中华中医药学会糖尿病分会委员、世中联内分泌专业委员会常务理事，中国医师学会内分泌代谢病委员会常务委员，世中联肿瘤经方委员会常务理事等，长期从事内分泌及糖尿病的中医药防治研究，先后主持国家自然科学基金、陕西省科技厅等课题多项，获陕西省高校科技三等奖一项，出版专著5部，发表论文40余篇。

营养不良肿瘤患者代谢营养疗法

◆ 李苏宜

肿瘤营养与代谢治疗科成立于2013年1月23日，是国内首个该领域亚专科。建科的初衷是想将临床营养学技术与肿瘤内科临床技术有机地融合在一起，为营养不良的肿瘤患者服务。该理念起源于中医系统治疗的医学理念，只是因为对中医中药不擅长，所以用了西医的方法。

一、肿瘤患者营养不良发生的情况

近50年里我国恶性肿瘤死亡率有三次30%增幅，第一次为期20年（1970—1992年），第二次10年（1992—2002年），第三次仅6年（2002—2008年）。恶性肿瘤已经成了危及人类尤其是国人的常见疾病之一。恶性肿瘤可影响消化、吸收，甚至造成营养不良，其中消化道肿瘤最为明显。而每年消化道肿瘤的发病率约占所有新发肿瘤的43%左右。肿瘤疾病死因的前七位，消化道系统的肿瘤占据四位，分别是胃癌，肝细胞肝癌，结直肠癌和食管癌。肿瘤患者营养不良的发生率，根据不同的临床分期而不同，总发生率约在40% ～ 80%，晚期肿瘤的患者超过80%；目前的资料显示约40%的肿瘤患者死亡直接跟营养不良有关。

良好的营养状况对于正常人健康来讲都是至关重要的，对于那些需要接受手术、放化疗及靶向治疗、免疫治疗等的肿瘤患者更是不言而喻。所以，不论是从理论上还是临床需要上来讲，处于营养不良状态情况下来接受各种抗肿瘤治疗，是不能够充分发挥抗肿瘤治疗的作用的，且可能降低抗肿瘤治疗的耐受性。肿瘤患者的身体发生了能量营养素代谢的异常变化，会影响机体的结构组织、器官的功能、损伤以后的修复、肌肉和内脏蛋白的分解、多脏器功能的衰竭等，这些都会影响原发病的治疗，抗肿瘤治疗的耐药性就会下降，手术、放疗、化疗等的并发症就会大幅增加，患者接受抗肿瘤治疗的机会也会减少。进而影响疗效及总生存。肿瘤内科临床亟待解决的与肿瘤营养相关的难题，初步概括为以下六种。

第一，营养不良患者的抗肿瘤治疗。很多营养不良患者无法接受常规抗肿瘤治疗。例如，有个胰腺癌术后的患者又发生了胃癌，本打算去上海行手术，后医生考虑营养问题耐受不佳而劝退患者，因为胃癌营养代谢异常的发生率非常高。

第二，异常代谢的逆转治疗。很多肿瘤患者能量营养素异常代谢状态需要逆转，目前也没有人系统地去研究及探讨这个问题。

第三，肿瘤患者在围手术期的营养干预。这部分的营养干预算是相对多的，但仍没有统一的规范，且整个围手术期的全程管理不够。

第四，肿瘤患者伴随着很多消化道功能障碍。这种障碍的原因需要分析和处理。

第五，肿瘤患者并发肠梗阻的诊治，肠梗阻可能跟肿瘤有关系，可能跟抗肿瘤治疗有关系。多数癌性肠梗阻无手术适应证，但系统的内科治疗可以再通部分肠梗阻。

第六，肿瘤患者合并恶液质的诊治，恶液质的发生率高，预后差，且单纯的营养支持难以逆转，临床上需综合处理。

二、肿瘤营养不良发生的机制

肿瘤营养不良特指的是能量营养素的不足，就是缺乏，不包括营养过剩或维生素 D 及其他微量营养素的过量，总的来说，肿瘤患者营养不良发生的一个原因就是吃得少；第二个就是消耗得多。首先，负荷肿瘤组织的机体实际上表现出来一种应激状态，这种应激状态下，机体和肿瘤组织产生的代谢活性物质，还有促组织分解的细胞因子介导了能量营养素的异常代谢，这些异常代谢导致了机体合成减少、消耗增加，机体处于负平衡。其次，肿瘤疾病和抗肿瘤治疗会引起早饱、厌食、恶心、呕吐、疼痛、发热、腹泻、抑郁、焦虑、恐惧、失眠等，这些症状都能影响物质的摄取，从而减少能量摄入，增加代谢消耗。还有化疗引起的味觉改变、食欲不良、放疗引起的消化道的损伤如小肠黏膜的损伤，以及手术创伤多方面的影响（包括术前的焦虑、烦躁、恐惧，术中的创伤，术后的感染、应激反应、创伤修复、营养不足）均会导致营养不良的发生。肿瘤患者机体能量和三大宏量营养素代谢处于异常状态有四个方面的表现：第一，身体总能量的需求是增加的，而这个增加因人而异，因疾病不同而不同，总体是增加的，部分患者可不增加；第二，糖代谢：肿瘤患者存在胰岛素抵抗，葡萄糖利用率下降，且肿瘤细胞以糖酵解方式获得能量会产生大量的乳酸；第三，蛋白质代谢：表现为低蛋白血症、负氮平衡、血浆的氨基酸谱发生了异常、骨骼肌萎缩、内脏蛋白消耗；第四，脂肪酸的代谢：包括血浆游离脂肪酸的浓度升高、脂肪分解、脂肪酸氧化增加、体脂储存下降。

三、肿瘤营养不良患者的系统评估和诊断

这个系统评估和诊断已经超出了传统意义上肿瘤内科对肿瘤患者评估和诊断。实际上将肿瘤内科评估和临床营养科的评估，以及心理科的评估方法糅合在一起。

第一个步骤是初步筛查，有以上问题的患者营养不良的可能性会增大，需要进行进一步筛查。采用的是 NRS2002 营养风险筛查，包括疾病严重的程度、营养状态受损的情况和年龄这三项。总分 ≥ 3 分的时候，说明存在营养风险，就要进行进一步的营养状态评估。

第二个步骤是营养状态的评估。中国抗癌协会肿瘤营养与支持治疗专业委员会，推荐肿瘤患者主体整体评估方法，简称 PG-SGA。这个方法是由患者的自我评估和医务人员的评估两部分组成。包括体重、进食摄取的情况、身体所有症状、身体活动和功能状态、疾病和年龄评分、代谢应激状态及体格检查七个方面。前四个方面由患者自评，后三个方面有医务人员评估。分为定性和定量评估。定性评估分为 A、B、C 级，A 级营养良好，B 级可疑或中度营养不良，C 是重度营养不良。这是一个相对粗的评估方法。定量评估是将以上七个方面的得分相加，0～1 分无营养不良，2～3 分为可疑或轻度营养不良，4～8 分为中度营养不良，≥9 分为重度营养不良。重度营养不良是一个非常严重的情况，会出现很多并发症。

第三个步骤就是肿瘤因素的评估。这个评估是四定：第一，定性，就是确

定恶性、良性及组织分型；第二，定位，即肿瘤长在哪里；第三，定量，肿瘤大小和多少；第四，定血统，这个血统指分子遗传特性。通常会根据影像学的检查及手术情况来明确体内病灶的位置、数量、大小。利用病理学和分子生物学的手段来获取肿瘤的组织细胞学特性、蛋白及核酸水平的生物学特性。综合以上数据来做一个综合的评判和描述。

第四个步骤是脏器功能的评估，这个脏器功能的评估是基于患者要做化疗和要做营养治疗来进行的评估。第一，心脏功能的评估，包括血压、心率、心电图、超声心动图，甚至心肌酶学的指标来判断这个患者能不能进行大量的肠外营养治疗，然后制定输液量和输液速度；第二，自主进食能力的评估，通过其进食情况、咀嚼能力、胃动力及肠功能情况进行评估，需要关注一些特殊情况如慢性机械性和功能性的肠梗阻患者，还有因为疾病和治疗导致的吞咽障碍患者，如食管癌导致的喉返神经的严重损伤、放疗后的颞颌合关节受损打不开、咀嚼障碍等，另外还有一些抗肿瘤治疗导致的肠道功能暂时性或永久性障碍的患者；第三，肾脏功能检测，包括肾功能、尿常规和 24 小时尿量等，根据肾脏功能决定化疗药物种类及剂量，也考量一下肠外营养治疗的时候输液量，还有输注氮的最高限量。第四，皮下组织液和浆膜腔积液评估，如果皮下组织液比较多的话，需要考虑低蛋白血症、右心功能不全、肾功能不全这些因素，最后还要评估一下其他一些脏器功能为化疗做准备，比如，肝功能，骨髓造血功能，甚至肺功能和胰腺功能。

第五个步骤是评估影响进食相关的一些心理因素。心理障碍的患者会有进食不良的表现，临床上经常会遇到这样的患者，一般予以初步的处理后，进食状况会得到改善。对于重度心理障碍的患者，建议专科就诊。我们科室有专门的医生和护士进行评估、处理，通常包括观察、访谈、心理测验等。

四、能量营养素代谢

能量营养素代谢调节对于肿瘤内科患者和普通外科患者营养治疗大体都是相同的，但是有一些不太相同的就是我们更侧重于一些代谢调节治疗。所谓代谢调节治疗就是利用一些化学药物、激素、其他生物药物，甚至一些特殊营养素去干预能量营养素代谢，促合成代谢。肿瘤患者不光需要能量补充，更需要代谢调节。对于肿瘤患者的能量计算，非蛋白以外热卡在肠外营养的时候是每天每公斤体重 20 ～ 25 千卡。肠内营养是每天每公斤体重 25 ～ 30 千卡。其中碳水化合物的来源在 50% 左右，脂肪的来源是 40% ～ 50%，其余为蛋白质来源。对非蛋白热卡，建议碳水化合物和脂肪来源各占 50%。蛋白质需要量为每天每公斤体重 1.5 克左右。对于体力活动强、高热、感染，以及术后的患者要做相应的调整。

我们通常运用的营养干预方法有五种：膳食教育、经口补充一些特殊的营养食品、全胃肠内营养、部分肠内联合肠外营养、全胃肠外营养。上述五种方式的组合使用主要根据患者的肠功能及咀嚼能力，阶梯状排列。第一个阶梯为饮食教育，就是饮食加营养教育；第二个阶梯为饮食加特殊用途医学食品补充；第三个阶梯就是全胃肠内营养支持；第四个阶梯是肠内联合肠外营养；第五个阶梯是全胃肠外营养支持，这时患者基本没有肠功能存在。

在代谢调节方面，葡萄糖是肿瘤能量利用的唯一或者是主要底物。所以在临床上尽量选择其他的替代品来降低葡萄糖的浓度。一方面增加脂肪的功能比，即增加至 50% 左右；另一方面，用甘油果糖来替代葡萄糖，大概替换 20% 左右。总的来讲能尽量减少葡萄糖的使用。同时，肿瘤患者存在胰岛素抵抗，过多的葡萄糖机体也利用不了，在使用葡萄糖的时可以适量的补充一些胰岛素。有研究认为，血糖波动有潜在的促生长作用，故需要保证肿瘤患者的血糖相对稳定。欧洲肠外肠内营养学会指南推荐，肿瘤患者蛋白质范围推荐量每天每公斤体重是 1.0 ～ 1.2 克，部分患者达 2.0 克，具体根据营养状态来定。恶液质患者的蛋白质摄取总量，推荐每公斤体重每天 1.8 ～ 2.0 克。其中必需氨基酸 1.2 克，支链氨基酸是 0.6 克，饮食不足的时候建议口服易消化的水解蛋白配方营养补充，如果还不达标建议加用肠外营养。

前面提到的一些代谢治疗药物。它可以减少机体分解代谢，促能量营养素吸收合成代谢，为生长迅速的细胞提供必须营养底物。临床上常用的包括：ω-3 不饱和脂肪酸、沙利度胺、甲地孕酮、支链氨基酸、左旋肉碱、维生素 B1、烟酰胺、胰岛素、糖皮质激素、COX-2 抑制剂、谷氨酰胺、二甲双胍等。静脉输入 ω-3 不饱和脂肪酸，口服沙利度胺，通过泛素连接酶和耦合酶的表达，来阻止 upp 途径介导肿瘤肌肉蛋白分解，增加身体主动摄取营养素的能力。类似的有甲地孕酮、糖皮质激素、烟酰胺、支链氨基酸、胰岛素、二甲双胍、左旋肉碱，在蛋白质、葡萄糖和脂肪的吸收合成代谢中发挥的作用。维生素 B_1 主要运用于神经系统症状的防治。

营养代谢治疗的另一种治疗方法即抗肿瘤治疗，减少、甚至去除肿瘤负荷。这是针对病因的治疗方法，因为肿瘤患者能量营养素代谢异常实际上是肿瘤组织造就的。所以有效减少和消除肿瘤负荷是代谢治疗的保障。营养不良导致患者体质状况差，现有的抗肿瘤手段都会有投鼠忌器的为难状态。所以需要一些智慧来对抗癌症，大体思路是把抗肿瘤治疗分成两个阶段，第一阶段：仔细评估病情，认真谨慎选择的"低毒高效"方案，制定抗肿瘤治疗和营养代谢疗法三个环节，选择患者这方面我们会非常慎重，首先评估患者是否可能有效，其次，患者的身体状况是否能耐受该治疗。方案的选择首先根据循证医学的依据，同时结合自己的经验，对治疗的有效性和安全性做一些预测，有效性较大的时候实施。总的来说就是选对患者，本着"低毒高效"的原则来祛除肿瘤，合理联合营养代谢疗法。第二阶段：患者有效打击了肿瘤，加上营养代谢疗法患者营养状态得到改善，在患者一般情况基本接近正常的时我们再实施依据西医肿瘤内科循证医学的抗肿瘤综合治疗方法。如果把化疗比成门，营养不良比作门前雪，先把门前雪扫完再敲开化疗大门。先根据经验选择对化疗可能有效的患者，在脏器功能还在代偿状态下，选择毒性小的细胞周期特异性化疗药，通常是单药，通过减少每次剂量，延长给药时间或者增加给药次数达到降低化疗副反应、增强疗效的目的。同时选择反应比较轻的分子靶向药增强化疗疗效，联合营养代谢疗法。随着肿瘤负荷的减缓和营养状态的好转，然后循序调整化疗物的种类、剂量和给药方式，直至选为标准化疗方案，最终有效消除肿瘤负荷。当然，不是所有患者都能有效。

肿瘤代谢营养治疗需注意肠道功能的调节。中医非常重视脾胃，脾胃是后天之本。西医也应该重视肠道功能的调节，目前西医肿瘤内科临床对此重视不够。肿瘤疾病和抗肿瘤治疗导致肿瘤患者肠功能障碍，而肠功能障碍在肿瘤的治疗中是非常棘手甚至致命的。因为肠道不仅是能量营养素吸收摄取的器官，同时也是最大的免疫屏障器官，维护肠功能，是代谢治疗非常重要的组成部分。肿瘤患者通常存在肠功能障碍的原发的因素，经常性腹部胀气，不能耐受进食超过五天，肠内营养不能耐受，或者胃肠蠕动的减弱、消失，肠鸣音异常，这种情况通常考虑为肠功能障碍。确认了肠功能障碍，同时确定不伴有机械肠梗阻的时候通常实施的治疗方法有以下几种：①消除原发因素，必要时胃肠减压；②纠正、改善电解质的紊乱；③促肠道动力恢复；④经口补充益生菌、膳食纤维、谷氨酰胺等；⑤要逐步加强经口肠的营养补充；⑥联合甲地孕酮、糖皮质激素、胰岛素等促进食欲；⑦识别及治疗抑郁症；⑧高效准确的对症治疗，如止疼、止吐、改善睡眠等；⑨建立经肠营养通道。

营养代谢治疗的另一个手段是心理调节。资料显示约 50% 肿瘤患者伴有抑郁症，但营养不良肿瘤患者抑郁症发生率更高。抑郁症通过中枢神经系统对胃肠内分泌系统产生了干扰，抑制肠动力，肠黏膜血流异常，进而导致血清的神经递质发生变化，加剧机体的应激状态，交感神经和副交感神经活动也发生变化，患者出现食欲下降、厌食等症状。处理上首先是医务人员的态度，一定要引起足够的重视，对患者和家属进行正确的引导和教育，一定程度上告知病情及治疗，同时及时处理相关症状，改善发生抑郁的根源。根据自评量表适当使用一些抗抑郁药及镇定安眠药。

肿瘤营养代谢治疗还需关注减症治疗。减症治疗要避免犯眼高手低的错误。针对恶性肿瘤的症状治疗可以迅速提高患者生活质量，缓解紧张情绪，也降低了机体的应激状态，对改善营养和代谢异常有很大帮助。临床常见的阻塞所致症状包括支气管阻塞引起的呼吸困难，食管梗阻引起的吞咽困难，大小肠梗阻引起的肠梗阻，胆道梗阻引起的黄疸等，需积极有效疏通梗阻。压迫引起的症状有颅内转移的压迫，血管神经的压迫，甲状腺的压迫，喉管神经压迫等。压迫的处理是先消肿在减瘤。其他常见的症状有疼痛、溃疡、出血等，临床上予以及时有效处理非常重要。

如何将各种技术整合到一起是治疗有效的关键。首先，化疗和营养治疗的合并联合。化疗需要营养状态的保驾，营养状态的改善又需要化疗起效后肿瘤缩小甚至消退，所以化疗和营养治疗是相辅相成的，互为促进。其次，能量营养素的补充和代谢调节的联合，对肿瘤患者单纯的补充能量营养素是无法缓应激状态，也就是衡量营养素合成异常代谢的状态是没法得到改善的。因此，单纯补充能量无法改善肿瘤患者的不良状态，必须联合代谢调节治疗。同时，一定要注意防治肿瘤患者的肠功能障碍，及时有效的减症治疗，包括抑郁症等的治疗。最后，营养风险筛查与评估是并存的，且需要动态评估，及时调整治疗方案。

五、代谢治疗应用的策略

对于异常能量营养素分解代谢的状态怎么来处理？葡萄糖转化增加、外周葡萄糖利用障碍，胰岛素抵抗和胰岛素分泌不足。肿瘤细胞糖酵解相关的酶显著增高，大量摄取葡萄糖，产生大量的乳酸。葡萄糖酵解是肿瘤细胞获取能量唯一的方法，产生的大量乳酸通过糖异生途径再次生成葡萄糖。这个过程会浪费大量的能量。周围组织胰岛素敏感下降和胰岛素释放下降，肿瘤患者葡萄糖耐量差。蛋白的合成和分解都增加，但它的分解速度超过了合成速度，所以说整体处于负氮平衡。蛋白转化率升高，机体表现为低蛋白血症、血浆氨基酸谱异常、骨骼肌的萎缩及内脏蛋白的下降。这种改变是为了适应肿瘤快速的生长，导致肝脏急性相反应蛋白的增加，对氨基酸的需求也增加，这样就加速了骨骼肌的消耗。同时，它所需要的氨基酸与肌肉消耗的氨基酸就不匹配，这样就导致持续性氨基酸储备的消耗，总的蛋白转化率和净蛋白分解率增加。肿瘤分解蛋白释放了大量的氨基酸，患者的血浆氨基酸谱也因此异常。脂质代谢表现为内源性的脂肪水解和脂肪酸的氧化增加，甘油三酯的转化率的增加，外源性甘油三酯水解的减弱，导致肿瘤患者血浆游离脂肪酸浓度的增高，脂肪分解和脂肪氧化也增加，体内的脂肪储存也下降。那么脂肪分解而来的脂肪酸部分脂化形成了甘油三酯。甘油三酯和脂肪酸循环增强的过程也消耗了能量，所以说肿瘤患者能量消耗明显增高，只是不同种类肿瘤疾病消耗变化不同而已。

这种情况从促分解代谢细胞因子网络机制来看，肿瘤患者营养不良发生的机制以肌肉减少为主，伴或不伴脂肪的丢失。但是和摄食减少的程度不相符合，额外补充能量也无法逆转、延长生存。什么原因会导致这种情况呢？目前认为肿瘤本身和机体产生了多种细胞因子，这些细胞因子包括肿瘤坏死因子-α，干扰素，他们都是介导厌食，消耗脂肪，降低体重。脂肪动员因子，促使脂肪释放出有游离脂肪酸和甘油，快速消耗脂肪。蛋白水解诱导因子，直接降解肌肉蛋白。白细胞介素-6也促进蛋白的降解。但是单一的细胞因子都不能解释上面复杂的细胞消耗机制。肿瘤病灶及宿主分泌各种组织因子和致炎因子，激活了机体的炎性反应及神经内分泌的应激反应。尤其是组织分化很差、分解代谢非常显著的肿瘤患者，静息能量消耗明显增加，患者处于高代谢的状态，葡萄糖、蛋白转化增加，脂肪降解增强。还有一些内分泌激素，如胰高血糖素、肾上腺素、生长激素，都会增加胰岛素的抵抗，促使急性时相反应蛋白的合成。

肿瘤组织有富氧区和乏氧区，在乏氧区的肿瘤细胞以糖酵解的方式释放乳酸，乳酸再以糖异生方式生成葡萄糖。而富氧区的肿瘤细胞通过氧化磷酸化，有氧酵解的方式来摄取乏氧区酵解产生的乳酸，这个过程叫糖的共生。肿瘤组织的分泌的激素、胰岛素抵抗、瘦素、脂联素，还有一些细胞因子均加剧了这些不良变化。所以临床上干预思路是祛除肿瘤负荷，同时联合营养疗法，代谢调节治疗，再联合肠道功能治疗、心理治疗和有氧运动。

六、肿瘤患者肠功能障碍的诊断和治疗

肠功能不全或者肠功能障碍是肿瘤晚期患者常见的并发症，正确认识肠功能不全，及时诊断，合理治疗，可以明显缓解症状，改善肿瘤患者预后。

肠道共 8～10 米，是人体最大的细菌库，其功能除了消化吸收排泄以外，还有免疫防御功能。现代医学研究表明，胃肠道是最大免疫器官，最主要的组成就是胃肠道相关的淋巴组织，大概占有人体总的体液免疫的 80% 和细胞免疫的 50%。肠道有屏障作用，因为大量的细菌存在，把大量的有机物分解成无机物，便于身体的吸收。大量的细菌来进行酵解活动，所以它是一个巨大的细菌库，它的代谢产物，通常所说的毒素也是巨大的。之所以身体不发生疾病，就是因为肠道屏障作用，把需要的养分物质吸收了，把不该吸收的毒素屏障了，即肠黏膜的屏障功能。肠道的屏障功能分成四个，分别是机械屏障、免疫屏障、生物屏障、化学屏障。任何因素，包括肿瘤因素、抗肿瘤治疗因素，都有可能导致肠道屏障的破坏。一旦这个屏障遭到破坏，就会发生细菌和毒素的异位，导致疾病的发生。如果整体健康状态遭到损坏，免疫屏障损伤，肠黏膜结构损坏，肠腔内细菌的过度生长及移位都会发生。现代医学研究表明，肠黏膜有特殊的营养吸收机制，身体所有的组织器官的营养吸收都是经过血液供应的。而肠黏膜上皮细胞，从血液里面接收养分占总需求的 30%，其他 70% 都是从肠道直接获取的。因此，全肠外营养可以给全身组织器官营养需要，满足它的代谢，但会导致肠黏膜萎缩。这就是长期的静脉营养肠屏障会失守的重要

原因。

肠功能障碍就是肠功能的损害导致的营养物质的消化吸收障碍与黏膜屏障功能发生的障碍。它的病因表现形式，引起肠功能不全的因素很多，包括消化道肿瘤直接侵犯、腹盆腔转移性肿瘤浸润肠壁，癌性及抗肿瘤治疗相关性肠梗阻，放射性胃肠炎，化疗药物所致肠黏膜弥漫性损伤，恶液质、长期全胃肠外营养致消化道黏膜萎缩、重症感染时菌群移位等，临床表现为肠道胀气、腹痛、肠鸣音减弱或消失、严重腹泻、不能耐受肠内营养等。

肠功能障碍一般分为三型：一型，小肠长度的绝对减少；二型，小肠黏膜的广泛损伤；三型，以肠道屏障黏膜损伤为主，伴有消化吸收障碍。

肠功能障碍分期仍然没有统一认识，既往通常分成急性期和慢性期，小于六个月的为急性期，大于六个月是慢性期。急性期通常为肿瘤浸润引起，慢性期常为放疗导致的肠黏膜损伤及长期营养不良引起的肠黏膜萎缩。

肿瘤患者肠功能不全的治疗策略，首先，要积极的消除相关因素。如肿瘤引起的要消除肿瘤，放疗引起的就要进行治疗黏膜损伤等。其次，尽量选用肠内营养支持（口服或管饲），尽可能使用残余的肠道功能，肠内营养有助于肠黏膜结构和功能的完整和修复，维护肠道屏障。同时肠内营养可维持肠内固有菌代谢，更符合生理功能。肠内营养安全性高。经口进食最简单，也符合人体正常生理功能。但有些疾病如头颈部肿瘤、上消化道梗阻不能经口进食，临床上通常选用管饲肠内营养，推荐鼻肠管。最后，修复肠屏障功能：适量补充谷氨酰胺、益生菌和益生元，促进肠蠕动等。需要注意的是肠功能障碍需积极预防，早发现，早治疗。

七、特别关注重度营养不良

重度营养不良患者抗肿瘤治疗受限，甚至可危及生命，因此要积极认识重度营养不良。通常用多维度的分析、分型，对营养评估阳性（存在营养不良）的患者进行综合测试：应激程度、能耗水平、炎性反应、代谢状况等进行多维度分析。将营养不良分为：应激性或无应激性营养不良、高能耗型和低能耗型营养不良、伴炎性反应的营养不良或不伴随炎性反应的营养不良。

1.应激程度的测试：激素水平包括糖皮质激素，胰岛素，胰高血糖素和儿茶酚胺。肿瘤患者可表现为儿茶酚胺、糖皮质激素水平升高，糖皮质激素是唯一可以同时促蛋白质，脂肪和葡萄糖合成的激素。肿瘤患者的胰岛素水平较低，可导致肝糖原降解，糖异生、脂肪氧化加速，肌肉降解。

2. 能量消耗测定：建议测定静息能量消耗和基础能量消耗的比值，小于90%，90% ~ 110% 和大于 110% 分别定义为低代谢，正常代谢和高耗能代谢。约 60% 患者可表现出静息能量代谢异常。消化系统中胃癌约 26% 的患者处于高耗能代谢，结直肠癌高耗能代谢的患者相对少一点，高龄的患者可出现低耗能代谢。

3. 炎性反应测定：包括肿瘤坏死因子，白介素和 C 反应蛋白等，以便初步判断患者是否处于炎性状态。

4. 人体成分分析：需要依靠专业设备，人体成分分析仪。了解瘦体组织量，体脂量，体脂比等，也用于营养治疗疗效的监测。

重症营养不良需要进行综合评估：肿瘤相关因素评估，脏器相关功能评估，进食能力评估和心理状态评估。对于重症营养不良，一定要做系统性评估，才能制定相关方案。它是肿瘤内科重症，不能视而不见，严重的后果可导致重度感染甚至死亡。

八、癌性肠梗阻内科诊疗

癌性肠梗阻：原发性或转移性肿瘤造成的肠梗阻，是晚期肿瘤常见并发症。广义的概念包括恶性肿瘤占位所致的机械性肠梗阻和肿瘤相关的功能性肠梗阻。治疗原则是要尽量减除肿瘤负荷、减少或根除梗阻带来的不良症状和体征、维护营养状态和肠道功能。肿瘤患者肠梗阻分类：癌性肠梗阻，原因以肿瘤占位性病变为主，多见于卵巢癌、结直肠癌、胃癌等腹盆腔原发性肿瘤，实体瘤的腹盆腔转移也可引起，以小肠梗阻多见、大肠梗阻次之，部分患者同时存在大肠和小肠梗阻，梗阻部位可以是单发，但更多是多发。非癌性梗阻多为术后、放化疗后的粘连、肠管狭窄所致，也可见于低钾血症、肠麻痹等。

肠梗阻的病理生理学机制：①肠道内分泌吸收平衡的破坏，分泌增加，吸收减少；②肠道不协调蠕动；③动脉静脉血运受阻；④细菌感染：菌群纵向移位；

⑤全身影响：水电解质平衡紊乱，酸碱失衡，循环水量减少。

诊断要点：明确原发病诊断，既往病史，间歇性腹痛腹胀伴有肛门排气、排便减少等症状，肠型、腹部压痛、肠鸣音异常体征，腹部 CT 或平片。

疾病系统评估：一般情况及脏器功能评估：生命体征、体力状态评估、症状、体征；肝肾、心肺、骨髓造血功能等。肿瘤学评估：肿瘤病理类型、分化程度、分子分型、基因检测等；肿瘤标志物水平；肿瘤原发灶及转移灶情况等。梗阻情况评估：明确肠梗阻的分类、分型、部位及数量。营养代谢状况、炎性状态、肠屏障功能评估。心理及疼痛评估。

治疗方法：以内科治疗为主，手术或肠内支架植入为辅助的综合治疗原则。姑息性手术虽可缓解近期症状，但术后并发症多，手术死亡率及再住院率明显增加，且极易再次出现肠梗阻；支架植入虽也可缓解症状，但可能造成肠穿孔、支架移位以及再次梗阻的风险，因此，手术和支架需谨慎。

非手术治疗适应证：①近期做了开腹，无法再手术的；②影像学提示腹腔、腹膜多发转移的；③功能性肠梗阻（不必要手术）；④大量腹水；⑤腹腔外症状难以控制；⑥ PS 评分低、高龄、一般情况差、手术禁忌；⑦预期生存期短；⑧拒绝手术的患者。

药物治疗：①基础治疗：禁食禁水；胃肠减压，维持水电解质平衡等常规治疗；②胃肠外营养支持：技术保障；③消除肠壁水肿：脱水剂、糖皮质激素；④抑制腺体分泌：生长抑素及其类似物；⑤修复肠屏障；⑥防治感染；⑦抗肿瘤治疗：打击肿瘤本身十分重要；⑧镇静止吐等对症处理；⑨运动和心理支持。

九、癌性恶液质诊疗原理原则

癌性恶液质：具有破坏性，以持续的骨骼肌丢失为主，伴或不伴脂肪组织的丢失，常伴厌食、乏力、贫血、低蛋白血症，是一种多因素的、不可逆的综合征。阻断或延缓其进程，可极大改善患者临床结局。

目前多数采用欧洲恶液质分期，分为恶液质前期、恶液质期、恶液质难治期。

1. 恶液质前期：体重下降不到 5%，但存在厌食和糖耐量下降。

2. 恶液质期：6 个月内体重下降超过 5% 或 BMI < 20kg/m^2（国人 18.5 < 20kg/m^2），伴同时体重丢失 > 2% 或四肢骨骼肌指数符合肌肉减少症诊断标准，同时体重丢失大于2%；该期的患者多伴有摄食减少和系统性炎症。

3.恶液质难治期：消耗状态，肿瘤持续进展对治疗无反应，分解代谢活跃，体重持续丢失无法纠正，PS 3～4分，预期生存期＜3个月。

癌性恶液质的治疗目的主要是抑制或消除体重下降，保持体重，减少肌肉组织分解，控制症状，提高生活质量和延长生存期。比较成熟的药物是食欲刺激剂和一些控制症状的药物。许多代谢剂和靶向药物正在积极地研究中或者已经初步用于临床中。常用药物：①孕激素：癌性恶液质中应用的是甲羟孕酮和甲地孕酮。大量临床试验已经表明，孕激素可明显改善患者的食欲和进食量，增加体重，改善营养指标。作用机制与糖皮质激素激活相关，可刺激中枢神经的神经肽和食欲，抑制炎性细胞因子分泌。主要的副作用为头晕，水肿等。②糖皮质激素：可以抑制炎性因子合成和分泌，诱导抗炎性因子（白介素-10）的合成。糖质激素作用较为短暂，机制与孕激素相似，短时间用对机体没有什么影响，长期使用有较多的副作用。目前关于选用的糖皮质激素类型、剂量和途径尚未达成共识。短时间（1～2个月）应用中效激素可以最大程度规避不良反应。③大麻类似物：四氢大麻酚，这个临床上用得比较少。④赛庚啶：抗组胺药，文献中记载。⑤抗抑郁药。⑥沙利度胺/来那度胺：沙利度胺是一个比较复杂的免疫调节剂和抗炎性物质药物，可有效下调TNF此类炎性因子的水平，同时可抑制肿瘤血管生成，也有一定抗肿瘤活性。沙利度胺本身就是一个安眠镇静药物，灵长类动物中存在一种酶，可在其进入人体后转换为一种结构类似物，这种代谢衍生物有相应的作用。⑦不饱和脂肪酸：作用机制是降低 $IL-1$、$IL-6$、CRP、$TNF-\alpha$、PMF、LMF 等多种炎症的表达及静息能量消耗，抑制蛋白酶体途径介导的肌肉蛋白分解，维持氮平衡，干扰脂质氧化，增加能量摄入，减轻胰岛素抵抗。初步研究证据表明，它可以治疗和逆转癌性恶液质。⑧ $COX-2$ 抑制剂：可以抑制系统性炎性，缓和恶液质。⑨褪黑素：明显减缓转移性恶性肿瘤的体重，也可以降低循环中的肿瘤坏死因子水平来发挥作用。⑩胰岛素：肿瘤患者通常伴有胰岛素抵抗，所以体内胰岛素水平较低，外源性补充可以降血糖，促进糖原、脂肪、蛋白质合成，抑制分解代谢，缓解机体胰岛素"抵抗"。⑪生长激素：可以显著提高蛋白合成。⑫生长素释放肽：相关证据还在研究阶段。⑬选择性雄激素受体调节剂。⑭其他：抗体类药物，抗氧化药物（维生素C、维生素A等）。当然治疗恶液质最根本核心的还是要打击肿瘤本身。

十、家庭营养支持与饮食指导

有营养不良风险的患者出院后的能量摄入不足普遍存在，家庭营养支持是住院营养治疗的延伸，合理的家庭营养支持能改善患者的营养状况和生活质量，提高抗肿瘤治疗的耐受性。包括家庭肠内营养支持、家庭肠外营养支持。家庭肠内营养支持已广泛使用，包括口服营养补充和全胃肠内营养支持。家庭肠外营养支持因其需一定专业性及并发症，目前应用受限。家庭营养支持需营养治支持治疗小组的支持，它是一种团队医疗模式，主要由医师、营养师、药剂师、护士、心理咨询师、理疗师等专业人员组成，对患者进行营养评估，全面合理的为患者制定营养计划，并对其进行营养教育，定期随访，根据患者的情况及时调整营养方案以保证家庭营养的有效性和连续性。

饮食对放化疗患者十分重要，直接影响患者生活质量、放化疗期间的耐受能力及心理承受力。放化疗患者饮食须针对不同反应来选择。

吞咽困难：吞咽困难的患者适合吃下列食物：①高蛋白的食物：牛奶浓汤、肉泥丸子、砂锅炖菜、鸡蛋羹。②谷物类食品：煮软的面条、疙瘩汤、面片汤、米糊、藕粉。③水果和蔬菜：菜泥、果泥、土豆泥。④饮料甜点：蜂蜜、奶昔、蛋糕。每日饮 6～8 杯水，并设法让液体变得稠厚。少吃多餐。如果普通食物不能正常吃，可以食物用搅拌机搅成糊状饮用，也可以适当使用口服特殊医学用途食品或自制匀浆膳食。

口腔溃疡：口腔疼痛或溃疡时要吃软的、刺激少的食物，把食物打成浆状。吃微温或冷的食物则更容易耐受。倾斜头部能帮助食物流到喉咙后部，利于吞咽。用吸管吃东西可以绕过口腔中的疼痛部位。吃高蛋白、高热量的食物有助于伤口愈合。定期用苏打水漱口，有助于保持口腔清洁。避免刺激性的调味料、碳酸饮料、酒精和烟。

食欲不佳：食欲不好，可多吃高蛋白、高热量等营养密度高的食物。两餐间或吃饭前半小时喝糖水。饭前适量运动有利于增加食欲。消化不良的患者可以补充 B 族维生素、消化酶或益生菌来帮助改善腹胀积食等症状。选用开胃、助消化的食物，如山楂、白萝卜、小米粥、山药、酸奶等。

恶心呕吐：恶心或呕吐时，一天吃6～8顿小餐代替三顿大餐。多吃干的食物可能更好地耐受。吃清淡易消化食物，吃室温的、原味的食物代替热的有香料的食物。反应太大时也别强迫进食。每天喝8～10杯水，每次呕吐以后应额外增加半杯至一杯水，吃饭前后30～60分钟小口喝水用吸管小口喝更好耐受。

口腔干燥：唾液黏稠嘴干要多喝水，充分咀嚼食物，吃软的汁多的食物。固体食物可以与各种肉汤、蔬菜汤、奶油、牛肉汤一起吃。保持口腔清洁，饭前饭后漱口（一茶勺盐及一茶勺小苏打加入一升水充分溶解后漱口），使用软牙刷，定期使用牙线。避免用漱口水。不要喝酒，远离含咖啡因的饮品如咖啡、茶和可乐。

味觉改变：味觉改变应尝试和平时不同的食物或饮料。如果吃饭时对金属味道敏感，可以使用陶瓷、塑料餐具。吃饭前用淡茶水、盐水或小苏打水漱口，可清除口腔里的异味。饭后可嚼柠檬片、薄荷糖、口香糖。可使用多种调味料给食物提味，如醋、糖、番茄酱、酸菜、葱、姜、青椒等。

随着诊疗的进步，肿瘤已逐渐成为一种慢性病，肿瘤患者的营养支持应贯穿在整个治疗中，其中，家庭营养支持及饮食调理也是非常重要一部分，结合住院期间的营养治疗，更好改善维持患者的营养状况，提高治疗耐受性个生活质量，值得进一步探讨。

▶▶▶ **作者简介**

李苏宜，临床医学教授，肿瘤内科主任医师，医学博士，博士研究生导师。中国科学技术大学附属第一医院肿瘤营养与代谢治疗科主任（西区）。早年创造性地将临床营养学理论应用到肿瘤内科临床实践中，擅长营养不良肿瘤患者的抗肿瘤药物治疗、癌性恶液质、癌性肠梗阻的内科诊疗和肿瘤营养代谢内科诊疗。主持或参与制订国内部分肿瘤营养代谢领域的行业规范。发表学术论文逾200篇。2013年1月应邀加盟中国科学技术大学附属第一医院，主持创建国内首个整建制肿瘤营养代谢内科团队——肿瘤营养与代谢治疗科。2002年5月至2013年1月，受邀加盟东南大学（南京），创建并发展了临床肿瘤学学科及其附属中大医院临床肿瘤中心。任东南大学肿瘤学教研室主任、肿瘤研究所长，和临床肿瘤中心主任。

兼任中国临床肿瘤学会（CSCO）理事，中国营养学会肿瘤营养管理分会副主任委员，中华医学会肠外与肠内营养分会委员，中国抗癌协会肿瘤支持治疗专业委员会常务委员，中国老年学与老年医学学会肿瘤康复专业委员会常务委员。安徽省医学会肠外与肠内营养分会主任委员，安徽省营养学会常务理事，安徽省健康产业促进会肿瘤康复产业专业委员会主任委员等。"肿瘤代谢与营养杂志"副主编；"世界华人消化""肿瘤学""中国肿瘤外科""中国临床保健""实用癌症"等期刊编委；"中国肿瘤临床""Supportive Care in Cancer 杂志""中国肿瘤"等期刊特约审稿人。国家自然科学基金同行评议专家，国家科技奖励评议专家，中国抗癌协会科技奖励评审专家。安徽、江苏、河北、山西、河南、江西和湖北省科技厅科技评审专家。

西医的辨证和施治

◆ 吴铁成

西医诊断学是运用医学基本理论、基本知识和基本技能对疾病进行诊断的一门学科，是打开临床医学大门的一把钥匙。西医诊断学中病史采集和疾病背景部分，有两个特点：一是患者被动，因为患者缺乏关于疾病和疾病鉴别诊断的系统性知识，他只能说出他认为重要的部分。这部分表述可能有助于诊断、也可能也混淆主次。二是医生主动，医生是病史采集的主导者。问哪些问题能够清晰地揭示疾病发展变化的脉络、为诊断和鉴别鉴别指示方法和方向，这是医学临床思维的核心内容。很多医院病案室里展示的标准病例，无一不是能一眼读出疾病发展变化规律的诊疗记录。良好的临床思维，一方面是传承；另一方面是发展，相辅相成，缺一不可。

体格检查是指医生运用自己的感官或借助于传统的检查器具来观察、了解机体健康状况的一种最基本的方法。西医的体格检查要用一定的设备，比如说听诊器、手电筒、压舌板等。西医诊断中问诊和查体的环节，需要体现人文精神，树立医生在患者心中的权威性，换句时髦的话就是"以患者为中心"。传统的西医和中医的查体的基本方法是差不多的，比如说视诊、触诊、叩诊、听诊和嗅诊。和患者接触的问诊和查体的过程对医生的要求非常的高，它要求医生要有全面的医学知识，丰富的临床实践经验，具有鉴别和综合分析问题的能力，只有这样，医生才能够熟练应用查体的结果，对患者病情进行准确的判断。很多危急的情况下，我们无法借助外力、马上就要处理问题，这种能力是区分医师成熟度的标志。这时的西医和中医是一样的，是经验主义的表现，"熟能生巧"。

西医临床诊断治疗成熟的过程，就是不断引入先进的科学技术成果，不断地摆脱经验医学的陷阱、发展到医学科学的过程，就是一部现代科学发展历史，大多数新兴理论都可以在这个体系中找到在人体利用的例子。举个例子，一个35岁的妇女，查体时发现一个2厘米大小的、乳晕边缘区的乳腺肿块，质地较韧、边界不清，腋窝触及2个活动的1厘米大小的淋巴结肿大。那么治疗前，医师就必须回答一个问题：这个肿块是不是恶性的？有些人就给她出主意说："有个乳腺癌权威、在××医院，找他去吧，他一摸就知道这个肿块是良性还是恶性的。"说句实话，那个权威的号可能挂都挂不上，所有的患者找权威看病是不现实的。因此，需要门槛较低的、地市级或县级医院可行的、相对准确的补充方法，来弥补"非权威大夫"的诊断准确性的不足。根据这些逐步发展的补充方法，借助物理学、化学、生物学原理，临床医学建立了一个庞大的辅助诊断体系：实验室诊断、影像诊断和病理学诊断。借助这个体系，我们知道即使再小一点的乳腺癌的诊断并不困难，做个细胞学或者组织学穿刺、送病理科检查就可以了。

建立和发展医学科学体系有什么意义？简而言之，就是让诊断更加准确、让治疗更加安全有效。准确诊断是治疗的基础。看似复杂的临床问题，如果我们抓住了关键，也能迎刃而解。以下是笔者6月12日接诊的一例患者，整个诊治过程如下文所述，不周之处请各位同道批评指正。

83岁女性，胸闷、憋气、皮下多发瘀血瘀斑一月余，救护车从外院送入医院，不能平卧、无法进食、情绪不稳定，家属诉求："大医院不收了，治不了了，让她安静地离开是我们最大的心愿"。入院即查：白细胞WBC III度减低（1.08×10^9/L）、重度贫血（50 g/L）、血小板IV度减低（12×10^9/L）、贫血性心脏病、心功能四级、出血倾向明显。外院进行了骨髓穿刺，初步诊断"骨髓增生异常综合征可能"，3天后出结果。我们当时立即制定的原则是：对症处理，等待骨穿结果；并和家属交代：不是完全没有治疗的可能性，请耐心等待。通过短期的骨髓刺激、支持治疗和维持循环后，平安等到了最后的病理结果：不典型巨幼细胞性贫血，骨髓增生异常综合征不除外。病因治疗一个月后，7月19日白细胞恢复正常、血色素112 g/L、血小板77×10^9/L。实际上从治疗1周后，老人，胸闷、憋气症状再也没有发作，周身瘀斑消失，食欲食量恢复正常，"晚上睡得很死"。

我本人治疗的患者，类似的情况极多。在诊断没有明确之前，就匆匆放弃治疗，实际上丧失了很多挽救生命的机会。另外，西医确实有别于中医、有值得借力之处。让我们从超越自我开始、从合作开始、从科学开始，愿祖国的中医事业老树新枝、灿如夏花。

▶▶ **作者简介**

吴铁成，医学博士，主任医师。北京中关村医院肿瘤科主任。原中国医学科学院肿瘤医院腹部外科、乳腺外科工作。擅长恶性胸腹水、细胞免疫治疗。世中联肿瘤经方治疗研究专业委员会理事。

第三章

中医药抗癌在美澳国家的应用

中医学是探讨生命共性的医学

◆ 陈虹樑（美国）

一、中医学对生命共性的哲学思想

医学是建立在尊重生命基础上的，也应该正视生命的共性和每个个体内的各组成部分及其系统的互动性，这是我们古代先贤一直主张的医学思想，而且更突出注重的是人体各部分的功能性和在整体下的互动性。但中医的理论由近代起就不断遭受质疑和批判，其中最多的观点是认为"古中医理论经不起现代科学论证"。特别是在有关脏腑、经络、气血及穴位、腠理的理论上的论述，经常被招致"不精确、混淆含糊"等质疑。余作《膜络论》之意，不是标新立异，亦非欲立与众不同之观点，仅在于以自己本身的一些感悟从古经典的字里行间中来探寻古人之意，仅供探讨。

古人的理论立足于生命的共性，人体生命内部的共性又是建立在人体内部各组成部分及其系统的互动性上。

正如《黄帝内经·素问·阴阳应象大论》说："清阳发腠理"。张仲景《金匮要略·脏腑经络先后病脉证》说："腠者，是三焦通会元真之处，为血气所注；理者，是皮肤脏腑之文理也。"《黄帝内经·灵枢·百病始生》中讲："是故虚邪之中人也，始于皮肤，皮肤缓则腠理开，开则邪从毛发入，入则抵深，深则毛发立，毛发立则淅然，故皮肤痛……留而不去，传舍于肠胃之外，募原之间，留著于脉，稽留而不去，息而成积。或著孙脉，或著络脉，或著输脉，或著于伏冲之脉，或著于膂筋，或著于肠胃之募原，上连于缓筋"，这其中也谈到了腠理与膜的关系，而且是在阐述一个"虚实相间"的功能性概念。那么我们现在就集中于这个观点进行探讨。

1. 我们首先需要搞清古人论述的脏腑究竟是虚还是实的观点，其实在上述论点中已很清楚了。"膜理"既然是古人表述的一个代名词，那么"膜理"也必须要有其形成的先决条件和所依存的实体，不然就难解释了。

2. 既然有皮膜、肌膜、脏腑之膜，那么皮肤、肌肉皆为人体之实的表现形式，脏腑应是以一种"半虚半实"的形式存在。

3. 如三者皆为"虚"的表现形式，"膜理"就无法存在，可见"半虚半实"是比较恰当的解释。

4. 古人对经脉没有以"膜理"描述，因为经脉是虚的表现形式。

5. "膜理"在中医的理论中，同脏腑、经络、气血一样在人体中有着互动性和共性。不同之处，仅是功能性的差别。

6. 探索和膜理互为依存的人体内共性、互动性，探索为什么古人不把人体内的系统组织作细致的解析，他们的原因是什么？

（1）膜络与脏腑，作为生命的起源"一点真阳"与后天之气化合成早期膜络的形成，并分别逐渐形成特定的气血走向和功能的表现形式（形成独特的脏腑之气），并且具有各自不同的功能性，这是生命功能的先决条件。

（2）脏腑的形成，将络输送的气血进一步转化而出，再形成经气，在经气的循环中，又由别络相连进而互为作用，这是对生命形成过程中的一种相应保障。

（3）形成后的经气为循环的无形之气，但由于膜络形成的构架，使每个经气有一定循行之轨（如同天空的行星有一定之轨，却无迹可现）。因此经脉应是"孙络"的集束和特定的脏腑之气的运行轨道。所以，经和络会随同人体的死亡、气血的停止而消逝于无踪。

（4）互相融合后的经气再回转脏腑并输出后，产生综合性的能量，由千丝万缕的络输送至其他脏腑及四肢百骸展现综合性和特定性的功能现象。

（5）因此所有经脉由络转输能量至其他脏腑进行再转化功能而互相维持。同时转输并释放特定的能量对抗疾病，且对人体产生相应的修复功能或对抗外邪。

（6）所有脏腑的表层和内层，都有膜络在特定部位的渠道进行新陈代谢，并通过膜理进行相应的气血、津液的流通，防止互相粘连。所以脏腑是虚实相间，也就是古人认为半虚半实的产物。（由此推论，五行变化的功能，也是由于络的运转而变化。）

这种人体内形成后的特定空间就是"腠理"给予经络的运作、气血的运行提供了特定的环境和条件。也就是阐述了"脏腑，经脉、膜络、腠理、气街、气血"这些特定的中医学名称的功能性。所以在古人的经络理论中，很明显要呈现的不是将人体内的组织和系统的名称细化，而且不仅是要向我们展示它们在功能方面的互动性和共性，同时是在详细告诉后人如何察病、诊疗的基础方法。

二、探讨生命共性的理论基础

人类是大自然的一个组成部分，人的生命也与大自然的其他组成息息相关。当我们面对面同另一个人的观望和交谈，其实是一个独立的生命体与另一个独立的生命体的沟通。而每一个独立的生命体都具有本身的构架和对外及对本身内部进行沟通、调整的功能。眼为视、耳为听、鼻为闻等等这些人体的特殊器官围绕着同一个生命体，发挥着各自的功能。一般来讲，我们都认可生命存在的主要是在于心脏的搏动功能，但是心脏的搏动又究竟源于何处？仅一个人体的解说就会引发千百个医学上相关的问题。在西方医学的研究中，对人体构造的论述基本上是以细胞、组织、器官、系统、人体为过程。中医学中有经络、气血等，在此不作两种截然不同医学体系的比较，只想对中医学的本质做一些探讨，也就是"中医学是探讨生命共性的医学"。

整体的生命从何而来？《黄帝内经·素问·天元纪大论》说："太虚寥廓，肇基化元，万物资始"中国的古代哲学思想是"天地气生"而生万物，古代的中医学又从"有形之身和无形之气"的结合阐述了生命的形成。中医学对生命的形成形容如下："一点真阳"为生命在胞宫的形成状态。《黄帝内经·素问》中"血气以和，营卫已通，五脏已成，神气舍心，魂魄毕具，乃成为人"这里指的应是婴儿出生前后。《黄帝内经·灵枢·经脉》所说的"人始生，先成精，精成而后脑髓生，骨为干，脉为营，筋为刚，肉为墙，皮肤坚而毛发长"。在此指的是出生后生命的形成。

当然，还有很多解说，如果以正确的态度去理解这些文字的意义，我们可以悟到古人为什么用"气血、经络、脏腑"等字眼描述生命构成的深意。

1. "气血、经络、脏腑"等均以一种互动性的功能状态为生命的共性启用。

2. 这种生命的互动性具有各自的生命感应而互为运作并互为依存。

3. 这种生命的共性和其所属的互动功能性，仅是为了生命的存在而存在。

4. 古人如此阐述，其实是以一种他们认为简单，易理解的方法来论述人体与天地四时的相辅相成的一种综合性哲学思想。而这种论述并不着重于生命究竟怎样构成，是着重于让后人认识生命的互动性和共性，并在这论述中寻求健康、养生和治疗疾病的方法。

5. 脏腑、气血、经络的学说应产生在方剂、针灸之前更古老的时期。从中可以悟一下古人在当时的生活条件下如何顺应天地四时而获得生命的健康存在。

中国古代在哲学和医学上对于生命的论点是相合、相通的。并且中医学于生命的阐述和研究并非是虚拟的粗糙的，它在人类对于生命共性的理论上已登峰造极，是任何其他医学无法超越的。因为中医学的灵魂并不仅仅在于如何治病，是在向后人展示如何运用这个理论健康地活着。

三、"天人相应"是人类应遵循的道

中医学在探讨生命共性的理论上源远流长。"天人合一"的中医理念在中医学上的表述，包含了天文、地理、自然环境、情志及脏腑经络的功能等方方面面，诸如这些皆体现了生命的共性。

"人法地，地法天，天法道，道法自然。"人类不是孤立的存在于宇宙，"天、地、人、道、自然"都有着密切的"法"系而共存，同样人体的内部也是同一种关系。由于人体的特殊结构与大自然息息相关，不管是如何严密的组织结构，都有一定的空间，而这些空间恰恰是气血、津液提供组织新陈代谢和自我修复损伤、解除疾苦的维系条件。

1. 腠理与天地相应

人类的生命与大自然共存，而生命体的内在结构也同样与大自然息息相关并有着自我调节平衡的作用，这种功能性的作用是同步的，这就是为什么中医学将人体系统仅分为"脏腑、经络、气血"等，因为古人要表述的是它们在生命体下一种互为作用的共性，而且治疗思路也正是要遵循此道而行。

譬如表层的腠理会对冬寒夏热有不同的反应并会进行相应的调整，是对气血、津液的释放或内存的一种同步作用。对于外界产生的舒适或危险感也同样如此，是信息传导而产生人的本能反应。如果属于"实"的组织由于某种原因粘连不得解，也就是产生了瘀、堵、节、结等，就对"穴"所需的虚空产生了遏制。疼痛是人体在这种状态下发出的警示，如不正确处理，则会进一步对经脉的运行造成影响，甚至伤害脏腑的功能。由于中医运用的各种疗法都是和大自然相应的各种物质或纯自然之法，是在不违背宇宙自然规律的基础上产生的，所以如能坚持也将是治未病的一种大法。

2. 津液的重要性

《黄帝内经·灵枢·决气》说："腠理发泄，汗出溱溱，是谓津。……谷入气满，淖泽注于骨，骨属屈伸，泄泽补益脑髓，皮肤润泽，是谓液。"《黄帝内经·灵枢·五癃津液别》又说："津液各走其道，故三焦出气，以温肌肉，充皮肤，为其津；其流而不行者，为液。"

因此，可以说在津液中，质地较清稀，流动性较大，布散于体表皮肤、肌肉和孔窍，并能渗入血脉之内，起滋润作用的，称为津；质地较浓稠，流动性较小，灌注于骨节、脏腑、脑、髓等，起濡养作用的，称为液。《类经·藏象类》注曰："津液本为同类，然亦有阴阳之分。盖津者，液之清者也；液者，津之浊者也。津为汗而走腠理，故为阳；液注骨而补脑髓，故属阴。"

津液是人体内水谷之精微的最新转化，在人体新陈代谢的生命过程中起着重要作用。但津液毕竟是"水谷"的生成之物，所以我们日常生活的水分和食物也就决定了津液的质量，进而决定了生命的质量，毫无疑问这种质量应是我们当前需要关注的重中之重。大自然所给予人类的食物和水分是赋予生命存在的必要条件，人类保护这些"无与伦比的恩赐"是应尽的职责，换句话说，毁了天地，就是毁了人类自己。那些只顾发财，往食物里添加有害物质，污染环境的人，他们赚到了钱，可以保证自己避免不受其害，但不知他们是否为他们的子孙后代着想过！

在自然界生生不息的循环中，一些动物和植物是人类生存的食物来源，正常情况下，食物的营养将随着消化系统而输布于人体，无用的物质将应该被排出体外。"津液"是纯自然的人体所需之精华部分，任何非自然的物质混入其中，对人体造成的伤害是巨大的。其中有快速产生作用的，如毒药，也有日久积累才显示危害作用的，如残留的农药等，这些并非是危言耸听，不管人们愿不愿正视，却存在于现实生活中。例如，现在儿童得白血病的日益渐多，究竟是什么原因造成的？难道不是一种警示吗？

▶▶▶ **作者简介**

陈虹樑，美国中医指尖推拿诊所董事长，曾任教 Germanna community college 教中医基础理论和太极健生操（后因诊所太忙已辞职）。指尖推拿是作者近二十几年从十二经脉、中医穴位并结合西医人体解剖学和筋膜理论所治疗患者的一套方法，诊所有针灸师，推拿师，按摩师等。现是玛莉. 华盛顿医院癌症中心综合医疗小组的顾问。当地 H2o（Holistic healer org）协会创办人和协会常务理事。2015 年 9 月授任世界中医药联合会肿瘤经方治疗研究专业委员会常务理事，世界中医药学会联合会肿瘤精准医学专业委员会理事，世界中医药学会糖尿病委员会理事。

医神与医形

◆ 施建敏（美国）

经方治疗神奇，但是要用的恰当，一是对病对证、二是药量能够胜病，原比例也要保持。

一、乌梅丸的应用

1. 病例

某年腊月二十六，我在洛杉矶用电话远程问诊了一个患者，患者在中国山东莱州。患者周某，女，59 岁，子宫癌转移肠癌，四厘米肿块造成回肠梗阻，切除大肠和部分的膀胱，但术后刀口发炎，刀口处有黏滞的药。更严重的是腹泻不停，整整二十一天，一天不见好。年关将近，患者在腊月二十三过小年的时候要求出院，患者电话里说不知道自己能不能活过去春节。我听了不由很心酸。她问我："这样的情况还能不能给她开药方？"我听她说话还有力气，我说给你开个方试试。但是我和她说："如果这一次给你治疗后脱离了危险，你不可以再去乱用偏方了"，她连连地答应了我。

2. 问诊记录

刀口在耻骨上到脐下两横指的地方发炎、没封口，上有药黏滞。能吃点白米粥，吃了蛋白粉就拉稀。蹲大便时坐下起不来，带脓，肚子不大，体重还剩45 公斤左右，肠子发炎，吃东西难受。下面是十问的回答：身冷无力，汗正常，肚子难受，大便一夜三四次，白天三四次，拉的黏糊糊的焦黄色带脓便，肛门痛，但无脱肛。不爱吃饭，咽不下去，口干不欲饮，气短，但无喘促、耳鸣、头晕，睡眠可，腹部怕凉，热水袋一直放在肚子上，这就是全部的问题记录，当时就是这些信息。没看舌，没问脉。我当时用的方子是：

乌梅丸，原比例不变：乌梅 90 个、细辛 18 克、干姜 45 克、黄连 72 克、当归 18 克、炮附子 27 克、蜀椒 18 克、桂枝 27 克、人参 27 克、黄柏 27 克三剂。

第一天：一剂药煎出六碗药汤，首次只服三分之一碗。服药前后喝煮烂的稀大米粥。要继续少服、频服。第一天到晚上睡前服两次。加粥和少服、频服是取了张仲景先圣原义，让药持续给力，并护胃气。药量大到 549 克，90 个乌梅是 270 克，其他药味总量是 279 克。家属联系我，药方量过大药店不给抓，说乌梅几枚提提味儿就行了，干嘛用这么大量？我说，那分成 10 剂来抓吧！抓回来按原量煮上了。

开始服药是腊月二十七下午 4：30 到第二天腊月二十八下午 1：00，总共拉水四次，肚子却不难受了。肛门也不痛了，拉得干净，拉完就可以站起身子，身上有点儿劲儿，气能喘上来了。因为拉水我又加了一个方子，让家属马上去药店抓药，因为第二天就是腊月二十八，用的方子是补中益气汤的原方，但黄芪加了十倍是 150 克，是用了去年一个老师讲座的思路。手术后大气下陷、大补元气，煎三碗分四次服，与乌梅丸交替服用，每日服四次。第三天腊月二十九，早晨喝了一大碗大米粥，拉的不稀了，肚子、肛门不痛了。第四天，上午大便一次，下午一次，不稀，晚上排了很多气。第五天，早晨大米粥，中午三个饺子及大米粥，晚上大米粥，大便正常。第六天，肚子有点胀，有气不排气，刀口见好。

我停了乌梅丸改用补中益气汤加木香 15 克，煎三碗分四次服。服后腹部就舒服了，至此这个患者的病情基本缓和平稳下来。这个患者手术后气血大亏，用平常的思路止泻是不会有效的。我用乌梅丸是受了王三虎教授的启发，是治标之举，当时我在问诊记录时已经隐约感觉患者有些小症状显示出适合乌梅丸。比如，口干不欲饮，腹部怕凉，食后腹泻，这些情况都可以应用乌梅丸。如果当时一开始就用补中益气汤加山茱萸，是否也会有这么快的效果，我现在也不知道。

二、分辨一个概念：西药快中药慢？

西药快中药慢，连有的中医也这么说。人们说话通常是人云亦云，跟着既定的概念走，不去考虑概念的内容已经被换掉了。现在再回到我这个患者周某，在正月十一通话说："我好了，我给医院打了电话，过几天要去做化疗，要不以前做的化疗都浪费了，用西药快，中药太慢了。"

现在这个患者子宫癌手术切除4年多了，我已有两次挽救了她病情危急的状态，第一次是每日大汗淋漓，吃了我给的经方，症状完全改善，日常生活回归正常，第二次可能是胃口痞闷不思饮食。但是令人懊恼的是，病情平稳后她就去化疗，或用偏方，一次是喝柠檬汁疗法，一个月就复发了。还有一次是用某医院一个所谓"专家"给的偏方，喝榨鲜土豆汁，结果大肠迅速长起了四厘米的肿块。

我非常赞成一句话，叫作"药对方一口汤，不对方用船装"。这是我在20年前听一位前辈讲的，其实那就是经方的境界，我还做得不够，有时候用得不好。

再回到这个病例。她是2015年1月9日住进市医院的，手术后一直腹泻，刀口也一直不愈合。医院用尽了方法，所用西药，家属能记得住的药名有土霉素、黄连素、蒙脱石散、整肠生、乳酸菌素片、附子理中丸，后来都无效后又改用中药汤剂，连服六七天，每日两次，每次一袋，也无效。为什么用了那么多西药也用了中药没有止住腹泻，而一剂乌梅丸就止住了？因为经方确实神奇啊。为什么医院不像我们一样运用经方呢？

这是医疗界的普遍性现象。如同我治疗的这个患者类似，还有一些患者，虽然看着我们为他们用经方治疗的效果明显，但还是离开去另寻他法了，往往寻的都是高大上机构，收费庞大的地方，可是再过一段时间人就再也没见到了，很多人也就是一两个星期就没见到了。后来家属来了，见到家属了，我请家属代问一下患者好，可是家属说，患者已经去世了。这样的例子不是一个、两个，这就让人很遗憾。为他们犯了太大的错误而惋惜不已。

三、经方治癌的思考

我经常思索经方治癌这个问题，一方面，医患的沟通非常重要，医者需要有大医的道德水准和胸襟，才能达到掌握神机；另一方面，经方的神奇疗效，需要广泛的社会认知。我们世中联肿瘤经方治疗研究专业委员会会长冯利教授提倡"融汇经典，抗癌有方"，并努力地奔走于世界各国遍访治癌的医生，促成了世界中医药学会联合会肿瘤经方治疗研究专业委员会的成立。并在2015年9月成功的召开了成立大会，和第一届学术年会，学会秘书长杨晨光教授等许多专家建议：把张仲景请进医院。经方神奇！请用经方！

四、治病治灵

治病治灵，《黄帝内经·灵枢》就是以灵为中心做旋转的神机揭示，以相应宇宙星辰日月在天垂像，在地成形。灵活在心里，灵离开人体就是失去了生命，它的通道是头顶，经络是与宇宙相应，神和气的轨迹法系宇宙，穴位是身体通向外部也与外部沟通交流的洞穴，也是外部通向里面的通道，我们通常会说呼吸的大部分功能是皮肤。皮肤是呼吸最大的器官。那么皮肤也是吸收宇宙能量，医生治疗患者的治表的第二层，善治者治皮毛，神客在门。医生治疗的最高的境界是灵和魂。

诊断体会：望而知之谓之神，有人说是医生谓之神，我说不对，我说是医生望神而知之，通过望患者脸上的神气、眼睛里的神，知之。也知真阳有几分。还有孙思邈老前辈的十问歌，以脉、色查阴阳的色，也是指的这个神色。

五、脉诊

还是以病例来说明：孙某，男，45岁，主诉头疼痛十余年。心律有早搏和漏跳现象。我对他说："你心脏动脉瓣和肺动脉瓣关闭不全"，他很同意地点头说是！他刚从北京某医院检查过，三尖瓣二尖瓣都关闭不全。我说你是心脑血管病，他也点头说是。我还问主诉、病史、家族病史、睡眠、压力，吃什么西药，食物吃什么，工作，婚姻、家庭、男女朋友、孩子、工作之余喜欢做什么。这些都与患者头痛、失眠相关联。我还问他睡觉前干什么，这关系到他在睡觉前安静与否。我让他停止了睡觉前给中国打一通电话的习惯，帮助他进行了中医治疗。他的头痛失眠在两周治疗好了。但是，脑鸣仍在，感觉嗞嗞地响，特别是在夜深人静的时候。我让他指一下具体是在哪个部位，他指的是枕骨粗隆的里面，确定了在骨的里面。我查了网上和书籍，均说是精亏等。我看了解剖书的神经细胞，我理解，是细胞纤维的神经鞘损伤。西医神经科的医生，一般会想办法开治疗神经鞘的药，但是从中医的思路，分析患者属于痉挛，我就用止痉药、地龙、全蝎，然后全蝎加量，结果治愈了。

六、对针灸的体会

还是先说病例，患者是一个韩国人，男，50岁，主诉小腹以下到会阴部疼痛，小便频、难，从17岁开始时重时轻，没好过。人秃顶，开始我还以为他的英文很差，后来他耳朵听力好了一些，用英文回答问题也流利了，才知之前是耳重听，针他的关元再针三阴交，让患者感觉到会阴部与关元的针感和三阴交的针感相连。开始他的自我感觉很差，我就扎血海、地机，让他感觉到了针感到了病所。他此时的感觉就是"神"，那我的针刺产生的效应，称双重的治疗效果，针灸的目的就是调神。取穴，我是先量尺寸，找准穴位，或者用手指前端在穴位处轻探，会感觉出一个柔软的、圆圆的或不圆的、圆润的凹线洞穴通向肌肉的深处，我用心体会是会感觉出它的深邃的。针尖轻弹进去一半，在松松的组织里面，患者这时感觉不痛，捻转针尖时就会有感觉捻动的频率携带着神和气，沿着经络传送、输布，我称这为神和气。因为我治疗过一个患者，无论针哪里，他都感觉一下打开了，这时他才觉得得到了要的结果和效果，就是患者的"神"和我们用针尖调患者的神的对接。

最近几天看到一篇转发的文章，有一个专家称为揣穴。我讲的也有那么一点儿意思，但主要是取穴，要知道什么是穴，穴是什么样子的，揣的时候需要得到、找到什么样的地方。顾名思义穴就是洞，无论你感到它是深是浅。有一个凹陷的标志处，例如，迎香和百会，本身就是通津液营养的一个通道。以前我扎迎香不效，可是找到一个孔穴后一扎就灵了，除非是用穴不当。不到一周，韩国患者就不痛了，但有时还有小便难或不尽的感觉，症状是一天比一天好。他每次针灸后，走出治疗的房间都真诚的给我鞠一个躬，表示感谢，让我感觉很受尊敬，也感觉很有一种神圣的责任感。我让他每天写病情报告给我，我也同时让他服草药。我的草药都是科技浓缩药粉，用起来比较方便一点。方子给他用的是吴茱萸汤，那时候他全身出冷汗，后来我用真武汤去茯苓，这些是遵照张仲景前辈的方义。我也给他加过五味子，加过茅根，也给他针刺过会阴、肾俞和承山。

七、经方治肿瘤

我再讲"治肿瘤未病"，即已经是这种病了，但是还没有经过仪器的确定。临床中，我们在治疗的许多患者，已经是在形成肿瘤的过程中了，只是差诊断报告而已，也有一些到了医院，还诊断不出来肿瘤。这些患者遇到好的中医师，是幸运的，在不知不觉中治好了，也是他们明白，遇上了能还他健康的医生，积极配合。也有一些人在怀疑自己，是癌症或者不是癌症，几个月地折腾着检查，精神上遭受着担忧和恐惧，在时间和健康丢失的同时只是在徘徊，基本是无疑问的成了肿瘤患者。在他们的脑子里，只是仪器设备说的才算数，他们不相信我们的诊断更有实际意义。结果这些人没选择我们的经方治疗，这些患者，大多数是女性，诊脉时，脉中取滑实，有的还顶手，这就要考虑有各种肿瘤形成，如果舌面再有显示一圈红色溃疡病灶，就是了。前几天，有一个药店的员工来找我，给她看病，关下中取，实稍滑，顶手，我说吃桂枝茯苓丸吧，你的子宫已经新成，或者得要形成肌瘤了，毒素太多，没有分得很清的必要，因为肿瘤的条件已经存在了。结果她第二天也没告诉我就去医院做了检查，回来告诉我说，检查出来了是有卵巢囊肿，后来服草药就痊愈了。其实仪器检查只是多了一个程序，对治疗没意义，因为我们诊脉也知病的轻重，还不吓唬人，可能在不知不觉中就好了。

说回我远程治疗的一个患者，治疗的第三天，我就在手机上看过他的舌，但是没有想留照片，舌尖后三分之一处有横向的肿物。我感觉像一个横向的小山，而且颜色暗、黑、紫、不规则，这就是肿瘤患者的舌象。吃了几剂药，过几天我让她拍了舌照发过来，舌面上已经变得有胃气了。她去了医院检查的时候，报告说 CA125 指数是 1480+，医生说这是一种可反应癌细胞的蛋白指数，洛杉矶的一个癌症专家说，是反应癌细胞的活跃程度。这些对于中医的诊断，意义不大。而舌象、脉象可以直接指导用药。

八、分享一下加州中医执业的情况

加州已有 2 万多的执照针灸中医师，是纯中医，全科。什么是纯中医？就是只用中医治病，用中医的全套本事。

"天垂象，地成形"，伏羲观天象已万年，阴阳为之道。内经五运六气，汤液经方药，辅行诀重五味，伤寒论言六气，辨脉平脉，知阴结阳结。阴脉弱血虚筋急，脉沉荣气微，投热更发热而燥烦。夫阳盛（热证）（桂枝下咽即毙）阴虚汗之则死，下之则愈。阳虚阴盛（寒证）（承气入胃以亡）汗之（发汗，可半日中尽三服。）则愈，下之则死。常审以慎，凡两感病俱作，发表攻里治有先后，等等。如果一心谙仲景之法，乃真中医也！

▶▶ **作者简介** ────────────

施建敏，祖籍中国山东，美国执照中医师、针灸师。世界中医药学会联合会肿瘤经方治疗研究专业委员会常务理事。多年来用经方治疗肿瘤患者有较好的疗效，2015年9月受邀出席世界中医药学会联合会肿瘤经方治疗研究专业委员成立大会及第一届学术年会特邀嘉宾，并做大会学术发言汇报，题目是《什么是对肿瘤患者好的治疗方法》，提倡草药、针灸、导引、按跷、养生并用，强调对神、心、身系统性的康复治疗。这是一套临床行之有效的经方肿瘤治疗经验。17岁开始在农村行医针灸，积累了实用的救治患者的经验。1996年到美国从事草药针灸。曾就读于北京大学和美国东西大学。

《黄帝内经》关于肿瘤的论述及应用

◆ 田文（美国）

本人研读《黄帝内经》六七年，不论从以临床去理解《黄帝内经》方面，还是以《黄帝内经》理论指导临床，均深感《黄帝内经》之博大精深。现在总结在《黄帝内经》看到的与肿瘤有关的论述于下，希望可以对大家临床、科研有所借鉴。

一、肿瘤的阴阳寒热属性

《黄帝内经》中没有"肿瘤"一词，但是我们会看到一些词，诸如"肿、积、消、革、水、痕、臌胀"等词，可以联系到现代肿瘤的意义和症状。

在现代对肿瘤的治疗经验报道中，有用大量清热解毒药治疗肿瘤的报道，如白花蛇舌草就属于清热解毒药，但是又有用补气扶正的方法治疗肿瘤的经验报道。那么，肿瘤到底是用清热解毒的方法治疗，还是用补气扶正的方法治疗？我们可以从《黄帝内经》来探索一下肿瘤的阴阳寒热属性，对回答这个问题，会有所帮助。

《黄帝内经·素问·阴阳应象大论》里讲道："阳化气，阴成形"和"寒伤形，热伤气，气伤痛，形伤肿。故先痛而后肿者，气伤形也；先肿而后痛者，形伤气也。"这两句话的意思是：寒伤的是形体，热伤的是气，气伤了会痛，形伤了会肿。如果是先有痛，后有肿，是气伤在前，形伤在后；先有肿而后有痛，是形伤在前，气伤在后。

另外在《黄帝内经·素问·生气通天论》里讲寒暑湿气，四种能够导致病的诊断要点中，说到"因于气，为肿，四维相代，阳气乃竭"。意思是因为气引起来的病是肿，四面所联系的纽带互相更迭代替，阳气反复受损，阳气枯竭。这里的四维，在一般文献里指的是四肢，如《黄帝内经·素问·阴阳别论》里说，"结阳者，肿四肢"。我自己的对"维"的理解是，系物的大绳，所以，这句话可以解释为：因为气的原因导致肿，肿的四周维系的筋经是互相的纠结，所以阳气枯竭。这是一种肿瘤普遍存在的情况。因为"寒伤形，热伤气"，所以，肿瘤应该是有寒有热，在《黄帝内经·素问·生气通天论》里说："阳气者，精则养神，柔则养筋。开阖不得，寒气从之，乃生大偻。营气不从，逆于肉理，乃生痈肿。"这句话的意思是，阳气的功能不足，寒气就会跟来，寒主收引，机体会出现曲背俯身之证。寒气更从，营气就不会相从，营气逆留在肌腠，就会产生痈肿。

我们讲肿瘤是阴性的、占位性病变，但它离不开阳气受损的前提，所以应用扶正祛邪的药物治疗是有效地。但是热伤气，气伤会痛会肿，肿瘤也存在热的的因素，因此，应用清热解毒的药物也可以迅速消肿。

二、《黄帝内经》对正气邪气的关系论述

在《黄帝内经·灵枢·根结》里讲，"太阳为开，阳明为阖，少阳为枢......阖折，则气无所止息，而痿疾起矣。故痿疾者，取之阳明，视有余不足。无所止息者，真气稽留，邪气居之。"这句话的意思是：太阳为开，阳明为合，少阳介于表里之间，可转输内外，如门户的枢纽，故称为枢。....阳之合失掉了功能，如果阳明汇聚阳气之功受损，阳气无处止息，痿疾就会发生。包括痿症、阳痿、阴痿等。因此，针治痿疾，可取用足阳明胃经，根据病的情况，判断应该泄其有余，还是应该补其不足。如果正气运行不畅，邪气就会留在里面了。真气和邪气是一种共存在人身经脉的此消彼长的关系。

以前认为存在邪实而正气不虚的状态，研读《黄帝内经》之后，逐渐改变了这种观念。因为正虚，才会有邪气去填满经脉的空间，才会有邪实。如果正气旺盛，不会有邪气存在的空间。比如，肝阳上亢的出现，是因为肝的真气的生发无力，肝主阴血，阴血不能上升，因此，会出现邪气困扰上窍的情况。再比如，肿瘤的形成，是因为真气稽留，邪气踞置的原因。

三、《黄帝内经》关于阴阳郁结的论述

在详细辨明肿瘤的阴阳关系方面，如《黄帝内经·素问·阴阳别论》里讲到"结

阳者，肿四支。结阴者，便血一升，再结二升，三结三升。阴阳结斜，多阴少阳，曰石水，少腹肿；二阳结，谓之消；三阳结，谓之隔；三阴结，谓之水；一阴一阳结，谓之喉痹。"这句话的意思是：邪气郁结于阳经，则四肢浮肿；邪气郁结于阴经，则大便下血，初结一升，再结二升，三结三升；阴经阳经都有邪气郁结，而偏重于阴经方面的，就会发生"石水"之病，少腹肿胀；邪气郁结于二阳，则肠胃俱热，多为消渴之症；邪气郁结于三阳，则多为上下不通的隔症；邪气郁结于三阴，多为水肿膨胀的病；邪气郁结于一阴一阳多为喉痹之病。

"结"的本意是用线、绳、草等条状物打结或编织。在阴阳失去平衡的情况下，就会有疾病的产生。到了结的地步，就很严重了，相当于肿瘤的情况。在《黄帝内经·素问·阴阳别论》里说："二阳之病，发心脾，有不得隐曲，女子不月；其传为风消，其传为息贲，死不治？"前面讲二阳结，谓之消，这里的二阳结所表现的风消，已经到了死不治的地步，因此，阴或阳结出现的症状，应该是指肿瘤这种死不治的症状。

四、外因致瘤的论述

接下来讲肿瘤形成的原因和表现在内经里的论述。在《黄帝内经·灵枢·百病始生》里讲到："夫百病之始生也，皆生于风雨寒暑，清湿喜怒。喜怒不节则伤脏，风雨则伤上，清湿则伤下。"这是疾病产生的根本原因，肿瘤的发病原因也不例外。另外《黄帝内经·灵枢·百病始生》还讲到，"风雨寒热，不得虚，邪不能独伤人。卒然逢疾风暴雨而不病者，盖无虚故，故邪不能独伤人。此必因虚邪之风，与其身形，两虚相得，乃客其形。两实相逢，众人肉坚。其中于虚邪也，因于天时，与其身形，参与虚实，大病乃成。"这句话主要是讲疾病的产生，是在人体正气虚的情况下发生。风雨寒热之邪，若不是遇到身体虚弱，一般是不能侵害人体而致病的。突然遇到狂风骤雨而不生病，是因为他的身体健壮而不虚弱，邪气一般不能单独伤人致病。所以疾病的产生，首先是身体虚弱，又感受了贼风邪气的侵袭，两种因素相结合，才会产生疾病。一般人们在实际生活中，若身体强壮，肌肉坚实，四时之气也正常，就不容易发生疾病。疾病是否发生，与四时气候是否正常，以及身体素质是否强壮有关，即人体正气不足而邪气盛，就容易发生疾病。

在《黄帝内经》讲致病原因里，提到正风和虚风的说法。在《黄帝内经·灵书·刺节真邪》里说，"真气者，所受于天，与谷气并而充身也。正气者，正风也，从一方来，非实风，又非虚风也。邪气者，虚风之贼伤人也，其中人也深，不能自去。正风者，其中人也浅，合而自去，其气来柔弱，不能胜真气，故自去。"这句话的意思是真气，就是禀受了先天的精气，和后天的谷食之气结合，充养全身。它是人体生命活动的动力，并能抵御外邪。所说的正气，又称正风，是指与季节相协调的正常气候，它是在不同的季节中，从这个季节中所主的方向而来的风。如春季从东方来的风，夏季从南方来的风，秋季从西方来的风，冬季从北方来的风。这些适时而至的风，一般不会致病。所谓邪气，又称为虚风，它是不知不觉戕害人体的贼风，一旦中伤人体，容易深陷而不能自行消散。而正风即使伤及人体，部位也比较表浅，发病也较轻微，所以能自行恢复，这是因为正风来势柔弱，不能战胜体内的真气，因此，不用治疗就自行消散了。

《黄帝内经》里讲虚邪致病是从表入里，逐步深入肌腠、肠胃、脏腑，最后形成肿瘤。如《黄帝内经·灵枢·百病始生》里讲："是故虚邪之中人也，始于皮肤，皮肤缓则腠理开，开则邪从毛发入，入则抵深，深则毛发立，毛发立则淅然，故皮肤痛。留而不去，则传舍于络脉，在络之时，痛于肌肉，其痛之时息，大经乃代。留而不去，传舍于经，在经之时，洒淅喜惊。留而不去，传舍于输，在输之时，六经不通四肢，则肢节痛，腰脊乃强。留而不去，传舍于伏冲之脉，在伏冲之时，体重身痛。留而不去，传舍于肠胃，在肠胃之时，贲响腹胀，多寒则肠鸣飧泄，食不化，多热则溏出糜。留而不去，传舍于肠胃之外，募原之间，留著于脉，稽留而不去，息而成积。或著孙脉，或著络脉，或著经脉，或著输脉，或著于伏冲之脉，或著于膂筋，或著于肠胃之募原，上连于缓筋。邪气淫佚，不可胜论。"这句话主要是讲，疾病由表里深浅定位，通过不同的症状表现，可以判断疾病的进展部位。不同部位的疾病治疗方法不同。虚邪侵袭人体，首先犯表，由表及里，逐步进入。这句话的意思是：虚邪贼风侵袭人体，先从最表层的皮肤开始，若皮肤不能收固致密，腠理就会开泄，邪气趁机从毛孔而入，若逐渐向深处侵犯，一般会出现恶寒战栗，毫毛悚然竖起，皮肤也会出现束紧疼痛的感觉。若邪气滞留不除，就会渐渐传到络脉，邪气在络脉的时候，肌肉可出现疼痛。疼痛时作时止，是邪气将由络脉传到经脉。若病邪得不到解除而滞留在经脉，不时会出现刹那间的颤抖和惊悸的现象。邪气滞留不散可传人并潜伏在输脉，其在输脉时，足太阳经的六经俞穴受病，六经之气被邪气阻滞而不能通达四肢，四肢关节因而疼痛，腰脊也强痛不适。若邪气滞留不祛，则传人脊内的冲脉，冲脉受犯，就会出现体重身痛的症状。若邪气滞留不能祛除，会进一步深入并藏伏在肠胃，邪在肠胃会出现肠鸣腹胀等症状。寒邪亢盛，则泄泻完谷不化；热邪亢盛，则湿热下利或大便如糜而肛门灼热。如果邪气滞留尚不能祛除，传到肠胃之外半表半里的募原，留著于血脉之中，邪气就会与气血相互凝结，久则聚结为积块。总之，邪气侵犯人体后，或留在小的孙络，或留在络脉，或留在经脉，或留在输脉，或留在伏冲之脉，或留存替筋，或留在肠胃外的募原，上连缓筋，邪气浸淫泛滥人体各个组织而造成各种各样的疾病，难以言尽。

由外向内是邪气侵袭人体的过程，其实这也是"积"所形成的原因之一。在《黄帝内经》中，是这样论述"积"的成因的，《黄帝内经·灵枢·百病始生》记载"黄帝曰：积之始生，至其已成，奈何？岐伯曰：积之始生，得寒乃生，厥乃成积也。黄帝曰：其成积奈何？岐伯曰：厥气生足悗，悗生胫寒，胫寒则血脉凝涩，血脉凝涩则寒气上入于肠胃。入于肠胃则䐜胀，䐜胀则肠外之汁沫迫聚不得散，日以成积。卒然多食饮，则肠满，起居不节，用力过度，则络脉伤。阳络伤则血外溢，血外溢则衄血；阴络伤则血内溢，血内溢则后血。肠胃之络伤，则血溢于肠外，肠外有寒，汁沫与血相搏，则并合凝聚不得散，而积成矣。卒然外中于寒，若内伤与于忧怒，则气上逆，气上逆则六输不痛，温气不行，凝血蕴里而不散，津液涩渗，著而不去，而积皆成矣。黄帝曰：其生于阴者，奈何？岐伯曰：忧思伤心；重寒伤肺；忿怒伤肝；醉以入房，汗出当风伤脾；用力过度，若入房汗出浴，则伤肾，此内外三部之所生病者也。"这句话的意思就是："积"病的开始，是受到寒邪的侵犯而产生的，寒邪逆而上行，于是产生积病。"厥"的本意是石头，寒气凝结的像石头一样，就形成了积。黄帝说：寒邪造成积病的病理过程是怎样的呢？岐伯说：寒邪造成的厥逆之气，首先便是足部痛滞不利，继而由足部的痛滞而发展到胫部亦寒凉，足胫发生寒凉后，就使得其脉凝涩，血脉凝涩不通则寒气进而向上侵犯到肠胃，肠胃受寒则发生胀满，肠胃胀满就迫使肠胃之外的汁沫聚留不能消散，这样日复一日，就逐渐发展形成积病。又因突然的暴饮暴食，使肠胃过于充满，或因生活起居不能节慎，或因用力过度，均可使络脉损伤。如果上部的络脉受到损伤，则血随伤处外溢，而出现衄血；

若下部的络脉受到损伤，则血随伤处内溢，而出现便血，若肠外之络脉受到损伤，则血流散到肠外，适逢肠外有寒邪，则肠外的汁沫与外溢之血相凝聚，则两者合在一起，凝聚不能消散而发展成积病。如果突然外感寒邪，内伤忧思、郁怒，则气机上逆，气机上逆致使六经的气血运行不畅，阳气温煦的作用受到影响，血液得不到阳气的温煦而形成凝血，凝血蕴里不得消散，津液亦干涩不能渗灌，留著而不得消散，于是积病就形成了。

五、诊断方法的相关论述

对于如何诊断肿瘤，古代没有诸如核磁、影像等措施，但是古人通过望、切、揣摩等就可以确定肿瘤的存在和性质。这部分在《黄帝内经》有很多内容，有脉诊或根据症状来诊断。在此，仅举一例子，来说明古人通过望、揣等方法就可以知道积的存在和部位。如《黄帝内经·灵枢·百病始生》记载"愿尽闻所由然。岐伯曰：其著孙络之脉而成积者，其积往来上下。臂手孙络之居也，络浮而缓，不能拘积而止之，故往来移行肠胃之间，水凑渗注灌，濯濯有音，有寒则䐜满雷引，故时切痛。其著于阳明之经，则挟脐而居，饱食则益大，饥则益小。其著于缓筋也，似阳明之积，饱食则痛，饥则安。其著于肠胃之募原也，痛而外连于缓筋，饱食则安，饥则痛。其著于伏冲之脉者，揣之应手而动，发手则热气下于两股，如汤沃之状。其著于膂筋，在肠后者，饥则积见，饱则积不见，按之不得。其著于输之脉者，闭塞不通，津液不下，孔窍干壅。此邪气之从外入内，从上下也。"

六、治疗方法的论述

关于治疗的方法，《黄帝内经》的语句需要仔细的斟酌，弄清楚治疗方法的具体操作，这非常困难，因为内经中，有时会讲得非常简单，可能一句话，一个字就是一种方法。但如果能够正确理解内经中的方法，往往能够在治疗中达到立竿见影的效果。内经中会非常明确清楚的讲明病的原因、表现、转归及治疗方法。在《黄帝内经·灵枢·百病始生》里前面讲百病是怎样产生的、怎样表现的、最后结语讲怎样治疗。治疗方法如"察其所痛，以知其应。有余不足，当补则补，当泻则泻。毋逆天时，是谓至治。"意思是：审察其疼痛的部位，就可以知道病变所在，根据其证候虚实，运用补虚泄实的方法治疗，同时也不要违背四时气候规律，这就是最好的治疗原则。认真体会理解这句话，就会觉得非常有意义。因为不同的痛及表现，可以确定积是在络脉还是阳明之经或是膜原。辨别虚实，就可以再相应的经脉上补或泄。再结合当时的运气和天时。在《黄帝内经·素问·五运六气》中讲到，人之所以会得病，是因为失其位的问题。调整经气符合当时的相位，疾病就会痊愈。

七、专病专治

1. 伏梁

《黄帝内经·素问·腹中论》里说到："帝曰：病有少腹盛，上下左右皆有根，此为何病？可治不？岐伯曰：病名曰伏梁。帝曰：伏梁何因而得之？岐伯曰：裹大脓血，居肠胃之外，不可治：治之，每切按之，致死。帝曰：何以然？岐伯曰：此下则因阴，必下脓血，上则迫胃脘，生隔，挟胃脘内痈。此久病也，难治。居脐上为逆，居脐下为从，勿动亟夺。论在刺法中。"

这里伏梁的表现是：小腹隆盛，按之，上下左右皆有根。产生的原因是：小腹部裹藏着大量脓血，居于肠胃之外，不可能治愈的。在诊治时，不宜重按，每因重按而致死。黄帝说：为什么会这样呢？岐伯说：此下为小腹及二阴，按摩则使脓血下出；此上是胃脘部，按摩则上迫胃脘，能使横膈与胃脘之间发生痈，此为根深蒂固的久病，故难治疗。一般地说，这种病生在脐上的为逆症，生在脐下的为顺症，切不可急切按摩，以使其下夺。关于本病的治法，在刺法中有所论述。

另外在《黄帝内经·素问·奇病论》中也有论述伏梁的，"帝曰：人有身体髀股皆肿，环脐而痛，是为何病？岐伯曰：病名曰伏梁，此风根也。其气溢于大肠而著于肓，肓之原在脐下，故环脐而痛也。不可动之，动之为水溺涩之病也。"

这句话的意思是：黄帝说：有人身体髀、股、小腿等部位都发肿，且环绕脐部疼痛，这是什么病呢？岐伯说：病的名字叫伏梁，这是由于宿受风寒所致。风寒之气充溢于大肠而留着于肓，肓的根源在脐下气海，所以绕脐而痛。这种病不可用攻下的方法治疗，如果误用攻下，就会发生小便涩滞不利的病。

2. 息积

在《黄帝内经·素问·奇病论》里讲"帝曰：病胁下满气逆，二三岁不已，是为何病？岐伯曰：病名曰息积，此不妨于食，不可灸刺，积为导引服药，药不能独治也。"

息积是在胁下满，气往上逆，两三年不见好转，但不妨碍进食，治疗的方法，不要去刺、不要灸，以导引和服药为主单独吃药是不能治疗的。但是导引的方法，具体不详，有待进一步探讨。

3. 肠覃和石瘕

在《黄帝内经·灵枢·水胀》里讲肠覃和石瘕都是妇科病，可能相当于子宫肌瘤类的疾病。

肠覃，"覃"的意思是延伸和蔓延的意思。《黄帝内经·灵枢·水胀》里讲到"肠覃何如？岐伯曰：寒气客于肠外，与卫气相搏，气不得荣，因有所系，瘕而内著，恶气乃起，息肉乃生。其始生也，大如鸡卵，稍以益大，至其成，如怀子之状，久者离岁，按之则坚，推之则移，月事以时下，此其候也。""石瘕何如？岐伯曰：石瘕生于胞中，寒气客于子门，子门闭塞，气不得通，恶血当泻不泻，衃以留止，日以益大，状如怀子，月事不以时下。皆生于女子，可导而下。"肠覃就长在肠子那儿，延伸出去，但不影响月经，月经还是按月来。石瘕则月经不规律。两者皆生于女子。肠覃可能相当于卵巢囊肿，石瘕则是子宫肌瘤。治疗手法应该是，往下牵引、引导、使气下行。药物应该用消坚散结的药物。

八、个人临床应用体会

病例 1：子宫肌瘤

A某，女，印度人，46岁，自12年前生完女儿后出现子宫肌瘤，后因为经血淋漓不断，西医上避孕环，无效。找印度草药师服草药后血止，但肌瘤逐渐长大，遂于2013年求治于余。刻诊月经正常，少腹隆起，摸之腹部硬球状物形如釉子大小。宫底在脐下一寸。先用常规针灸效果不太明显，但是做B超示子宫肌瘤未如以前那样持续长大。后于2014年10月复求治于本人，用内经治疗少腹有积的方法，见《黄帝内经·素问·长刺节论》"病在少腹有积，刺皮（骨盾）以下，至少腹而止。刺侠脊两旁四椎间，刺两髂髎季胁肋间，导腹中气热下已。"治疗几次后肉眼看腹部平，皮皱如生产以后松弛，手摸肌瘤缩小至脐下三寸如杏大小。但是月经也过时不至，加上到了年底节日多，停诊两月，月经复至，肌瘤也长大至肚脐以上。自 2015 年 5 月开始以内经肠覃石瘕论治，主要以手法和中药遵循"导而下之"的原则，肌瘤外观手摸均缩小至脐下三寸以下。目前还在继续治疗中。

按：此案我体会到肠覃和石瘕是子宫肌瘤存在的两种位置状态，如此患者当肌瘤大过一定范围就表现是肠覃，月经规律；但是每次缩小到脐下三寸后就表现为石瘕，月经不时而下，了解了其中的道理，临床就不会因为出现月经不调而改弦更张。

病例 2：皮肤癌

郭某，女，46 岁，2014 年 12 月就诊，患皮肤癌 13 年，近半年来右侧胁下臀部泛发，用药不能控制。给予右侧足三里直接灸 5 壮，右侧第四脚趾趾尖点刺放血数滴。后来电话述第二天臀部皮肤大疖脱落，血流不止，因本人也是医生出身，任由血流到自然凝止。随后泛发的皮肤癌状物消失。而且每到春天右手手掌手指间会长的小水泡痒疹，今春未发。

按语：此案我是从五运六气运用到治病的实践，因为当年的运气是阳明在泉，阳明的右间是少阳。此人皮癌是长于右侧，且深入肌肉层，痒红，符合阳明虚少阳火盛之象。直接灸足阳明胃经合穴足三里实正气，在足少阳肢端放血以泻邪气。恢复身体的气的相位而病去。

九、结语

最后以《黄帝内经·灵枢·九针十二原》里的一句话送给中医的同行共勉，"今夫五脏之有疾也，譬犹刺也，犹污也，犹结也，犹闭也。刺虽久，犹可拔也；污虽久，犹可雪也；结虽久，犹可解也；闭虽久，犹可决也。或言久疾之不可取者，非其说也。夫善用针者，取其疾也，犹拔刺也，犹雪污也，犹解结也，犹决闭也。疾虽久，犹可毕也。言不可治者，未得其术也。"意思是：五脏的病，像刺儿扎在肉里，像脏了的东西，像打结了，像闭塞了。刺虽久了，仍可以拔；脏了久了，仍可以清洗干净；结久了，仍可以解开；闭塞久了，仍可以疏通开。

有的人说久病不能治，其实并不像那样所说。擅长用针者，能够对症治疗，针到病除。总的意思是，临床上没有不可治的疾病，疾病的不可治，是医者尚未掌握其治疗技术。

▶▶▶ **作者简介**

　　田文，1994 年北京针灸骨伤学院现北京中医大学针推学院针灸专业 5 年制本科毕业，现为美国麻州执照针灸师，中医师，麻州药物与健康大学新英格兰针灸学校（MCPHS University）教师，从事中医针灸临床二十余年。自 2008 年开始教授中药学内经经络治疗等课程。研究《黄帝内经》十余年，发表文章《灵枢治疗筋经病的方法—燔针劫刺再解》，在《中国针灸》2012 年 11 期。

美国中药针灸介入癌症患者的治疗现状和神香疗法

◆ 赵软金（美国）

一、中医在癌症临床上是否有用武之地？

我是在美国南部的佛罗里达州行医，这是个县级城市叫 Sarasota，是美国有着著名白沙滩的地方。这里的沙子很细腻、很白，四季都像夏天，每到冬季很多老人们从纽约和芝加哥等北方过来度假，所以一到冬天我们就会更忙，患者很多。在我的附近，有南佛罗里达医科大学的医学院，有一个癌症中心，我们之后提及的科研工作大部分都是在这个癌症中心完成的。我在国内行医 10 年，在美国二十多年，所以是老医生了。希望这篇文章对大家有所帮助。

美国中药针灸介入癌症患者的治疗现状和我在临床多年对癌症的治疗方法，我起名叫"神香疗法"，也是神香温通疗法的简写，神就是治神，香就是芳香开窍的香。也就是说以醒神开窍，叫醒免疫系统为法则的治疗方法。

现在科学发展太快了，特别是针对癌症科学，带来了革命性的突破。根据美国的一个医学杂志报道，对于癌症的治愈率或者帮助生活质量较 3 年前相比，提高率可达 23%。一些癌症，比如，血液癌或者淋巴癌类的，几乎可以完全治愈。这里就不提诊断技术的发展了，发展得太快了。常规的手术、化疗、放疗这三部曲，也谱出了新的篇章，手术机器人的使用，对手术的创伤性也减轻了很多。激素疗法的拓展，特别是对于乳腺癌雌激素受体阳性的患者或者人类表皮生长因子受体 2（HER2）阳性的患者用激素拮抗剂和单克隆抗体的使用，对预后起到了非常有效的防治作用。加上抗血管增生药的应用，对晚期癌症有很好的疗效。

近来的靶向精准治疗也是很棒的。特别应该提到放射疗法，放射疗法大家总以为不良反应很大，但随着现在放射疗法的精准度，和其衍射弥散程度的控制，其不良反应大大减少，使放射疗法成为不可或缺的，如射波刀、γ 刀，以及质子辐射（proton radiation）、体内及距离放疗，使癌症的治愈率大大提高。

质子辐射运用于早中期前列腺癌，在没有突破包膜的情况下，治愈率几乎可达 100%。我观察了 26 例患者，最早是在美国加州的 Loma Linda，这个效果真是不错，另外不良反应非常小，患者在接受一个疗程（三个月）治疗以后，没有任何不良反应，没有尿频、尿失禁、阳痿等症状，且基本没有反复。所以一旦前列腺癌在早期被诊断的情况下，我就会马上推荐患者使用质子辐射治疗。目前美国有几个较大的癌症中心拥有这样的仪器，佛罗里达有一台，休斯敦有一台，纽约有一台，是为数很少的非常有效的疗法。

用于前列腺癌的另外一个新疗法是高强度聚焦超声疗法（High Intensity Focused Ultrasound，HIFU），目前美国食品药品监督管理局（FDA）还没有通过，但是有医生在使用，我观察了三例患者，泌尿系癌症专家带着患者到墨西哥去，一次性治疗，效果非常稳定。另外一个叫冰冻疗法（Cryosurgery），这个也很好，创伤性不大，但是复发率高。在常规化疗不良反应的控制，如恶心等胃肠道症状和血液细胞减少等也有不少好药，使患者能够更好地忍耐治疗，而少受折磨。

同时，大家知道，免疫疗法的问世，被称为一种革命性的发展，目前在美国，有三种被 FDA 批准在临床试用的，这三种药对黑色素瘤效果很好，我观察了几例，真是有起死回生之功。2 年前，我有一个患者，黑色素瘤第四期，正在等待死亡。在做临床试验的时候，幸运地被加入到试验，当时用的时候并没有太大明显效果，可是没死亡，3 个月后，奇迹般地，什么癌细胞都没有了。这个免疫疗法的主要原理，是把 T 细胞上面一个蛋白给怼掉了，这个蛋白就像是个刹车蛋白（breaker protein），阻止 T 细胞对癌细胞进行攻击，而新药将这个蛋白怼掉，T 细胞突然醒来，就开始对抗癌症，把癌症给扫掉了。当然这个疗法还有很多需要提高的。

另外癌症疫苗的新进展，也是有前途的。癌症疫苗的发展其实已经很多年了，但一直没有取得突破。目前针对前列腺癌，美国有两种疫苗，效果还是值得肯定的，既可以起到治疗作用，也可以取到一定的预防作用。

大家有必要知道这些现代医学的进展，虽然我们是做中医的，但作为临床医生，不知道这些，就没法正确地指导患者。虽然我提到这么多的进步、进展，但是大家不必气馁，临床仍然有很多空间可以拓展，有我们中医的用武之地。比如，不管是放疗、化疗，还是精准的靶向疗法及免疫疗法，这些药物的不良反应，还是很强烈的。这些强烈的不良反应，对于一些年龄大的人、体弱的人，还是不好承受的。即使西医对于胃肠道的症状，周围神经炎、神经损伤的症状，有药物可以对抗，但有一个症状，是西医无法解决的，就是患者难受的感觉。患者感觉难受，感觉病了，现代医学没有一点办法，没药可用。另外，他们虽然有免疫疗法，但他们没有找到为什么会在 T 细胞上面，或者在免疫系统会出现这种蛋白的表达，会出现这种刹车蛋白，不让免疫系统来杀死癌细胞，原因在哪？不知道。虽然有这种精准的靶向疗法，但靶点的多面性和多变性，使它的治疗范围有很多的限制。这个给我们的中医针灸留下了很大的空间和用武之地。所以我们说科学技术的强大，并不是我们的敌人，相反，它可以帮助我们，使我们有更多的手段来对抗疾病。谁是主要的，谁是次要的，对我们临床医生来说其实并不重要，只要对我们患者好，患者能够痊愈，我们就高兴地做后备军，作为一种辅助疗法，做得也心甘情愿。但是最终，癌症的根源在哪，免疫细胞免疫系统为什么会出现这种情况，很多医生们说有个癌症产生的土壤，没有这个土壤癌症就不会产生了。道理是这样的，但怎么入手来改变这个土壤呢？所以这就是接下去我要介绍的。

二、如何改变癌症产生和生存的土壤？

既然我们有主力在前面打仗，那我们怎么能稳固住后方，让我们这些化疗、免疫疗法发挥更好的优势，这就是我们中医做的最主要的工作。比如，化疗期间中给予中药，但一些肿瘤医生反对，后来他们也发现，中药对化疗药没有牵制作用。我为这个问题，专门设计了一个实验，把我的中药（Bing De Ling）和化疗药（5- 氟尿嘧啶）一起用，给一个肠癌模型小鼠使用，设有几个对照组，连续重复很多次实验，结论非常明显，就是 Bing De Ling 与 5- 氟尿嘧啶联用的效果显著优于其他组，不存在拮抗，相反有增效功用。当时我也是完全出于一种严格的科学态度，我就是想看看中药和化疗药物到底有没有拮抗作用、互相干扰的作用。Bing De Ling 自身的抗肿瘤效果也很明显，而且特别的稳定，当时跟我一起做实验的几个医生都非常激动。实验室里面很多条件可以影响实验结果的，而能够让做实验的人接受，那一定是效果非常可靠的。所以在临床上，第一，凡是癌症患者在化疗和放疗期间都给予 Bing De Ling；第二，一定要保证营养供给，但是我建议停止单糖多糖类食品，因为糖类食品多是免疫激动剂，一般情况下在癌症治疗过程中，我不要给免疫激动剂，下文会具体讲解；第三，有益菌的使用，有益细菌对肠道的平衡，直接对免疫系统有影响，最近在美国科学杂志上，连续有几篇文章，说在化疗的同时，对于有益菌的平衡有研究，发现在给予有益菌的时候化疗作用会更好，原理是细菌本身会对化疗的药代动力学有很大影响；第四，怎么提高细胞本身的清理功能，怎么让身体不处于炎症状态。其中有一个药很有意思，叫青蒿素，它就能提高细胞的这个功能。西药叫做氯化奎宁，能有这个功能，在美国，如果患者比较配合，我们会提议开一些氯化奎宁，是抗疟疾药，在与化疗药同用的时候，效果可以提高。

我专门再次提到，不要使用免疫激动剂，可以使用清热解毒、消炎类和类激素类作用的中药。几十年前，我就很疑惑，为什么用激素类如强的松龙等免疫抑制剂时，患者感觉有特别好的效果，而且癌症停止生长。当时我在北京的时候，有时候做组织病理切片，从医院送过来的，让我的导师协助诊断，当时免疫组化没有像现在这样开展，所以对癌症的诊断，主要是找到癌细胞，核大、核畸形这种很难看的细胞。视野下往往是一个大而丑陋的细胞核变形的癌细胞周围围着很多浸润的淋巴细胞，我就常问老师："为什么这么多淋巴细胞，杀不死一个癌细胞呢？"多年后我才明白，它们根本不去杀死癌细胞，相反这些局部的淋巴细胞在滋养着、帮助着癌细胞的生长和扩散。为癌细胞牺牲和贡献出自己的身体。所以使用免疫抑制剂能够使癌症停止生长，它将局部的淋巴细胞与癌细胞分开了。不赞成在治疗癌症时用免疫激动剂，尤其是对早中期的癌症患者，因为那时的免疫系统其实是限于一种混沌状态，特别是肿瘤周围免疫细胞已经被癌细胞奴役了，所以不能再用免疫激动剂，不能给叛军更多的武器装备。否则癌症会生长更快！

现在大家有了这个概念，就会明白，即使在现代医学很发达的美国，我们中医针灸也有很大的用武空间。改变了机体的整体状况就是根除了癌症产生的土壤。但怎样唤醒免疫系统，才是治疗和治愈癌症的根本。接下来，我要跟大家介绍神香温通疗法。先介绍一下它的理论基础，尔后再谈临床如何操作。

三、唤醒免疫系统 —— 神香温通疗法的理论基础

我们知道，心主藏神，是君主之官，"诸痛痒疮皆属于心"，痒疮属于癌症范围。看了很多患者，尤其是乳腺癌和卵巢癌患者，你跟她们聊一下，很多患者有感情上的创伤，有的是有很艰难的离婚过程，离婚3个月以后，癌症来了。所以心主神，心出现问题了，下面各个器官就有毛病了。我曾经治疗了一例心癌的患者，大家知道心脏发生癌症的机率较小，但是会不会呢？会！在英语中，我们说伤心了，叫 heart broken，伤心其实是情感受到创伤了，这个患者是42岁，他患心癌，我就问他，"你怎么了，是谁伤了你的心了？"结果一语中的，他说他的媳妇，跟一个男人走了，留下他和9岁的小儿子。2个月以后，心慌等症状出现了，以为是心脏有毛病，结果一检查，是心肌肉瘤，做过2次剥离手术，我又帮他延长了一段时间，治疗了1年多，最后他还是去世了，因为他的心破了。心脏的医学研究显示，心脏不仅是个泵，同时还是一种腺体，有分泌功能，可产生六种心房多肽，其中四种具有强烈的抗癌作用。做这个研究的教授，叫David Wesley，我把他的所有文章找到了，他最近刚刚退休，他的儿子继续做这方面研究。这四种心房多肽，经他们验证，对乳腺癌、肺癌、肠癌都有特别强烈的抗肿瘤作用。也就是说，一个健康的心脏，可以自己分泌抑癌的物质。如果心脏和心神本身受到创伤、情志压抑，有一个脆弱的心，这就是癌症发生的关键。可能也就能解释，免疫系统为什么不再配合，为什么出现自毁的现象。

同时，还有一个关于痰的问题。在我早期做研究的时候，老在怪罪这个痰，因为痰本身在《黄帝内经》中提到，寒气在肠胃的滞留，聚而为痰，然后聚而为肿瘤，为癥瘕，为积聚，所以阳气的虚弱、水液的停聚，与痰液的生成，是癌症的病机。但是痰本身就是病理产物，痰的生成与阳气、气机的流通有关系，所以痰还是标，心阳虚弱，心气阻塞，才在癌症发生中占主要地位。神香疗法的基础，要跟免疫系统联系，学中医不仅教会我们几剂方子和几个穴位，中医理论还是一种非常美妙的逻辑理论，所以我一个朋友讲，中医就是一种哲学医学，这个我很同意，哲学本身是一个优秀科学精华的结晶，所以科学技术本身的更新速度很快，但是哲学不会，因为哲学的高度、广度和深度远远超越了时

代，所以学中医教会了我们思辨，或者思想和方法论。我们学习古老医学原文不是要我们照搬它的条条框框，而是学习它的精髓，并广而用之。所以在学习现代医学的同时，我们仔细考虑一下，免疫系统本身是我们的防御系统，就像我们的看家狗一样，比较忠诚，但是比较笨，它不懂变通，如果它过分亢奋，总是被挑逗，会变得朋友来也咬，外面风吹草动也咬，搞得你心烦意乱的，这种情况就是过敏，可以有迟发的，可以有快速反应的。如果免疫系统不好，就好象狗瞎了眼睛，他心烦意乱地乱咬，把你的窗帘咬烂了，把你的床头柜咬烂了，这就属于自身免疫系统紊乱。而一旦你的狗以为你不高兴了，你整天抑郁，长时间的阴性信号，你的看家狗就不知道怎么办了，它以为自己的主人不再想照顾它的生活了，它的办法就是尽快将主人杀死，不让主人受罪。所以一个健康的人，要想办法尽量照顾它，让你的看家狗知道你喜欢它，同时要让它感受到你的快乐，这非常重要。在癌症发生初期，只是局部免疫系统的背叛，大部分免疫系统还在观望状态。整个系统的分子信号会处于混沌状态，癌症疯狂生长之时，其实是局部免疫系统背叛机体支持癌细胞的时候，不仅不反抗癌症，更重要的是贡献出自己的核糖核酸为癌细胞提供养料。这就是前面提到的，为什么那么多的免疫淋巴细胞浸润，竟然不能杀死一个癌细胞，所以有临床经验的看过病理切片的医生知道，癌细胞多是散在的而且数量不多，大部分围着的是淋巴细胞，要是免疫系统正常，杀死癌细胞是很容易的。目前有很多的实验、临床数据，都支持我的观点。

临床发现，许多八九十岁的老人因为不同原因过世以后，做尸检的时候，发现多个脏器都有癌细胞的存在，但患者并不是死于癌症。所以，癌症其实是人类进化的产物，它就是我们生命的终止符。什么时候这个音符会弹出呢？当然由很多因素决定的，最主要的因素，是我们的精神神经系统，这个精神神经系统是由我们心控制的，心主神。精神神经系统与免疫系统的统一，决定这个音符弹不弹。所以我认为这个 T 细胞表面的蛋白分子，表达或不表达，是由我们的精神神经系统来决定的。所以一旦免疫系统拒绝攻击癌细胞，这个终止符就已经敲响了。为了不让这个终止符提前弹出，大家知道应该怎么做了，大家应该高兴、快乐、不要烦恼，就像我们聊天一样，高高兴兴的，一边聊，一边喝茶。在开始的时候，癌症没有表达，所以很多人怪癌细胞让免疫系统毁坏了，而把肿瘤细胞说得神乎其神，其实是免疫系统给他开了绿灯了。Science 杂志上一篇文章说，在肿瘤细胞旁边的巨噬细胞的作用是非常坏的，它不仅不杀死癌细胞，而且还帮助癌细胞转移，同时帮癌细胞隐身。如果我们一旦运用化疗药物，这些巨噬细胞就会分泌一种蛋白，特别是乳腺癌，而这种蛋白，能使癌细胞长得像正常细胞一样，停止增殖，使化疗药物杀不了它们，一旦停止化疗，它们马上恢复，不再分泌这种蛋白，使肿瘤细胞继续疯狂增殖。

大家在明白精神神经系统、免疫系统（特别是局部免疫系统）与癌症的关系后，就懂得利用芳香开窍药物和针灸治神醒神之法，醒神开窍，来叫醒迷失的免疫系统，同时治疗痰饮，当以温药。温阳化痰药的运用极为重要，改变细胞外液的质量，能够打开细胞的信号通道，为抗癌药物的输送以及抗癌免疫因子的局部渗入提供有利的环境。毫无疑问神香疗法是治疗癌症的最佳方法。

四、互动环节

问题1：如何看国内扶阳学派，大剂量应用附子？

我也关注国内的扶阳派，但是我与他们不一样，我比较主张温通，不主张用太大量的附子，因为乌头碱的不良反应还是明显的，我受现代药学研究的影响比较大，尽量避免没必要的不良反应，乌头碱对于心脏节律还是有严重影响的。

问题2：如果在癌症后期正气虚弱，是否能够用补药？怎样应用补剂呢？

补剂需要用，最好是用浓缩的，在美国，弄成颗粒之后也可以代茶饮，补剂一般是补血温阳药，人参之类用得比较少，最常用的是黄芪和冬虫夏草，黄芪是纯补药，可以起到免疫激动和免疫抑制两种作用。而冬虫夏草比较温和，对于免疫系统具有温和的补充作用。不会像人参那样激烈。但是在使用补药的时候一定要注意剂量，使患者可以接受。我比较喜欢使用一些外用药，患者比较容易接受。

问题3：您用灸法吗？我发现灸法非常好用，但唯一的顾虑是灸法有些伤阴，您是否有这方面的经验？

我也比较喜欢使用灸法，真正的灸法并不太伤阴，对于癌症晚期的患者，伤阳的情况比较多，正确的治疗方法是扶阳救阴。因为在给化疗药程中，大量的液体输注给患者。阴伤的情况相对较少。放射治疗的确易于，比如说舌红少苔的情况下，用一些天门冬，麦门冬养阴益气还是可以的。

▶▶▶ **作者简介**

赵软金博士行医逾30年，其中二十多年是在美国行医，有自己的诊所和AnFaLa药物公司。1984年毕业于河南中医药大学，于同年考入北京中医药大学，随医学大家、伤寒论泰斗刘渡舟教授攻读硕士和博士学位。在读博士期间有幸接受著名的组织胚胎学家贲长恩教授的严格实验医学训练，以及肝胆病专家苏盛教授的临床教导。1990年完成博士学位并留在北京中医药大学任教和做科研。1年后，来到美国，行医、科研和教学。是H. Lee Moffitt Cancer Center的合作伙伴；是美国East and West College of Natural Medicine创始人之一。发表过多篇学术论文。著有《From Legend To Science》。对于肿瘤、自身免疫性疾病以及病毒性疾病有较深入的研究。建立了针对肿瘤疾病有效治疗的神香疗法™（神香温通疗法™）。研制和开发出几种极为高效的中药制剂。在针具和医疗器械方面，拥有多项发明专利。

在美国运用经方治疗肿瘤的临床体会

◆ 麻仲学（美国）

我在 1986 年进入北京中医药大学读博的时候，我的课题是胃癌前期病变的研究，当时是国家教委博士基金课题，这个课题使我对中医抗肿瘤方面产生了一定的兴趣。1996 年来了美国，涉及自己日后该如何发展，我当时看当地中医打的广告，我发现，在肿瘤这方面，很少有人做，尽管有少数几个人做，也多是卖药的，于是我决定从肿瘤方向入手，将我自己在美国工作方向定位为中医药治疗肿瘤。从当时决定从事肿瘤到现在，已经整整 20 年了。在这 20 年，对中医药治疗肿瘤方面，积累了一定体会。体会之一就是，运用经方治疗肿瘤，有很好的作用。我治疗肿瘤的核心药物成分，也是受经方启发而产生的。

在这里分享一下我运用经方治疗肿瘤的体会。从古至今，方子数以万计，在这么多的方剂中，没有人可以把这些方子都记住，而且新的方子还在不断地产生所以以经方为纲，以其他方为目，可以把中医的整个方剂学灵活的应用于临床。这里，我先举一个例子：肺癌患者，58 岁，晚期，干咳时有黄黏痰，较难咯出，咽痒，时有咖啡色血痰，胸闷胸痛，下肢高度浮肿但未过膝，小便清长，大便不成形，全身怕冷，喜食热，咽红有充血，苔白黄相间浊厚，舌质红，脉象蛇形脉（这是癌症的典型脉象，像小蛇的走行）并有一点浮滑数涩。我从症状上给出诊断：从上看，有咳嗽，黄黏痰，有时候胸闷胸痛，咽喉充血，这看起来是肺热的现象，所以我们说这是上热下寒，上热在肺，下寒在脾肾；浮肿分为阳水和阴水，身半以下这种水肿是阴水，主要为脾肾阳虚，怕冷也是阳虚的佐证，大便不成形也是脾虚的表现。

这种病在临床上比较多，我一般用麻黄升麻汤，麻黄升麻汤应用在肺癌的治疗中是非常好的，但是查阅文献发现，麻黄升麻汤在历代的应用有很多争论，有些人认为这不是仲景的方子，这个方子的组成药比较多，并且比较杂乱，又是养阴又是补血，很复杂，所以柯韵伯在《伤寒论注》认为，这个方子不是张仲景的，在临床中也不提倡应用，但对于麻黄升麻汤我有我的见解，并对历代的分析有不同的看法。

我认为这个方子非常好用，看一下方子的组成：麻黄、升麻、桂枝、当归、知母、黄芩、葳蕤（玉竹）、石膏、白术、干姜、芍药、天门冬、茯苓、甘草。这个方子不太像张仲景的方子，因为张仲景主要是温阳，而这里面有很多养阴滋阴的药物，且占的比例还比较大，但这个方子在我分析看来，的确是张仲景的方子，并且组成非常好。

按照君臣佐使来分析，方子叫麻黄升麻汤，麻黄升麻必然是它的君药；第二臣药：桂枝、白术、干姜、茯苓、甘草，这些药和桂枝汤相关，只不过用的是干姜，实际上是桂枝汤去掉了大枣，桂枝、白术、干姜、茯苓、甘草这是温补中阳的，帮助君药；佐药：我将它分成两组，第一组是反佐，这个方子中麻黄、桂枝、白术、干姜都是比较热的，反佐就是石膏、黄芩，用于清肺、清胃；第二组是：芍药、知母、葳蕤、天冬，用于润肺、润胃。讲使药前，我先讲一下君药的作用，大家知道，麻黄具有发散风寒、平喘、利水等作用，升麻在中药学的归类为发散风热药，它的第一个作用就是发散风热，第二个作用是解毒，张仲景的升麻鳖甲汤也是用升麻的解毒作用。升麻是发散风热还是解毒，主要看剂量，一般来讲，升麻用 10 克左右的时候，它的功效主要是发散风热，当升麻超过 15 克，我们往往用到 30 克甚至 60 克，在这种情况下，升麻就是清热解毒的作用，所以根据剂量不同，它的作用也不同。

下面的问题是，当升麻的剂量再次减少，当升麻用 3 克时，有升举阳气的作用。大家可以回想一下补中益气汤，李东垣的补中益气汤有黄芪、白术、人参、甘草、陈皮、当归、升麻、柴胡，按道理这个方子补中益气，为何要用升麻和柴胡？这里李东垣所用的剂量，炙黄芪 15 克，人参、白术各 12 克，当归 9 克，陈皮炙、甘草各用 6 克，柴胡、升麻各 3 克，大家可以想一想柴胡升麻的性质，这两个药都是归于发散风热药这一类里，我们知道有辛凉解表、辛温解表，柴胡升麻都属于解表药，解表药有个大类，是风药，这些药是可以祛风的，统一叫风药，不管是风寒、风热，辛凉解表和辛温解表有一个共同的性质，就是祛风，所以叫作风药，风药有一个特点，就是当剂量不同，作用不同。当我们把风药用到很小的剂量的时候，他就发挥升举阳气的作用，在中医理论里面，这叫作风药引阳，就是风药可以把下陷的阳气给举起来，所以补中益气汤中为什么要用柴胡升麻，就是把下陷的阳气给托举起来，所以说补中益气汤对内脏下垂，比如，胃下垂、肾下垂、子宫脱垂都有很好的作用，补中益气汤中应用升麻的思想来源于张仲景的麻黄升麻汤，大家来看，如果是麻黄汤，麻黄、桂枝、杏仁、甘草这四味药，麻黄用量 3 两，相当于现在的 9 克，桂枝用量 2 两，相当于 6 克左右，在麻黄升麻汤这个方子里，麻黄的用量是 2 两半，而桂枝只用了 6 铢，实际上也就是差不多现在的 2 克，升麻只用了 1 两 1 分，实际上差不多就是现在的 3.5 克，和补中益气汤中的剂量差不多。

所以，将风药用量降低的时候，可以托举下陷的阳气上升；在这里虽然不是升麻柴胡的组合，但通过麻黄升麻一寒一热，为什么说是一寒一热，也是有道理的，麻黄升麻汤属于厥阴病中的方子，厥阴病的特点就是寒热错杂，上寒下热、上热下寒、里寒外热都是错综复杂的，所以有很多处方，比如黄芩黄连人参汤。那么不例外，麻黄升麻汤也是治疗寒热错杂的，只不过当时张仲景治疗这种寒热错杂的时候，他放在厥阴病的篇目，我们现在回头来看这个方子，这类患者多在急诊室中，轮不到我们来处理这种患者，除非在急诊室工作，但机会也少，都打针输液了。所以现在把麻黄升麻汤挖出来，来治疗杂病，治疗癌症，这是我们研究经方的主要任务之一。

麻黄升麻汤的方名叫做麻黄升麻汤，张仲景的寓意也是用来升阳举陷，我们来看这个方子，张仲景用它来治疗手足厥逆；然后是咽喉不利，吐脓血者，从这一点可以看出来是肺热；当然我们可以用这个方子同样治疗胃部的疾病，胃热脾寒这类的疾病也是可以的。这里我们谈肺的问题，为什么产生手足厥逆，是因为大下后，就是攻下，伤寒很多时候都是误治，攻下后出现手足厥逆，咽喉不利，吐脓血，同时还出现下利不止，就是大便没办法控制，在脾脏非常虚弱的情况下，脾气下陷滑脱，气虚再往前一个层次就是下陷，这时候张仲景他一方面，用桂枝、白术、干姜、茯苓、甘草来温补中阳；另一方面，他就想到把它举起来，把下陷的东西举起来，就用麻黄升麻，这里并没有用更强的比如说附子，或者是固涩的东西，而他用两个轻剂——麻黄升麻，把阳气托举起来，所以说风药引阳，这个理论事实上就是张仲景首先应用的。这类患者，在上吐脓血，在下下利不止，手足厥逆，变成一种上热下寒，这种上热下寒是上热在肺，下寒在脾或者是在脾肾。

回到这个病例，这个患者就是上热在肺，下寒在脾肾，我们想一想，如果我们用麻黄升麻汤，这不是很恰当吗？下面来讲一下使药，这个方解是我自己的体会。为什么把芍药当归作为使药，大家想一下补中益气汤，你看黄芪、人参、白术、甘草、陈皮、当归、升麻、柴胡、升麻、柴胡以外就是当归，当你气虚时，血也就虚了，所以用当归有补血的作用。另外，到了应用麻黄升麻汤的时候，下利不止兼上面有热的情况，身体处在一个危急的情况下，是一个很严重的状态。反过来讲，癌症也是一个很严重的情况，所以说，我们不仅要补气升阳清热，还要用芍药当归养血。为什么要用芍药当归呢？用养血来引阳归阴，阳气漂浮在外，阴阳马上隔绝了，通过养血引阳归阴，把阳气给引回来，所以这个方子的组成构造很巧妙。那么下利不止，上面热毒很厉害的时候，必然是伤阴的，这时候，我们来看佐药的第二组——芍药、知母、葳蕤、天冬，起到润肺、润胃肠的作用，把肺热造成的胃肠津液的损伤补充起来。

一经分析，麻黄升麻汤很有意思。方子组成如果按照君臣佐使的分配，层次感就很明显。那我们在应用麻黄升麻汤的时候，只要我们见到上热下寒，上热在肺，下寒在脾胃、脾肾，都可以用。另外，这里面有温中的，如桂枝、白术、干姜、茯苓、甘草，有养阴的，如芍药、知母、葳蕤、天冬，同时也可以润胃肠。所以说，对于上热在胃，下寒在脾肾这情况，这个方子也是可以用的。所以无论是肺系疾病，还是脾胃系统疾病，麻黄升麻汤都是可以用的，这是我们讲的第一个处方。

在临床中还有哪些方子在癌症患者中经常应用？首先来看最简单的，第一个方子是小半夏汤系列，大家都知道化疗有很多不良反应，其中胃肠道反应是患者非常痛苦的一个反应。一般来说，西医在化疗期间会注射防止呕吐的药物，过了此期间，很多患者还是有恶心呕吐的反应，这个时候中药就发挥作用了。其中最关键的一个方子就是小半夏汤，属于小半夏汤系列，为什么叫小半夏汤系列，张仲景的小半夏汤，半夏和姜的组合非常好用。第一个处方叫作小半夏汤，就是半夏为君，生姜为臣，半夏和生姜组合在一起，半夏降胃气，因为呕吐病机是胃气上逆，中医讲脾升胃降，胃气应该往下走，半夏就是降胃气的，加上生姜，生姜又可以止呕又可以化饮，可以把痰饮化掉，因为呕吐的时候必然是胃寒。为什么不是胃热呕吐？因为呕吐之后多半胃空虚了，本质上还是有胃寒的一面，所以小半夏汤不仅可以用于胃寒的呕吐，胃热的呕吐也是通用的。这是治标的药。

张仲景把小半夏汤变成生姜半夏汤，把生姜捣成汁，这时候生姜变成君药，半夏变成臣药，为什么要这样做呢，因为它有散寒的力量，比如感冒了，生姜红糖可以治疗感冒，生姜有治疗风寒感冒的作用，所以把生姜汁捣出来，和半夏在一起，这时候可以治疗有呕吐，还有外寒的情况。这种患者免疫力低，白细胞低，很容易发生机会性感染，这时候用一些生姜半夏汤，既可以治疗外感，又可以治疗呕吐；还有一个变化，叫做半夏干姜汤，就是半夏为君药，干姜为臣药，有一种呕吐，很常见就是干呕，吐不出东西，这是因为胃寒，胃里面没东西，很多患者在化疗期间都是干呕，没东西可吐出来，这时候不要用小半夏汤，也不要用生姜半夏汤，要用半夏干姜汤来温胃止呕。

小半夏汤这两味药倒来倒去，在临床上还有一个简单的用法，我们把张仲景的思想稍微简化一下，其实我在应用的时候，很多情况下只用生姜就可以了。在美国用药还得面临患者背后的西医，比如，用半夏，他们一看这个有毒，就会拒绝使用，我用生姜就没有问题。所以生姜捣汁，捣出 5～6 滴汁，每次想呕吐的时候，点到舌下，一般来讲可以很快止呕，这个效果非常好。还有些患者，担心自己吃东西就吐，该怎么吃中药，有办法，把生姜捣 4～5 滴汁，然后点到舌下，再喝中药，很多人就不呕吐了，这个方法也非常好用。

还有一种办法，把生姜切成两个薄片，放在患者腮帮子里面，让患者含到两个腮帮子发酸分泌很多液体的时候才起作用，这时候患者的恶心呕吐一般就缓解了，如果还没有缓解，继续含到缓解为止。在患者恶心呕吐比较厉害的时候，我们用一个方子，我们把小半夏汤和橘皮竹茹汤合在一起，对一些寒热错杂的呕吐效果比较好。一般来讲，单纯的生姜就可以，如果稍微重一点的，就用小半夏汤，再复杂一点的，就用小半夏汤合橘皮竹茹汤，我在临床是这样应用的。

顺便提另一个方子叫黄芩汤，按道理来讲，我们一般很少在化疗期间用黄芩汤来治疗化疗后的呕吐反应，但是美国一所大学的教授就想到了应用黄芩汤，他并不是搞中医的，但是他对中医这方面有一定兴趣，他就问一个中医，化疗期间恶心呕吐应该用什么，那位中医说用黄芩汤，所以他对黄芩汤做了很多年的研究，我也听过他的报告。大家知道黄芩汤有四个成分，黄芩、白芍、甘草、大枣，他研究黄芩汤中到底哪个具有止呕的作用，事实上黄芩汤中医上讲，也就是黄芩有止呕的作用，他研究黄芩汤到底怎么起作用，就把黄芩和芍药，黄芩和甘草，黄芩和大枣，芍药和甘草来回组合做实验，然后试图找出一个规律，就是黄芩汤的结构到底是哪一个在起作用，他也试图找一个方向。因为中药都是复方，在美国有很多大学都和我联系过，希望和我开展一些合作研究，但最后这些合作研究基本上都没有办法进行，因为美国食品药品监督管理局（FDA）要求要有明确的成分，就是单一的成分，而不能是一个复方的成分，所以我们没办法去做这方面的研究。那么这位教授研究黄芩汤，试图找出一个规律，在一次报告中他也提出，FDA对他的研究也比较感兴趣，是不是未来中药复方也能按照这样的模式去研究。黄芩汤从中医来讲，《伤寒论》中用来治疗热痢，就是热性的拉肚子，腹痛，黄芩汤中芍药甘草，主要解平滑肌的痉挛，我们叫酸甘化阴。平滑肌痉挛导致的痛症，芍药甘草汤效果比较好。所以可以治疗肚子痛，酸能收涩，对拉肚子也有很好的作用。黄芩从中医来讲有燥湿的作用，黄芩汤在张仲景时代主要是治疗热性的拉肚子、腹痛这些，用来治疗化疗间的呕吐效果是否好，我相信会有一定的效果，但是效果不如小半夏汤这个组合，或者小半夏汤和橘皮竹茹汤这个组合会更好一些。但是这个教授的起始研究就是从黄芩汤开始的，我想这个方子将来应用在临床上，它的效果未必那么好，这是我从中医经典用方来讲的，它并不是经典止呕的一个处方。

大家都知道，除了胃肠道反应，化疗另一个不良反应就是骨髓造血系统的反应，患者红细胞、血红蛋白、血小板的降低，当低到一定程度，就没办法进行化疗了，所以在此期间补血是非常重要的，有一个很好的方子叫当归四逆汤，实际上我用当归四逆加吴茱萸生姜汤两个方子，一个是当归四逆汤，一个是当归四逆加吴茱萸生姜汤。大家想一下血虚患者的特点，口唇是苍白的，爪甲是苍白的，眼睑是苍白的，血虚表现出来就是一派白像，白色属于冷色，人体的组织得不到血液的营养，所以表现白的颜色，这种白就是阳虚寒像，所以当归四逆汤，当归补血，再加上桂枝、细辛、甘草、大枣、通草这些来温阳散寒；这样一来就把四肢血虚引起的四肢厥逆这个问题解决了。我们在应用的时候，当归四逆加吴茱萸生姜更好一点，因为中医讲脾胃生血之源，脾是造血，补脾的话，用健脾、温脾的方法，所以用吴茱萸生姜来温中。桂枝汤在当归四逆汤中把姜去掉了，变成了桂芍辛草枣，到了当归四逆加吴茱萸生姜汤的时候，又把姜加回来了，目的是让它对中阳起作用，所以当归四逆加吴茱萸生姜汤，里面就是：当归、桂枝、白芍、生姜（当然我们用干姜更好了）、通草。血虚的时候，阳气就不通，阳气不通，身体容易发冷，四肢也容易发冷，张仲景就叫寒疝，寒疝是在杂病中也是存在的，只不过不是急性病的时候，并没有那么典型，当归四逆加吴茱萸生姜汤是化疗期间一个很好的补血的方子，而且它是治本的。其实就我的体会，经方之所以成为经方，之所以成为经典，一方面是在于它的药物组成，方剂的组成格局，另外更重要的一个方面，就是处方对疾病的把握。

比如刚刚讲的麻黄升麻汤，寒热错杂的方方面面都能照顾到，这是一个大师级的方子，所以经方一定有一个非常好的理论，体现在这个方子里面，我们看到这个方子就自然产生一种尊敬，就觉得这个人很厉害，这个处方也非常好，非常有道理的。顺便跟大家讲一下，当归四逆加吴茱萸生姜汤对血红蛋白、红细胞的升高比较容易，但对血小板的升高相对来讲比较难，根据我自己的临床体会，我们加上炙黄芪、何首乌、熟地这三个以后，临床上对血小板的提高作用更明显，当然大家注意到，如果我们把当归、桂枝、白芍、姜、草、枣、通草混在一起，再加上黄芪、何首乌、熟地，这样整个处方就偏于温热了，这时候我们一定要注意反佐，比如说加一点黄芩，既可以防止呕吐，又可以防止温热太过，胃肠产生热，这样加一点反佐就可以了。这是我们在化疗期间对呕吐、血虚的临床应用。

接下来再讲另外一个方子，是临床更复杂的一个方子，实际上张仲景对抗肿瘤有专门的方子，刚才讲的都是治标，症状性的用药，肿瘤一个是瘀血的问题，一个是热毒的问题，张仲景有很多的方子来解决瘀血热毒问题，比如从桃仁承气汤、抵挡汤，一直到金匮大黄䗪虫丸、桂枝茯苓丸，更主要还有一个方子，就是鳖甲煎丸，鳖甲煎丸和刚才讲的其他方子最大不同就是它的综合性，其实鳖甲煎丸最开始是治疗疟母的，这是使动用法，以疟疾为母亲，就是在体内的积块，相当于脾肿大，这个积块是由于疟疾产生的，就像一个母亲一样，疟母是这样一个来源，那么当疟疾迁延不愈，出现腹内痞块，这时候病情变得错综复杂，虚实交错，寒热交错，在这种情况下，张仲景就琢磨出一个方子，这个方子远超以前经方的范围，因为以前都用小方子，比如，麻黄汤、桂枝汤都是比较小的方子，麻黄升麻汤药物就超过十个了，再比如侯氏黑散，那么到了鳖甲煎丸，整个方子构成 23 味药，这个方子的组成，里面有鳖甲、乌扇、黄芩、柴胡、鼠妇、干姜、大黄、芍药、桂枝、葶苈子、石苇、厚朴、牡丹皮、瞿麦、紫薇、半夏、人参、蛰虫、阿胶、蜂巢、赤硝、蜣螂、桃仁，看起来这个方子的确是复杂的，但是我们分类一下，把它分成几个方面，第一个方面活血化瘀组，这里面有两类，一类是植物性的活血化瘀，比如，大黄、赤芍、紫薇（凌霄花）、桃仁，然后还有动物性的活血化瘀，比如，鼠妇、蜣螂、蛰虫、蜂巢，然后还有一种矿物性的，比如赤硝，这样就可以把鳖甲煎丸分成三类，活血化瘀的力量就非常强，所以我为什么特别提到赤硝，赤硝主要成分为硝酸钾，主要是用来制造炸药的，我猜想当时张仲景就想，癥块坚硬的就像一块岩石、堡垒一样，除了活血化瘀攻坚以外，得想办法把它炸开，好像有点像现在的介入治疗，直接到部位上，直接去轰它去，以上是活血化瘀组，第二组就是清热解毒组，清热解毒组里面有丹皮、黄芩、乌扇（射干），也有前面重复的，比如，大黄、赤芍，也有清热解毒的作用。然后下面一组是理气破气组，柴胡、厚朴。接下来一组是利水化痰组，比如，石苇、瞿麦、半夏、葶苈子，这一大类是攻邪的，攻邪有四个方面：活血化瘀、清热解毒、理气破气、利水化痰。既然病气很强盛，必然消耗正气，患者有气虚的表现，没有力气，加人参；有血虚的表现、面色㿠白、口唇苍白、头晕，加阿胶；患者阳气不足，怕冷，加干姜桂枝；阴津不足，容易出汗，加鳖甲。为什么取名鳖甲煎丸，前面22味药制作完后，最后取汁，煎煮取汁，把鳖甲煎成胶状，然后再和这些药混在一起，做成丸，所以鳖甲是最后一步，用鳖甲胶把其他药混在一起，做成丸剂，所以取名鳖甲煎丸。鳖甲除了养阴以外，还有一个非常好的作用，就是软坚散结，这方子里有很多软坚散结的药，比如，半夏、鳖甲，除了本身的作用以外，还有软坚散结的作用，所以鳖甲煎丸有两大类，一类是攻邪，这占主要方向，大部分药都是这个方向；还有一类扶正的药，补气、补血、补阴、补阳，这个处方完整的体现了中医扶正祛邪，对癌症来讲，如果要祛邪，就要活血化瘀、清热解毒、理气破气，利水化痰，如果要扶正，正气有四个方面：补气、补血、温阳、养阴，所以这个方子，基本上概括了现在治疗肿瘤的基本临床思路。当然这个方子在现代应用也有一定的缺陷，第一个缺陷就是现在有很多药源找不到了，比如，鼠妇就很难找到了，还有一个方面就是有些药放到里面也不是很好，比如，蜣螂、蛰虫，这些东西听起来不太好听，一般患者也不敢吃，这些药大规模生产，药源也是一个问题，还有毒性问题，再比如，赤硝，属于比较烈性的药，所以这个方子我把它改造了一下，改造的更温和，不用这些毒性、烈性比较大的药物，产生一个配方，但是仅仅是温和没效果也不行，所以，这些年我们一直在研究这个处方，现在我们已经做了 12 代的配方，试图找到一个新的，鳖甲煎丸这样一个配方应用在癌症。当然在癌症中应用，首先要抓住基本的病理，同时还要对症状进行治疗，中医是一个症状治疗学，对症状的治疗是卓有成效的，我们要发扬这一点。

▶▶▶ **作者简介**

麻仲学（出生于 1956 年），男，医学博士，教授，美国福特中医大学校长、福特东方医学院院长。1976 青海大学医学院毕业，毕业后在青海省西宁铁路医院住院医师。3 年后（1979 年）考入河南中医药大学，硕士阶段学习 3 年，导师是国医大师李振华教授，硕士课题主攻肝硬化腹水的中医药治疗研究。毕业后留校在第一附属医院内科病房临床。3 年后（1985 年）考入北京中医药大学攻读博士，博士导师是北京中医药大学教授、全国人大常委会常务委员董建华院士，博士课题是胃癌前期病变的中医药治疗研究（国家教委博士基金课题）。毕业后到中国中医科学院望京医院（当时为北京针灸骨伤学院附属医院），任副主任医师，兼医疗部负责人，并兼文化部中国文化研究会传统医学专业委员会主席。1992 年度当评北京市政府颁发北京高等院校系统 26 名青年学科带头人之一。1996 年，到美国发展，发明康梭疗法抗癌防癌，创立福特中医大学、福特东方医学院，两校均是美国加州政府高等教育部正式批准的。